Les Éditions du Boréal
4447, rue Saint-Denis
Montréal (Québec) H2J 2L2
www.editionsboreal.qc.ca

SANTÉ ET POLITIQUE

David Levine

SANTÉ ET POLITIQUE

Un point de vue de l'intérieur

Traduit de l'anglais (Canada)
par Danièle Blain

Boréal

© David Levine 2015
© Les Éditions du Boréal 2015 pour la traduction en langue française
Dépôt légal : 2ᵉ trimestre 2015
Bibliothèque et Archives nationales du Québec

·L'édition originale de cet ouvrage a été publiée en 2015 par Véhicule Press sous le titre *Health Care and Politics: An Insider's View on Managing and Sustaining Health Care in Canada*

Diffusion au Canada : Dimedia
Diffusion et distribution en Europe : Volumen

Catalogage avant publication de Bibliothèque et Archives nationales du Québec et Bibliothèque et Archives Canada

Levine, David, 1948-

[Health care and politics. Français]

Santé et politique : un point de vue de l'intérieur

Traduction de : Health care and politics.

Comprend des références bibliographiques et un index.

ISBN 978-2-7646-2380-0

1. Soins médicaux – Aspect politique – Canada. 2. Soins médicaux – Canada. 3. Soins médicaux – Québec (Province). I. Titre. II. Titre : Health care and politics. Français.

RA395.C3L47714   2015   362.10971   C2015-940409-6

ISBN PAPIER 978-2-7646-2380-0

ISBN PDF 978-2-7646-3380-9

ISBN EPUB 978-2-7646-4380-8

Avant-propos

En 1905, mes grands-parents étaient de jeunes adultes lorsqu'ils sont arrivés au Québec, avec leurs parents, en provenance de Russie et de Pologne. Ils se sont établis à Montréal, où mon père est né en 1910 et ma mère en 1919. À la maison, les deux familles parlaient le yiddish, la langue de leur communauté d'origine en Europe de l'Est, et l'anglais. Comme la plupart des familles immigrantes de racines juives, les miennes se sont intégrées à la communauté anglophone plutôt qu'à la communauté francophone du Québec.

Le Québec de mon enfance a beaucoup changé. En septembre 2012, alors que ma conjointe et moi-même voyagions en Alsace, à la frontière de la France et de la Suisse, nous sommes arrivés dans une petite ville entourée de vignobles. Debout au comptoir de la boutique d'un de ces vignobles, j'ai entendu un accent québécois très familier. En me retournant, j'ai aperçu deux couples dans la soixantaine. Je les ai salués en français et leur ai dit combien il était agréable d'entendre l'accent de chez nous. « Qui êtes-vous ? Je reconnais votre voix », m'a dit une des deux femmes. Son mari a ajouté : « Êtes-vous David Levine, le gestionnaire du domaine de la santé ? » J'ai répondu oui, étonné d'avoir été reconnu à ma voix. J'ai eu l'occasion de réfléchir à cette anecdote par la suite, car ce n'était pas la première fois que cela m'arrivait. Je parle assez bien le français, même si je n'ai pas l'aisance d'un Québécois francophone. J'ai appris la langue en côtoyant des amis et des collègues francophones mais j'ai gardé un accent anglais. Résultat : quand je parle en public au Québec, surtout à la radio ou à la télévision, ma voix est facilement reconnaissable.

Par la suite, plus j'ai pensé à cet épisode, plus j'en ai conclu qu'on ne m'avait pas reconnu à ma seule voix. La langue est au cœur de l'identité québécoise et, pour cette communauté de sept millions de personnes dans l'océan anglophone nord-américain, la question linguistique est un enjeu qui remonte à plusieurs siècles. La langue a tellement marqué l'évolution du Québec que l'accent d'un anglophone suffit à révéler s'il a appris le français dans la rue, à l'université, au travail ou avec des amis.

J'ai géré certaines des organisations de soins de santé les plus complexes du Québec et de l'Ontario. J'ai eu la chance d'être ministre délégué à la Santé du Québec ainsi que délégué général du Québec à New York. Grâce à ces fonctions, j'ai eu l'occasion de découvrir de l'intérieur l'élaboration des programmes et des processus décisionnels des politiciens, et je suis certain que toutes ces expériences m'ont permis de mieux comprendre le Québec et son système de soins de santé.

J'ai écrit ce livre parce que je crois que d'autres gestionnaires du secteur de la santé pourront tirer profit de mon expérience et utiliser certains des outils et des stratégies que j'ai mis au point au fil des ans pour améliorer leurs propres compétences. J'ai acquis une compréhension approfondie du leadership et des moyens de le bâtir dans cet environnement de gestion particulier et d'une grande complexité. Le rôle que j'ai joué au sein du gouvernement m'a permis de saisir les facteurs qui influencent les décisions politiques ainsi que la façon dont ces processus décisionnels touchent tous les aspects des soins de santé. J'espère qu'une fois que les gestionnaires, les politiciens et la population en général auront mieux compris les problèmes du système de santé, les obstacles qui bloquent le changement et les façons de les surmonter, ils comprendront aussi pourquoi le système est dans son état actuel et sauront mettre en œuvre des solutions porteuses d'avenir. Je crois donc qu'il est important que je partage les réflexions et les analyses que j'ai menées depuis de nombreuses années à ce sujet.

Le modèle des soins de santé tel que nous le connaissons est de moins en moins viable, et je suis absolument convaincu qu'il faut le transformer pour le rendre plus robuste, plus durable et plus apte à répondre aux besoins de notre population. J'espère que ce livre permettra de lancer un débat sur la façon dont nous pouvons progresser dans cette direction.

Introduction

J e voudrais raconter une histoire toute simple au sujet du Québec, de son système de santé et de mon expérience personnelle. Toutefois, dans le contexte des changements sociaux et politiques survenus au cours des années 1960 et des décennies suivantes, cette histoire s'est complexifiée.

Ce livre couvre la période qui va de 1975 à 2015, soit quarante années durant lesquelles j'ai eu la chance de participer à la mise en place du nouveau système universel de soins québécois, de gérer plusieurs établissements de santé et de réfléchir à ces expériences. Pendant ce temps, le Québec a aussi vécu des transformations sociales et politiques majeures, y compris l'émergence d'un fort mouvement indépendantiste.

Dans ce livre, je veux partager avec les lecteurs mes nombreuses expériences professionnelles et les leçons que j'ai apprises. J'y aborderai la question de la gestion efficace de l'offre de soins de courte durée dans nos hôpitaux ainsi que celle de la coordination des soins par une autorité régionale. À partir d'une réflexion s'appuyant sur ma longue carrière dans le domaine de la santé, j'évoque un vaste éventail de questions reliées aux enjeux politiques et administratifs de la santé. J'analyse les facteurs qui ont mené à la situation actuelle et j'examine les obstacles au changement. Enfin, je propose des solutions aptes selon moi à rendre l'organisation des soins de santé plus efficace et plus saine.

La santé constitue une préoccupation majeure des Canadiens et des Québécois. Dans les sondages, ils sont souvent désignés comme un problème qui réclame une attention immédiate. Mais les questions liées à ce problème sont nombreuses :

1. Pourquoi est-il si difficile de trouver un médecin de famille ?
2. Notre système de santé est-il financièrement viable ?
3. Pourquoi y a-t-il si peu de services accessibles le soir, la nuit et les fins de semaine ?
4. Pourquoi faut-il attendre aussi longtemps avant d'être vu à l'urgence ?
5. Pourquoi faut-il attendre aussi longtemps avant de voir un spécialiste auquel notre médecin généraliste nous a référé ?
6. Pourquoi les délais d'attente en chirurgie sont-ils si longs dans le réseau public ?
7. Pourquoi est-il si difficile d'obtenir des soins et des services à domicile pour un aîné ou pour une personne atteinte d'une maladie chronique ?
8. Pourquoi y a-t-il tant d'erreurs médicales, particulièrement en ce qui concerne les ordonnances et l'utilisation des médicaments ?
9. Pourquoi est-il si difficile d'amener des patients vulnérables et atteints de maladies chroniques à respecter leurs plans de soins et à y participer activement ?
10. Pourquoi la prévention des maladies et la promotion de la santé suscitent-elles si peu d'intérêt ?

Ces questions et plusieurs autres sont soulevées régulièrement. Après avoir travaillé pendant près de quarante ans dans le domaine de la santé au Canada, je me rends compte que nous connaissons fort bien les solutions à ces problèmes. Voici donc la question qu'il faut poser : si nous les connaissons, pourquoi ne réussissons-nous pas à les mettre en œuvre ?

Nous entrons actuellement dans un nouvel univers de découvertes médicales, qu'on appelle souvent la médecine personnalisée, dans lequel nous utilisons le décodage du génome humain afin de prédire la prévalence de certaines maladies et de déterminer les médicaments les plus efficaces pour un patient donné. Au seuil de cette nouvelle ère, notre défi consiste à aguerrir notre volonté et à mettre en œuvre les solutions nécessaires pour rendre viable un système de santé universel capable de répondre aux besoins de nos communautés.

CHAPITRE UN

Mes premières années et mes débuts dans le système de santé

Je suis né à Montréal en 1948. J'ai vécu les premières années de ma vie avec mes parents et avec mes grands-parents dans l'appartement situé au-dessus de la brocante de mon grand-père, rue Notre-Dame, au coin de la rue Atwater, dans le quartier francophone de Saint-Henri. Même après notre déménagement dans un appartement de l'enclave majoritairement anglophone du quartier Notre-Dame-de-Grâce (NDG), ma sœur et moi restions presque toutes nos fins de semaine chez nos grands-parents. J'ai passé bien des heures au magasin avec mon grand-père qui, quand j'étais un peu plus grand, me laissait emballer les achats de nos clients avec de vieux journaux empilés sur une table. Mon grand-père parlait le yiddish, un peu d'anglais et un peu de français, assez pour pouvoir négocier avec ses clients. Ces marchandages ont été mon premier contact avec ce qui constitue, comme je l'ai compris plus tard, une forme universelle de négociation. Dans ces échanges, j'avais l'impression que l'aspect social était tout aussi important que l'aspect commercial.

Mon grand-père achetait et vendait de tout, et le va-et-vient était constant dans sa boutique. Il réparait des grille-pain et des téléphones, aiguisait des haches et polissait des casseroles. Certains considéraient son magasin comme un bric-à-brac, mais pour moi, c'était un musée et une source constante d'émerveillement. Les murs en bois n'étaient pas isolés et, l'hiver, le magasin était glacial parce que la seule source de chaleur consistait en un poêle à bois installé à l'arrière. Je me souviens que mon grand-père et moi nous assoyions à côté du poêle pour nous tenir au chaud et que nous buvions le thé que ma grand-mère descendait de l'appartement du dessus. À l'occasion, la théière fumante arrivait accompagnée de *mandelbrot*, de délicieux biscuits aux amandes.

Mon grand-père est mort quand j'avais treize ans. Le magasin a été vendu et ma grand-mère est venue vivre à un coin de rue de chez nous, à NDG.

Ma mère était comptable, et mon père, vendeur de vêtements pour hommes. Ma mère a arrêté de travailler quand nous avons déménagé de chez mon grand-père, après la naissance de ma sœur. J'avais l'impression que mon père travaillait tout le temps. Toutes les familles juives, qu'elles soient pratiquantes ou non, partagent une même valeur : l'éducation. Pour la génération de mes parents, une éducation juive était importante même si nous n'étions pas pratiquants. C'est ainsi que tous les jours pendant dix ans, de la première à la dixième année, je quittais à 15 heures l'école publique que je fréquentais et marchais pendant une demi-heure jusqu'à mon école juive. Après deux heures de cours, je rentrais à la maison à 18 h 30, soupais et passais le reste de la soirée à faire mes devoirs (il y en avait toujours beaucoup). Mon père suivait de près tout ce que je faisais à l'école. Il examinait chacun de mes bulletins, et quand mes amis venaient à la maison, il leur demandait leurs notes dans telle ou telle matière, ce qui me gênait beaucoup. Il avait un petit calepin noir dans lequel il inscrivait non seulement mes notes mais aussi celles de mes camarades. On pourrait trouver de telles habitudes un peu étranges, mais les méthodes peu orthodoxes de mon père et l'intérêt qu'il montrait pour mes études m'incitaient à rester concentré et me donnaient envie de réussir.

Au secondaire, je me suis joint au club de théâtre et à l'équipe de débats. J'aimais beaucoup jouer et parler en public. Je n'étais pas très grand ; ce n'est qu'à la veille d'entrer à l'université que j'ai atteint ma taille adulte, soit un mètre quatre-vingts. En dépit de mes protestations, ma mère avait insisté, quand j'étais enfant, pour que je prenne des cours de théâtre ; ce n'est que plus tard que j'ai compris les avantages que cette formation m'avait procurés. Ma mère faisait du ski, et elle m'avait inscrit à des leçons afin que nous puissions skier ensemble ; très vite, elle n'a plus été capable de me suivre. J'adorais le ski et je trépignais d'impatience jusqu'à la fin de semaine. Dès que j'ai pu, je me suis enrôlé dans la Patrouille canadienne de ski et j'ai continué à skier régulièrement durant mes études universitaires.

J'ai eu de bonnes notes pendant ma dernière année de secondaire et, comme le système des cégeps n'existait pas encore, je suis allé directement à l'université. J'ai été accepté à l'Université McGill et, puisque j'aimais les mathématiques et les sciences, j'hésitais entre la médecine et le génie. C'était la décision la plus importante que j'aie eu à prendre jusque-là, et je ne savais vraiment pas quoi faire. Les familles juives incitent fortement leurs enfants à embrasser des professions libérales. « Mon fils médecin » ou « mon fils avocat » sont des mots que l'on entend fréquemment dans la communauté. J'ai souvent eu l'occasion de raconter la façon dont j'ai pris ma décision et le rôle qu'a joué mon oncle Seymour. Nous étions alors en 1965, j'avais seize ans et j'avais demandé conseil à cet oncle qui était ingénieur et propriétaire d'une petite entreprise spécialisée en chauffage, en climatisation, en plomberie et en électricité. Le travail ne manquait pas à l'époque et l'entreprise ne cessait de croître. Nous étions à deux ans de l'Expo 67, le projet de barrages hydroélectriques de la Baie-James démarrait à peine ; il me recommanda donc d'opter pour une carrière d'ingénieur.

J'ai suivi son conseil, même si ses trois fils ont tous fait médecine. Plus tard, j'ai compris que la médecine m'aurait convenu davantage ; il m'a semblé que son conseil était fondé beaucoup moins sur son analyse de ma situation que sur ses ambitions pour ses propres enfants et sur les choix qu'il aurait voulu les voir faire. Au fil des ans, lors de nos rencontres familiales, comme plusieurs de mes cousins étaient devenus médecins, il y avait toujours au moins sept ou huit docteurs autour de la table, et ils s'en prenaient souvent à moi, directeur général d'un hôpital. J'avais l'impression qu'ils étaient toujours en train de se plaindre de tel ou tel aspect du système de santé. J'étais fier de défendre le système hospitalier, mais je me suis souvent demandé si mes valeurs auraient été différentes si j'avais fait médecine.

Entre 1965 et 1970, l'Université McGill a traversé une période de grands bouleversements. Dans le monde entier, les étudiants protestaient, et les manifestations contre la guerre du Vietnam faisaient souffler un vent de changement, alimenté par la fusillade à la Kent State University. En troisième année, j'ai été élu représentant de l'École de génie au conseil étudiant de l'université et j'ai commencé à me politiser et à être plus au fait des enjeux sociaux, particulièrement dans le contexte québécois. Le mouvement « McGill français » prenait alors de l'ampleur et j'ai participé aux manifestations de 1968 en faveur de changements sociopolitiques au Québec. Ces premières expériences de revendication en faveur du progrès social et politique allaient marquer une grande part de mes activités futures. J'ai obtenu mon diplôme d'ingénieur en 1970 et me suis alors apprêté à entamer un nouveau chapitre de ma vie.

Mon entrée dans le système de santé

C'est en Angleterre, en 1970, que j'ai ressenti les premiers symptômes de ce qui serait ma passion professionnelle. J'avais vingt et un ans et je venais de finir ma formation d'ingénieur civil. Lauréat de la bourse Athlone de la British Board of Trade, j'avais alors la possibilité de faire des études supérieures en génie biomédical à l'Imperial College of Science and Technology. Bien que n'ayant pas opté pour une carrière en médecine, je me suis retrouvé à faire de la recherche au sein de deux des institutions universitaires les plus importantes d'Angleterre dans les domaines de la santé et des sciences. J'aimais travailler à l'hôpital avec des médecins, des chercheurs et des administrateurs, et la complexité de ces organisations me fascinait.

Cet intérêt pour le domaine de la santé était encore très vif à mon retour à Montréal en 1972 et, puisque je m'exprimais en anglais, j'ai cherché du travail dans un hôpital anglophone. J'ai été embauché au Laboratoire de recherche animale Meakins-Christie de l'hôpital Royal Victoria, mais je me suis très vite rendu compte que ce travail et cet environnement peu stimulants ne me convenaient pas. Par ailleurs, j'étais gêné de ne pas pouvoir parler français avec le personnel et les médecins francophones. J'ai alors acquis la conviction qu'il me fallait apprendre le français et réorienter ma carrière.

Pour faire d'une pierre deux coups, sans toutefois mesurer l'impact que ce choix aurait sur le reste de ma vie, je me suis inscrit au programme de maîtrise en administration de la santé de l'Université de Montréal. Au premier trimestre, dans mon premier cours d'économie, donné par le professeur Jacques Parizeau (futur premier ministre du Québec), j'ai vite compris que, malgré tous mes efforts, je ne serais pas capable de suivre ses exposés en français et que je me dirigeais vers un échec. Rassemblant tout mon courage, j'ai demandé un entretien à M. Parizeau, qui a accepté de m'aider et de me rencontrer une fois aux quinze jours pour une heure de discussion. Les premières rencontres se sont déroulées en anglais mais nous sommes assez vite passés au français, abordant une multitude de sujets, essentiellement d'ordre économique, ainsi que des questions concernant l'avenir du Québec. J'étais de moins en moins unilingue… et de plus en plus québécois.

À cette époque, le système de santé du Québec connaissait des changements majeurs. Une nouvelle loi votée par le Parlement canadien obligeait les provinces à rendre leurs systèmes de santé conformes aux exigences d'un modèle universel. Cette transformation importante ne s'est pas faite sans discussions, parfois âpres, entre Ottawa et les provinces. Au Québec, la commission Castonguay-Nepveu (1966-1970) venait de déposer la dernière partie de son rapport dans lequel elle décrivait le modèle québécois de soins de santé universel. La Régie de l'assurance maladie du Québec (RAMQ), créée en 1969, était responsable de la gestion du paiement à l'acte des médecins qui, au départ, s'étaient opposés à ce modèle. Tel que recommandé dans le rapport, le gouvernement a mis en place les centres locaux de services communautaires (CLSC) et leur a donné le mandat de fournir l'ensemble des soins de santé et des services sociaux (médecine familiale). Le gouvernement avait pour objectif de faire des CLSC la porte d'entrée du système de santé et la pierre angulaire des différents services de première ligne offerts sur tout le territoire, en réponse aux besoins des populations locales en matière de soins de santé et de services sociaux.

Ce nouveau modèle était bien en avance sur son époque et, tout en jouissant de solides appuis, il suscitait beaucoup de méfiance au sein de la profession médicale et de plusieurs organismes communautaires, qui craignaient que leur existence soit menacée. La communauté médicale voyait le modèle des CLSC comme une façon d'instaurer un mode de rémunération salariale qui plaçait les médecins sous l'autorité d'un employeur étatique. Le mouvement visant à préserver l'autonomie des médecins dans le contexte de ce nouveau modèle universel nourissait la détermination des médecins de famille de ne pas participer au projet des CLSC. Les groupes communautaires, pour leur part, craignaient de perdre leur financement si l'argent consacré aux services sociaux et communautaires était réaffecté aux CLSC.

J'avais rédigé mon mémoire de maîtrise sur l'implantation du modèle des CLSC et j'appuyais fortement cette réforme. Les changements annoncés étaient énormes, mais les valeurs qui les soustendaient faisaient écho aux miennes. J'étais convaincu que les soins de santé étaient un droit et non un privilège réservé aux nantis et que l'État avait la responsabilité d'assurer la santé et le bien-être de toute la population. Pour moi, le système de santé universel constituait un puissant outil de développement collectif fondé sur des valeurs de solidarité, d'équité et de compassion.

J'ai terminé ma maîtrise en administration de la santé en 1975 et j'ai eu la chance d'obtenir le poste de directeur général du CLSC Saint-Louis-du-Parc, un des dix premiers CLSC créés au Québec.

De la théorie à la pratique

J'avais vingt-six ans lorsque j'ai été nommé directeur du CLSC Saint-Louis-du-Parc. Je connaissais les principes de la gestion moderne des soins de santé et le concept des CLSC m'était familier. J'étais très enthousiaste, mais j'avais très peu d'expérience.

Le CLSC Saint-Louis-du-Parc est situé au cœur de Montréal. Près de 70 000 personnes vivent sur son territoire, délimité par les rues Sherbrooke au sud et Saint-Denis à l'est ainsi que par les avenues Van Horne au nord et du Parc à l'ouest. C'est une zone urbaine densément peuplée au sein de laquelle coexistent et travaillent plus de quarante communautés culturelles. En 1976, une partie importante de ses habitants ne parlaient ni l'anglais ni le français. Certaines communautés y étaient implantées depuis longtemps – les Grecs, les Portugais, les Italiens – tandis que d'autres – les Vietnamiens, par exemple – étaient arrivées récemment et n'étaient pas aussi bien établies. Les niveaux d'éducation étaient bas et les problèmes de pauvreté, de logement, de chômage, de délinquance et d'adaptation constituaient des enjeux sociaux majeurs.

Quand je suis arrivé au CLSC, celui-ci était doté d'un conseil d'administration provisoire, d'une équipe temporaire de trois personnes et d'un petit bureau rue Jeanne-Mance. Les membres du conseil et de mon équipe provenaient des environs. Les principales communautés culturelles étaient représentées au conseil, et il est vite devenu évident que la dynamique entre les membres du conseil était fragile. Chacun était préoccupé par les enjeux qui touchaient sa propre communauté et soucieux que celle-ci obtienne sa part des nouveaux services qui allaient être offerts.

Toutefois, les membres du conseil, le personnel et la population étaient unis par un même sentiment de méfiance envers la nouvelle structure que nous voulions mettre en place. Les nombreux organismes communautaires, tous très dynamiques, présents sur le territoire se sentaient menacés par l'arrivée du CLSC, qui était perçu comme une extension du gouvernement et de ses fonctionnaires, disposait de ressources financières plus importantes et pouvait payer de meilleurs salaires. Le CLSC pouvait embaucher des douzaines de professionnels, et le gouvernement lui allouait un budget annuel de loin supérieur à celui qu'on octroyait aux organismes communautaires, qui luttaient constamment pour leur survie.

Mes premières leçons en gestion

Lorsque je pense à mes premiers mois au CLSC, je mesure à quel point cette période a influencé le style de gestion qui a ensuite été le mien et combien elle m'a été utile lorsque j'ai dû gérer des organisations plus complexes. À cette époque, je fonctionnais de façon intuitive et j'aurais eu beaucoup de mal à expliquer mes décisions et les raisons pour lesquelles je réagissais de telle ou telle façon.

L'expérience m'avait déjà appris que les premiers mois à la tête d'une organisation marquent parfois de façon décisive la dynamique des années subséquentes. En pratique, un nouveau leader ne dispose que d'une courte période pour gagner la confiance du conseil, de la haute direction et du personnel, et pour établir sa crédibilité. C'est aussi durant les premiers mois de son mandat qu'un directeur général doit réussir à créer une vision commune, construire une équipe et agir pour qu'on reconnaisse son rôle de principal leader de l'organisation. Ce défi est encore plus important dans les établissements du domaine de la santé dans la mesure où les médecins, les professionnels, les syndicats et le personnel ont tous leurs visions et leurs objectifs propres. Concilier ces différentes perspectives n'est pas une mince affaire, d'autant plus que le nouveau leader doit aussi tenir compte de la vision du ministère de la Santé et de l'autorité régionale, qui allouent les ressources financières à son organisation.

Confiance et crédibilité

Comment gagner la confiance du conseil d'administration et des employés ? Comment établir ma crédibilité ? Je ne connaissais pas la recette à l'époque, mais mon premier réflexe fut d'écouter. La plupart des membres du conseil étaient très liés à leur communauté et respectés. Il était clair pour moi que leur expérience et leurs connaissances représentaient une source primordiale d'informations pour le CLSC, et j'ai très vite compris à quel point il était important de les amener à partager leurs savoirs. Par leur entremise, j'ai réussi à ouvrir des portes aux différents groupes qui formaient la collectivité et à gagner leur respect grâce à mon engouement et au sérieux avec lequel je prenais en compte les questions qui leur tenaient à cœur. J'ai aussi gagné en crédibilité auprès des membres du conseil, qui étaient heureux de partager ce qu'ils savaient de leur communauté et de me montrer le rôle qu'ils y jouaient. Ils ont compris que j'avais besoin d'eux et qu'ils pouvaient véritablement influencer le développement du CLSC.

Durant ces premiers mois, j'ai passé beaucoup de temps à rencontrer et à écouter chaque membre du conseil d'administration. Je voulais connaître leurs inquiétudes, leurs valeurs et leurs attentes, comprendre leurs craintes et leur vision de ce que devait être le CLSC. Ce faisant, j'ai également pris connaissance des besoins et des préoccupations de leurs communautés. Ce n'est que plus tard que j'ai constaté à quel point cette première étape est importante dans l'établissement de bonnes relations avec le conseil et avec le personnel ainsi que dans la structuration d'un leadership solide.

J'ai appris qu'un conseil d'administration peut être le meilleur allié d'un directeur général et que l'accroissement de la crédibilité et de l'influence de ce dernier est directement proportionnel au renforcement de cette relation. Je n'avais pas de recette magique, mais tout le monde a vite constaté ma passion et mon intérêt pour tout ce qui avait trait à la prestation de soins de qualité. J'ai toujours été curieux et avide d'apprendre, et mon entourage appréciait ces traits de caractère. Partout où je suis passé, j'ai interrogé toutes les personnes que j'ai rencontrées pour apprendre à les connaître, à connaître leurs occupations. Je les ai questionnées sur le fonctionnement des salles d'opération, les procédures d'admission, les nouvelles techniques en radiologie et les impacts de nouveaux médicaments sur la santé des patients et sur nos budgets. Je n'ai jamais hésité à poser des questions et à faire valoir mon point de vue, mais j'ai toujours été prêt à écouter. Même si nous n'étions pas du même avis, tout le monde savait que mon intérêt était réel, que j'essayais vraiment de comprendre et, dans la mesure du possible, d'améliorer ce que nous faisions. Le personnel sentait que j'étais de son côté, préoccupé par sa situation et disposé à utiliser ses idées. Une fois qu'une telle dynamique est créée dans les relations entre l'équipe de gestion et le personnel, la confiance est établie et, dès lors, les possibilités de croissance et d'innovation sont illimitées.

Le choix de ses proches collaborateurs constitue le premier vrai test de la capacité d'un leader à gérer son organisation. Bien souvent, le choix de la meilleure personne pour un emploi donné est une affaire d'instinct, même si les diplômes, l'expérience et les évaluations psychométriques sont aussi pris en considération. Tous les gestionnaires font des erreurs lorsqu'ils choisissent du personnel; ces erreurs sont plus fréquentes en début de carrière, et leur nombre diminue au fur et à mesure que l'on acquiert de l'expérience. En tant que leader d'une organisation, il est important de détecter et de corriger les faiblesses aussi rapidement que possible. La tâche la plus difficile pour un gestionnaire est de remercier un membre de l'équipe parce que sa performance ne répond plus aux attentes. J'ai eu de la chance lorsque j'ai formé ma première équipe, au CLSC Saint-Louis-du-Parc, et je me suis retrouvé à la tête d'un groupe de jeunes professionnels compétents, tout aussi passionnés que moi par l'aventure dans laquelle nous nous engagions. J'ai pu choisir tous les membres de cette équipe parce que le CLSC était une toute nouvelle structure.

Vision commune et leadership

La définition d'une vision commune de ce que devait être le CLSC avec les membres de mon équipe et du conseil d'administration allait m'obliger à remettre en question certaines de mes hypothèses de départ. Une vision définit les objectifs d'une organisation et les moyens à prendre pour les atteindre. Dans *Alice au pays des merveilles,* de Lewis Carroll, le chat du Cheshire fait remarquer qu'il est difficile de se rendre à un endroit précis lorsqu'on ne sait pas exactement où on veut aller, et c'est particulièrement vrai dans le cas d'une organisation.

Dans n'importe quelle organisation, il incombe au leader de proposer une vision capable de rallier tous les membres de son équipe et de motiver chacun d'eux à participer à sa concrétisation. Essentiellement, cette tâche consiste à traduire ou à transformer la réalité et les aspirations diverses en un projet réaliste dans lequel toutes les parties prenantes peuvent trouver leur compte. Une vision est avant tout une idée, un concept pour l'avenir. Dans le cas d'une organisation créée par le gouvernement, ce qui fonde cette vision est le mandat (ou la mission) que ce dernier lui a confié ainsi que les aspirations des gens qui ont la responsabilité de la mettre en œuvre. C'était le cas des CLSC.

Pour mettre en branle le processus de définition de cette vision, j'ai eu l'idée d'organiser une retraite où nous pourrions nous retrouver loin des exigences et des interruptions quotidiennes. J'ai décidé d'inviter mon équipe à la maison de campagne dans les Laurentides que ma conjointe et moi partagions avec d'autres amis. Je n'avais pas deviné que cuisiner ensemble, partager des repas puis faire la vaisselle, marcher en forêt et rentrer du bois deviendraient vingt ans plus tard des activités recommandées par les consultants en ressources humaines pour constituer et renforcer une équipe. Je ne me doutais pas que nous étions en train de mettre à l'épreuve des théories visant à promouvoir le travail d'équipe au sein d'une organisation.

Les objectifs de cette retraite étaient clairs : nous devions définir notre vision du CLSC, planifier nos premières activités et notre offre de services et construire un esprit d'équipe. Quand je regarde les photos prises à l'époque, en 1976, je ne peux que sourire : avec nos cheveux longs et nos vêtements hippies, n'importe qui aurait pu croire que nous étions en train d'organiser un nouveau festival de musique, pas de mettre sur pied une organisation de soins de santé.

La vision formulée au terme de cette retraite illustrait bien le contexte dans lequel les CLSC avaient été créés. D'un côté, la loi dressait un profil théorique des services que ces nouveaux établissements allaient devoir offrir au sein du système de santé. De l'autre, les organismes communautaires et les travailleurs sociaux étaient bien davantage préoccupés par le progrès social et par les déterminants de la santé que par les services médicaux et curatifs. La nature indissociable des liens entre, d'une part, la vision et sa concrétisation et, d'autre part, les valeurs et les aspirations des gens chargés de faire le travail était claire. Cela se vérifie dans toutes les organisations mais plus encore dans le domaine de la santé : les médecins et les autres professionnels ont leurs propres valeurs et leur vision de ce qui est bon pour leurs patients et sont les seules personnes légalement autorisées à les soigner.

Après avoir élaboré cette vision, nous avons commencé à planifier notre première offre de services. À qui, quoi, par qui et où : voilà les questions auxquelles nous devions répondre. Elles en entraînaient d'autres. Et à qui revenait-il, au bout du compte, de choisir la voie à privilégier ? Parmi le personnel, les opinions étaient divergentes et quelqu'un devait prendre une décision. Manifestement, nous étions arrivés à un point où la gestion du CLSC était remise en cause et, en tant que directeur général, j'étais directement concerné. Comme plusieurs autres gestionnaires d'organismes sociaux et communautaires, j'étais partisan d'une « approche gauchiste classique » en management. La cogestion constituait pour moi le modèle idéal et je croyais que le personnel l'accepterait bien. Dans ce modèle, chaque directeur est pleinement responsable de son secteur d'activité, les décisions sont prises par consensus et il n'y a pas d'autorité suprême. Au début, tous les membres de l'équipe acceptaient résolument ce modèle et tous étaient d'accord pour le mettre à l'essai. Personne n'avait d'expérience au sein des organismes communautaires et nous voulions un modèle différent des structures traditionnelles.

Six mois après notre retraite à la campagne, j'ai senti que la tension entre les membres de l'équipe augmentait et que l'environnement de travail satisfaisait de moins en moins le personnel. Deux de mes directeurs ont demandé à me rencontrer. Ce qu'ils voulaient était simple : que je fasse mon travail ! Ils ne souhaitaient pas que je devienne un « patron » traditionnel, mais ils s'attendaient à ce que j'assume mon rôle de leader. Pour eux, la cogestion était difficile et leur posait une foule de problèmes. Ces professionnels très compétents – une infirmière et un travailleur social qui comptaient plusieurs années d'expérience – avaient besoin d'un leader qui appuie leur travail, qui les encourage et avec lequel ils puissent discuter de leurs projets et de leurs préoccupations. Vous pouvez imaginer ma surprise. Je croyais que chacun des partenaires dans cette expérience de cogestion acceptait volontiers le modèle retenu et je n'avais pas ressenti le malaise qui grandissait peu à peu. Ces deux directeurs étaient respectés, déterminés et autonomes, et pourtant, ils manifestaient le besoin d'être rassurés et appuyés. Ils avaient besoin de savoir qu'il y avait quelqu'un avec qui ils pouvaient partager le poids des responsabilités qu'ils avaient accepté d'assumer.

J'ai véritablement commencé à réfléchir à la nature et à l'importance du leadership dans la foulée de cette rencontre. Depuis cette époque, la compréhension que j'en ai a continué à évoluer, mais un aspect est devenu très clair à cette première étape de ma carrière : lorsqu'il accepte le rôle de leader, un directeur général devient responsable de l'organisation dans son ensemble et de chacune de ses composantes. Il s'engage vis-à-vis de l'établissement, du personnel et des usagers, qui doivent toujours être respectés, peu importent les circonstances.

Travailler avec un syndicat

Ma première expérience avec un syndicat a débuté de façon singulière. À mon arrivée au CLSC Saint-Louis-du-Parc, il y avait trois employés. Au cours des mois suivants, au fur et à mesure que l'organisation prenait forme, nous avons embauché du nouveau personnel, et une demande d'accréditation était imminente. Je n'étais pas au fait des dynamiques au sein du mouvement syndical et encore moins de celles qui animaient la Confédération des syndicats nationaux (CSN), qui appuyait fortement l'évolution sociale et politique du Québec.

Mon premier contact avec le syndicat des employés de notre CLSC allait influencer la façon dont j'allais travailler avec cette composante très importante de tous les organismes du secteur de la santé tout au long de ma carrière. Il est survenu par l'entremise de ma secrétaire, Micheline Poulin, qui devait par la suite devenir une amie proche ; elle avait vingt et un ans à l'époque et ne manquait absolument pas de confiance en elle. Lors de ce jour fatidique, elle est entrée dans mon bureau et m'a dit : « David, il faut qu'on se parle. Maintenant, le CLSC a besoin d'un vrai patron. » Je n'étais pas sûr de comprendre ce qu'elle attendait vraiment de moi. À l'époque, cette première « demande syndicale » m'a semblé des plus étranges. Je ne me voyais pas comme un « vrai patron » et je n'avais pas du tout l'intention d'en devenir un. Au cours des semaines suivantes, j'ai vu l'exécutif syndical se transformer peu à peu en club privé. Lentement mais sûrement, la vie syndicale est devenue la principale préoccupation de ses membres. J'ai fini par comprendre que ce besoin d'une figure de proue correspondait en réalité à la nécessité d'avoir un adversaire. En l'absence d'un patron, il était plus difficile de déclencher un conflit ou de le prolonger. Sans ennemi visible, la mobilisation des troupes devenait plus ardue.

Tout au long des années 1970, le mouvement syndical québécois et tout particulièrement la CSN avaient intégré une vision sociale très large à leur mission et à leur rôle au sein de la société. Ils étaient là non seulement pour protéger leurs membres mais aussi pour lutter contre l'injustice, l'exploitation et la pauvreté. Leurs inquiétudes au sujet du progrès social et de la redistribution de la richesse étaient réelles.

Je n'ai jamais vécu de véritable querelle durant mes trois années à la tête du CLSC, en grande partie parce que j'ai toujours refusé de devenir un « vrai patron », et parce que les membres de l'exécutif syndical et du conseil d'administration partageaient le même ensemble de valeurs et d'objectifs que moi. Nous travaillions tous à concrétiser une vision du développement communautaire dans laquelle la santé et le bien-être des individus étaient tributaires des conditions sociales et économiques de la collectivité.

Des années plus tard, j'ai été appelé à gérer divers conflits avec des syndicats, des médecins et d'autres groupes de professionnels. J'ai alors pu confirmer mon intuition initiale, à savoir que, sauf en de rares occasions, une attitude hostile suscite inévitablement un comportement semblable chez la partie adverse, tandis qu'une position moins rigide et plus ouverte favorise un dialogue plus sain.

L'image qui me vient en tête est celle d'un mur de brique. Si on frappe ce mur, on risque de se faire mal. En plus de la douleur, on ressentira certainement de la frustration et, bien souvent, de la colère. Par contre, si le mur est fait de caoutchouc, le risque de blessure est bien moins élevé. On sera sûrement déçu de ne pas pouvoir le défoncer, mais la probabilité d'être submergé par la colère et par la frustration est beaucoup plus faible.

L'expérience m'a appris qu'un dialogue constructif requiert des participants bien disposés. À cette fin, il est important de consacrer le temps et l'énergie nécessaires à la création d'un climat positif avec un syndicat. On doit à tout prix construire une relation fondée sur la confiance, le respect et la crédibilité, et une réputation d'honnêteté et d'équité est essentielle. Les marques de respect suscitent le respect.

Travailler avec les médecins

Dans tous les établissements de santé au sein desquels j'ai travaillé, le corps médical est probablement celui qui a toujours exercé le plus d'influence. Je m'en doutais à mon arrivée au CLSC Saint-Louis-du-Parc et j'en ai eu confirmation à plusieurs reprises au cours de mes trente-sept années de carrière. J'avais commencé à comprendre comment interagir avec les médecins pendant mes études de maîtrise, lors de mon stage à l'Hôpital général de Montréal. Mon tuteur était le directeur général de l'hôpital, le docteur Harvey Barkin. J'ai alors eu la possibilité de suivre cet imposant médecin dans son travail

– imposant non seulement par sa stature, mais aussi en raison du respect qu'il inspirait chez ses collègues. J'ai vu son leadership à l'œuvre et j'ai été chanceux d'en être témoin.

Je me souviens du jour où le docteur Barkin m'a donné le meilleur conseil de toute ma carrière, à propos de la façon de cohabiter avec les médecins dans un hôpital. Nous étions dans son bureau, qui ressemblait bien davantage à celui d'un médecin qu'à celui d'un directeur général. Il était en train d'enfiler son sarrau blanc quand il m'a dit : « Pour réussir dans ce travail [la gestion d'un hôpital], vous devez apprendre à connaître et à comprendre vos docteurs. » Quand vos médecins vous apprécient, il est possible de faire des miracles. Si ce n'est pas le cas, ils vous détruiront et vous pourrez dire adieu aux objectifs que vous vouliez atteindre, sans parler de votre emploi. On ne peut rien faire dans un hôpital sans l'approbation de la majorité des médecins. Si vous prenez une décision susceptible de décevoir le corps médical, assurez-vous qu'ils y trouveront leur compte, d'une façon ou d'une autre. Le message était clair : pour gérer un hôpital, on doit connaître les médecins, et comprendre leurs besoins et leurs objectifs. Ce conseil est aussi valable aujourd'hui qu'en 1974.

Toutefois, au CLSC, la coexistence avec les médecins ne posait aucun problème pour la simple raison qu'il n'y en avait pas. C'est donc à cet endroit que j'ai commencé une longue carrière de « recruteur de médecins ». La difficulté de recruter et de garder des médecins est devenue une constante dans toutes les organisations que j'ai gérées, que ce soit à l'Hôpital général de Verdun, à l'hôpital Notre-Dame ou à l'Hôpital d'Ottawa.

Le recrutement de médecins pour le CLSC posait des défis particuliers. D'une part, à cette époque, le personnel s'opposait à la présence de médecins parce qu'il voulait que le CLSC joue un rôle plus social que médical. D'autre part, la grande majorité des médecins de famille et des généralistes du Québec boycottaient les CLSC parce qu'ils refusaient que leurs salaires relèvent des responsabilités d'une agence gouvernementale.

J'étais quant à moi convaincu que les médecins de famille devaient constituer la première ligne du système de santé, comme l'avait suggéré la commission Castonguay-Nepveu, et qu'ils devaient jouer un rôle clé au sein d'une équipe multidisciplinaire. Cependant, le conseil d'administration et le personnel ne partageaient pas cette conviction. En fait, l'opposition à une présence importante des médecins dans les CLSC reflétait un manque de confiance dans le modèle médical. À cette époque où se produisaient de grands changements sociaux, un mouvement de rejet du modèle médical curatif et de mise en garde contre les dangers de la surmédicalisation recevait un appui considérable dans l'opinion publique. De nombreuses personnes refusaient qu'on consacre les ressources des CLSC à des services médicaux dans la mesure où on allouait déjà des ressources considérables aux soins curatifs dans les hôpitaux et dans les cabinets médicaux.

De leur côté, les médecins de famille refusaient de quitter leurs bureaux pour aller pratiquer dans un CLSC. Leurs raisons variaient : la peur de passer sous le contrôle du gouvernement, l'opposition à l'idée de devenir des employés salariés, la difficulté à travailler avec d'autres professionnels, la perte d'autorité et même la crainte de perdre leur droit de regard exclusif sur les soins aux patients. Cependant, abstraction faite de ces raisons, le résultat était le même : les CLSC manquaient de médecins.

Le même phénomène se faisait sentir dans tout le Québec. Les médecins qui acceptaient de prendre part à l'aventure des CLSC, c'est-à-dire des médecins socialement engagés, jeunes pour la plupart et intéressés par des champs d'intervention spécifiques comme la santé des femmes, la santé publique ou la prévention, étaient considérés comme des marginaux. Les CLSC qui réussissaient à les attirer pouvaient offrir un meilleur accès aux soins à leurs utilisateurs et des services plus complets à la population. Comme ils étaient peu nombreux à vouloir faire le saut à Montréal, il est vite devenu clair que nous ne pourrions pas répondre aux besoins de base de notre population en matière de services médicaux. C'était ma première véritable défaite et j'étais plutôt découragé. J'étais convaincu que le manque de médecins empêcherait les CLSC de devenir la première ligne du système de santé et de fournir des services appropriés à la population. Persuadé de l'importance d'une présence médicale, je devais trouver une solution de rechange dans la mesure où la solution idéale s'avérait impraticable.

J'ai alors eu le réflexe de me tourner vers l'Hôpital général de Montréal, où j'avais gardé de bons contacts avec les médecins et les gestionnaires que j'avais rencontrés durant mon stage. Mes discussions avec le docteur Barkin, qui était toujours directeur général de l'hôpital, et avec le docteur Walter Spitzer, épidémiologiste et chef de l'unité de médecine familiale, ont mené à la décision suivante : les résidents en médecine familiale offriraient leurs cliniques à notre CLSC. La présence de médecins a radicalement transformé notre dynamique avec la population et, en quelques mois seulement, s'est traduite par une augmentation notable du nombre des patients qui fréquentaient le CLSC. Des membres du personnel qui s'opposaient à la présence de médecins en sont venus à apprécier celle de ces jeunes docteurs en formation.

Mais cette entente comportait de sérieux défauts. La présence des médecins n'était pas constante et leur départ, au terme de leur internat, nuisait à la continuité des soins. La clinique a fini par ressembler davantage à une clinique sans rendez-vous qu'à un véritable environnement de pratique familiale. Et lorsque l'Hôpital général de Montréal a mis fin à son programme de médecine familiale, notre CLSC a tout simplement perdu ses médecins.

Les CLSC n'ont jamais pu surmonter ce manque de médecins et le gouvernement n'a jamais su créer les conditions qui les inciteraient à y travailler. L'importance de la médecine familiale comme pierre angulaire d'un système de santé efficace n'a été reconnue qu'après les recommandations formulées en ce sens par de nombreuses instances officielles partout au Canada. Et c'est seulement au cours des années 2000 que des efforts concertés ont été entrepris pour développer ce modèle.

Résultat : les CLSC n'ont jamais atteint leur plein potentiel et ont été vertement critiqués en tant que structures coûteuses et inaptes à répondre aux besoins de la population. Cette tentative visant à assurer des soins de première ligne efficaces au sein de la collectivité aurait pu transformer en profondeur la façon dont ces soins sont administrés aujourd'hui. Si l'objectif consiste à combiner les soins de santé et les services sociaux au sein d'une seule organisation, une présence soutenue de médecins travaillant de concert avec d'autres professionnels est essentielle pour gagner la confiance de la population, ce qui peut alors mener à des activités de prévention et de promotion de saines habitudes de vie, elles-mêmes porteuses de progrès social.

Négocier avec le ministère de la Santé et des Services sociaux

Parmi les responsabilités du directeur général d'un établissement de soins de santé, il en existe une qui est tout à la fois essentielle et très mal définie. Peu de gestionnaires y sont préparés, et la façon de l'assumer s'enseigne difficilement dans le cadre d'un programme universitaire. Il s'agit de la capacité de négocier avec le ministère et ses instances régionales. Chaque nouveau projet doit être soumis pour fins d'approbation, ce qui se traduit par des échanges constants avec des fonctionnaires à Québec. Cultiver ces relations est une tâche capitale pour un directeur et, lors des premières années d'existence des CLSC, certains s'en tiraient mieux que d'autres. Dans les années 1970, l'administration de la santé était très centralisée, tendance qui allait s'inverser graduellement au fur et à mesure que l'on reconnaîtrait le degré d'autonomie nécessaire à l'innovation et à la créativité. Malheureusement, les dix dernières années ont été marquées par un processus de centralisation de l'autorité, au détriment de l'efficience et de la productivité de notre système de santé.

La capacité de négocier dans de telles circonstances s'apparente à un art et exige une compréhension fine des rapports entre la sphère politique et les soins de santé. J'ai découvert que cet art s'apprend avec le temps et que de telles négociations font toujours appel aux mêmes aptitudes, quel que soit le contexte. Vous devez comprendre à qui vous avez affaire, connaître les besoins et les objectifs de vos interlocuteurs et tenir compte des pressions auxquelles ils sont soumis par leurs supérieurs ; avant tout, cependant, vous devez cultiver de bonnes relations personnelles. (J'y reviendrai au chapitre 10.)

Les leçons que j'ai apprises

En 1977, quand j'ai quitté le CLSC Saint-Louis-du-Parc après trois ans, cent cinquante employés y travaillaient, répartis dans trois points de service sur le territoire. La population avait accès à une vaste gamme de services, et un programme de soins pour les aînés avait été créé grâce à l'intégration des services offerts par le University Settlement Community Group (aujourd'hui disparu) et par la clinique communautaire grecque. Les relations entre le CLSC et la population s'amélioraient constamment : notre établissement n'était plus perçu comme un ennemi mais comme un partenaire important pour atteindre les objectifs définis par la population.

C'est à cette époque que j'ai commencé à comprendre le rôle et l'importance d'un conseil d'administration. Dans les organisations de la santé, les conseils d'administration sont formés de bénévoles qui consacrent du temps et des efforts à ce qu'ils considèrent comme une cause noble. Toutefois, il arrive que des membres privilégient leurs intérêts personnels ou ceux des groupes qu'ils représentent plutôt que ceux de l'ensemble de la population. Il est important pour un directeur général de gagner la confiance de son conseil parce que celui-ci lui confère la crédibilité dont il a besoin pour travailler efficacement au sein de l'organisation. Une relation saine entre le conseil et le directeur général est donc une condition indispensable au succès de l'organisme. Le rôle du conseil dans le domaine de la gestion lui confère des responsabilités en matière de planification stratégique, de développement d'une vision partagée, d'évaluation de la performance et d'auto-évaluation, autant de fonctions essentielles à la réussite de toute organisation saine. L'entretien de cette relation requiert du temps et des efforts de la part du directeur général et doit constamment demeurer l'une de ses priorités. Un conflit avec le conseil est le facteur le plus susceptible de déstabiliser une organisation ; il revient donc au directeur général et au président du conseil de bien gérer cette dynamique.

Le rôle et l'importance des médecins, collectivement et individuellement, sont des facteurs clés du succès d'un établissement, quel qu'il soit, et du système dans son ensemble. C'est une leçon que j'ai commencé à apprendre au CLSC, celle-ci s'imposant régulièrement à moi au fil des ans, et j'ai compris que ces praticiens peuvent constituer l'un des principaux obstacles à la mise en place d'un système de santé performant. Les difficultés actuelles, qui nuisent à la création d'un partenariat efficace entre le gouvernement, les fédérations de médecins spécialistes et les médecins généralistes, ne permettent pas de mettre en œuvre une offre de services optimale.

Ma première expérience dans la constitution d'une équipe de travail m'a appris l'importance d'une équipe solide pour assurer le succès d'une organisation. Il est essentiel de choisir des candidats dont la personnalité, les valeurs, les convictions et les compétences vont se fondre et former un tout cohérent. On sait que cet objectif est atteint lorsque l'équipe bénéficie des forces de chacun de ses membres tout en appuyant, en encourageant et en motivant chacun d'eux. Au CLSC, j'ai eu la chance de pouvoir constituer une équipe jeune, dont les forces résidaient davantage dans l'enthousiasme que dans l'expérience. C'était un petit groupe dont je pouvais suivre de près la croissance et la progression. Au fil des ans, je me suis retrouvé à la tête d'organisations beaucoup plus vastes où je n'ai plus eu les moyens de suivre cette évolution d'aussi près que je l'aurais voulu. Plus qu'auparavant, j'ai dû me fier à mon équipe de direction pour faire en sorte que la mise en œuvre de la vision sur laquelle nous nous étions entendus rallie tout le personnel et crée un environnement de travail sain. Au bout du compte, le choix des membres de mon équipe est devenu la plus importante et la plus stressante de toutes mes responsabilités.

C'est aussi cette première expérience qui m'a appris l'importance du respect. La capacité d'écouter, d'encourager, d'appuyer et de demander de l'aide lorsque cela devient nécessaire représente une composante fondamentale de ce respect. J'ai appris qu'un environnement de travail sain est aussi un environnement productif et que le respect mutuel constitue une de ses clés de voûte. Le directeur général doit donner le ton : pour être respecté, il doit respecter les autres en tout temps et en toutes circonstances. Par-dessus tout, avec l'appui de mon équipe, le CLSC m'a donné la confiance nécessaire pour faire de moi un meilleur gestionnaire. Sous ma gouverne, il est devenu réalité : on a embauché des gens, installé des bureaux, émis des chèques de paye, archivé des documents et offert un nombre toujours croissant de services à la population. J'ai eu la chance unique de pouvoir me prouver à moi-même qu'avec de l'aide il était possible de créer une nouvelle organisation. Non seulement j'ai réussi à la gérer correctement et à mener à bien mon mandat, mais je me suis aussi rendu compte que j'aimais vraiment ce travail.

Le mouvement qui a donné lieu à la création des CLSC n'a jamais atteint ses objectifs de départ. La vision proposée par la commission Castonguay-Nepveu était bien avant-gardiste et reflétait le désir de changement et d'engagement social qui traversait le Québec à l'époque. Le rapport avait pour principe qu'une meilleure gestion de la santé et du bien-être de la population devait reposer sur un système conçu en fonction des soins de première ligne et mené par un médecin de famille. Ce principe demeure vrai aujourd'hui. Dans les prochains chapitres, je vais démontrer comment cette vision peut être mise en œuvre et expliquer les changements requis pour résoudre les problèmes que j'ai soulevés au début de ce voyage au sein du système de soins de santé québécois.

CHAPITRE 2

Mon initiation à la politique

En février 1977, Bernard Landry, qui allait un jour devenir premier ministre du Québec, m'a invité à me joindre à son équipe alors qu'il venait d'être nommé ministre d'État au Développement économique. Il avait été désigné à ce poste par le premier ministre René Lévesque dans la foulée de la victoire du Parti québécois (PQ) en novembre 1976. M. Landry m'a ainsi demandé si l'idée de contribuer à la croissance et au développement d'un nouveau Québec m'intéressait.

Vous vous demandez sans doute comment M. Landry en est arrivé à me faire cette offre; l'histoire en est fort simple. J'étais en train de réparer ma motocyclette devant chez moi, rue Lajoie, à Outremont, en 1974, lorsqu'un homme s'est arrêté pour me parler, en français. Je n'étais pas encore aussi à l'aise en français que je l'aurais souhaité, mais je lui ai répondu du mieux que je le pouvais. Il s'est présenté comme mon voisin et m'a dit qu'il s'intéressait à ma motocyclette, une BSA 650 que j'avais achetée pendant mes études à Londres et ramenée au Québec. Au cours de notre conversation, je lui ai parlé de mon expérience en Angleterre, et lui, de ses années d'études à Paris. M. Landry et son épouse, Lorraine, avaient trois jeunes enfants et étaient avocats. Je lui ai demandé d'excuser la piètre qualité de mon français, puis lui ai expliqué que j'étais en train de compléter mes études en administration à l'Université de Montréal, que j'avais donc dû l'apprendre de façon intensive et que ce bilinguisme nouvellement acquis m'avait permis d'être récemment engagé comme directeur général d'un CLSC voisin. Nous sommes devenus amis et, au fil de nombreux repas en commun et de longues discussions sur le Québec et sur son histoire, je me suis de plus en plus intéressé à la politique québécoise.

À mon retour de Londres, tandis que je cherchais un emploi, j'avais accepté un poste à temps partiel de professeur de sciences et de mathématiques dans le cadre d'un programme d'enseignement aux adultes. J'y avais rencontré une jeune femme francophone qui enseignait le français aux immigrants et nous étions devenus amis. Elle était très active en politique et, par son entremise, j'avais rencontré plusieurs jeunes militants très impliqués dans la vie politique québécoise ainsi qu'au sein du Parti québécois. L'un d'eux était Pierre Simard, alors secrétaire d'un très jeune député péquiste de l'Assemblée nationale, Claude Charron, qui avait été élu en 1970 et en 1973 dans la circonscription montréalaise de Saint-Jacques. Moi et ma petite amie Arlene, une sociologue anglophone parfaitement bilingue qui allait plus tard devenir ma femme, avions commencé à passer nos fins de semaine avec ces nouveaux amis, et je m'immergeais non seulement dans la culture francophone, mais aussi dans la politique québécoise et dans la passion des jeunes Québécois pour un mouvement indépendantiste dont la popularité ne cessait de croître. Lorsque j'ai dit à mes amis que j'avais rencontré Bernard Landry, ils m'ont rapidement expliqué son rôle important ainsi que celui de Jacques Parizeau, que j'avais connu à l'université, au sein du Parti québécois.

Tandis qu'Arlene et moi devenions proches de la famille Landry, ma sympathie pour les valeurs du Parti québécois ne cessait de croître. Lorsque, en 1976, Bernard m'a demandé de l'aider dans la circonscription de Fabre, à Laval, qu'il briguait à l'occasion des élections générales de la province, j'ai accepté sans hésitation. Je devais travailler avec la population anglophone de la circonscription et j'y ai appris la façon dont on mène une campagne électorale. J'y ai appris la planification stratégique, la préparation et la distribution du matériel de campagne, les techniques d'affichage et de porte-à-porte de même que les manières de « faire sortir le vote » le jour du scrutin. Ce dont je me souviens le plus clairement, c'est à quel point tous croyaient en la capacité du Québec de devenir une nation qui ferait advenir les changements sociaux que je trouvais si importants. L'énergie investie était considérable mais personne ne s'attendait à une victoire du PQ. Le 15 novembre 1976, à la surprise générale, il a pourtant remporté une majorité de sièges.

Lorsque Bernard m'a offert la possibilité de me joindre à la fonction publique québécoise pour travailler avec l'équipe chargée du développement économique du Québec, j'ai donc décidé d'accepter. Je n'ai jamais su d'où venait cette proposition, si M. Parizeau, devenu ministre des Finances, avait noté mon goût pour l'économie, si je la devais à mon amitié avec Bernard, à mon intérêt croissant pour le Québec ou à tous ces facteurs à la fois. J'ai quitté le CLSC, le premier endroit où j'avais occupé un poste de leadership et de responsabilités, pour une nouvelle expérience qui allait avoir un ensemble de répercussions que je n'aurais jamais pu imaginer à l'époque.

Mon entrée en politique

J'ai passé trois ans et demi à apprendre les rouages d'un gouvernement. Deux jeudis par mois, j'avais la chance de participer à la rencontre des huit ministres responsables du développement économique du Québec. Ils présentaient leurs projets et discutaient ensuite de la façon dont chacune de ces initiatives pouvait y contribuer. Ces hommes et ces femmes étaient passionnés par leur travail et je constatais à quel point cette passion est essentielle pour faire aboutir les choses. En observant Bernard Landry, j'apprenais comment gérer les rencontres d'un groupe de fortes personnalités sans jamais perdre de vue ses objectifs. Et j'apprenais à négocier. L'art de la négociation est essentiel au sein du gouvernement, mais c'est tout aussi vrai dans n'importe quelle situation de gestion. Je découvrais comment les lois sont votées, les budgets établis et les projets approuvés. J'en apprenais aussi beaucoup au sujet du Québec.

La fonction publique

Cette période de changements sociaux représentait une occasion unique de mettre en pratique les valeurs démocratiques auxquelles je croyais. Tout semblait possible, et c'était exaltant. L'assurance automobile sans égard à la faute, le zonage agricole, la gestion du territoire et des forêts n'étaient que quelques-uns des dossiers intéressants à l'ordre du jour. L'un de ceux dont nous nous occupions était la hausse du salaire minimum et l'importance d'un revenu minimum garanti.

Ce qui me captivait le plus était de voir Jacques Parizeau, Lise Payette, Jean Garon, Yves Bérubé, Rodrigue Tremblay et d'autres débattre et discuter de différents dossiers. Plusieurs de ces ministres étaient des universitaires qui avaient complété un doctorat, et le niveau des arguments soumis pour défendre ou pour rejeter un projet donné et en évaluer les bénéfices escomptés pour la population québécoise était très élevé. C'était un groupe de personnes extrêmement intelligentes, toutes fortement mobilisées en faveur de la croissance et de l'essor du Québec, animées par la conviction que le Québec pouvait devenir une nation dotée du plein contrôle de tous les moyens nécessaires à son propre développement. Je découvrais aussi une fonction publique professionnelle et très engagée. Tout le monde était jeune et les possibilités semblaient infinies.

La fonction publique avait pris de l'importance depuis le gouvernement libéral de Jean Lesage, dans les années 1960, et constituait l'une des incarnations les plus vivaces de la Révolution tranquille au Québec. Cette nouvelle fonction publique était l'employeur de prédilection pour les jeunes et brillants diplômés des années 1960 et 1970. La construction d'une société nouvelle et moderne, le développement de l'économie du Québec, l'expression de l'identité culturelle, la mise en place d'un nouveau système d'éducation et la création d'un système de santé universel sont autant de changements qui ont marqué cette époque. Les fonctionnaires étaient fiers de leur travail, qui leur conférait un certain statut social, était respecté des médias et de la population et leur offrait de nombreuses possibilités d'avancement. Les fonctionnaires étaient des leaders ; l'innovation et la créativité étaient des qualités recherchées. Ses principaux dirigeants sont devenus des mandarins de l'État et, à leur départ, ont souvent occupé des postes de direction dans le secteur privé. Ce n'est plus le cas aujourd'hui. Au fil du temps, la fonction publique a crû de façon exponentielle et est entrée dans une ère d'autodéfense et d'autoprotection. Ce constat s'est confirmé lorsque le gouvernement a créé les agences régionales de la santé et des services sociaux, en 2003. Le transfert de ressources vers les régions et la réduction importante du personnel du ministère de la Santé et des Services sociaux qui étaient prévus ne se sont jamais concrétisés : on a plutôt assisté à une croissance des effectifs du ministère, ce qui a entraîné un dédoublement de services et un gaspillage de ressources.

L'appel

Un beau jour de l'automne 1979, on m'a dit que le premier ministre René Lévesque voulait me voir. J'étais surpris et assez nerveux. Je n'avais jamais eu de tête-à-tête avec René Lévesque jusque-là et je n'avais aucune idée de ce qu'il me voulait. Imaginez ma surprise lorsqu'il m'a demandé d'être le candidat du PQ dans la circonscription montréalaise de D'Arcy-McGee en vue de la prochaine élection partielle ! La quasi-totalité des électeurs de ce comté sont des Juifs anglophones qui, à l'époque, avaient choisi à plusieurs reprises comme député le docteur Victor Goldbloom, un homme que j'admirais et qui allait plus tard jouer le rôle de président de mon conseil d'administration à l'Agence de la santé et des services sociaux de Montréal.

En toute franchise, j'ai dit à René Lévesque que je n'avais pas l'intention de faire carrière en politique et que je prévoyais retourner à l'administration des soins de santé après le référendum. Il m'a regardé très sérieusement et m'a dit : « Monsieur Levine, ne vous en faites pas, vous n'avez absolument aucune chance de remporter l'élection dans D'Arcy-McGee. » Il a ajouté que cette campagne serait abondamment couverte par les médias et qu'elle m'offrirait la possibilité de m'adresser à une communauté très préoccupée par le projet d'indépendance du PQ et par son intention de tenir un référendum sur la souveraineté. La communauté juive craignait toute forme de nationalisme. Plusieurs de ses membres avaient perdu des proches pendant l'Holocauste. J'avais déjà eu l'occasion de parler en public et la communauté juive m'avait invité à participer à plusieurs rencontres pour expliquer la position du PQ. Monsieur Lévesque m'a dit que j'avais une bonne compréhension des enjeux et des raisons pour lesquelles l'indépendance du Québec était si importante pour tant de Québécois francophones. Ayant travaillé avec eux, j'avais appris à connaître plusieurs ministres de son cabinet, un groupe de personnes brillantes et très éduquées, engagées en faveur du développement du Québec et partageant des valeurs proches de celles de la communauté juive. J'avais déjà parlé du Québec lors des petits déjeuners dominicaux organisés par diverses synagogues, et on me demandait maintenant de tenter d'atténuer certaines craintes exprimées par la communauté juive de Montréal. Ces peurs étaient justifiées par l'histoire juive, mais pas par la réalité du Québec ni par celle des hommes et des femmes qui dirigeaient la province.

Cette demande de M. Lévesque m'a pris de court. Je n'avais même jamais songé à me lancer en politique et, pour un jeune Juif anglophone, l'indépendance du Québec n'était pas une cause facile à défendre dans une circonscription majoritairement juive et anglophone où vivaient mes parents et les autres membres de ma famille. Nous étions à six mois du référendum de mai 1980, la question de l'indépendance occupait tous les esprits et les positions étaient très tranchées. Cependant, tous les amis à qui j'ai parlé de la proposition qu'on m'avait faite m'ont offert un coup de main, et j'ai donc confirmé à M. Lévesque que j'acceptais son offre. Je n'avais aucune idée que ce geste allait me suivre tout au long de ma vie et susciterait une telle levée de boucliers lorsqu'on m'offrirait le poste de président-directeur général de l'Hôpital d'Ottawa. J'y reviendrai plus loin.

Je pense que la chose la plus difficile pour moi fut d'annoncer à mes parents que j'étais le candidat du PQ dans leur circonscription. Ils ne comprenaient pas mon appui à l'indépendance du Québec et à ce parti politique. J'ai essayé de leur expliquer que je partageais les valeurs et les convictions de M. Lévesque et du PQ en matière de progrès social et que je croyais que l'indépendance du Québec pouvait permettre d'atteindre ces objectifs. Ils ne pouvaient pas accepter ma décision. Mes parents étaient très fiers de moi, de mes succès universitaires, de mon travail dans la communauté et à la synagogue, de ma nomination à la tête d'un nouveau CLSC montréalais. Cela dit, mon association avec le PQ les gênait énormément. Mon père était un habitué de la Young Men's Hebrew Association, un centre sportif et communautaire juif où il suivait des cours de gymnastique tous les matins et où ses partenaires lui ont fait de nombreux commentaires négatifs. Je me souviens qu'à l'époque mes parents disaient qu'ils m'adoraient, moi leur fils, mais qu'ils ne recommanderaient à personne de voter pour moi !

L'organisation d'une campagne électorale est toujours un défi et oblige à travailler sans arrêt durant toute la période qui mène au scrutin. Dans ce cas particulier, c'était encore plus difficile parce que chaque groupe que je rencontrais était hostile et que mes présentations se transformaient presque toujours en débats où l'émotion l'emportait vite sur la raison. Je continuais à expliquer du mieux que je le pouvais les enjeux auxquels le Québec était confronté, et j'ai réussi à me gagner une certaine sympathie en tant qu'orateur et vulgarisateur. Même les médias disaient que j'étais un bon candidat, intelligent et dynamique, et qu'il était dommage que je tente de me faire élire sous les couleurs du PQ. Bien entendu, j'ai été battu à plate couture, mais je crois que j'ai aidé la communauté locale, ainsi que d'autres à travers le Québec, à mieux comprendre les enjeux au cœur du débat.

Mon retour à la santé

Au cours des deux années suivantes, j'ai été vice-président adjoint et directeur de la coordination à la Commission de la santé et de la sécurité du travail (CSST). On venait tout juste d'adopter le projet de loi 17, qui transférait à cette nouvelle instance la responsabilité des compensations offertes aux travailleurs. Pendant cette période, j'ai été responsable de la mise en œuvre des programmes régionaux de prévention. Mais ma passion demeurait l'offre directe de services de santé, et j'étais constamment à l'affût d'occasions qui me permettraient d'y revenir. Lorsque j'ai vu que l'Hôpital général de Verdun recherchait un directeur général, j'ai décidé de poser ma candidature.

CHAPITRE 3

L'Hôpital général de Verdun

L'abandon d'un emploi stable dans la fonction publique pour un contrat à durée limitée n'est pas un choix facile. C'était pourtant mon intention lorsque j'ai posé ma candidature au poste de directeur général de l'Hôpital général de Verdun. Après cinq ans en tant qu'administrateur dans le secteur public, où j'étais assuré d'avoir un emploi jusqu'à la fin de ma vie active, je souhaitais quand même revenir au domaine que j'aimais par-dessus tout : la gestion d'établissements de santé. Cette fois-ci, l'idée de travailler dans un hôpital me tentait beaucoup et, même si je n'avais aucune expérience en tant que directeur général d'un tel établissement, je savais que la seule façon pour moi d'obtenir ce poste était de poser ma candidature et de laisser ma passion pour ce rôle faire le reste.

L'Hôpital général de Verdun se trouvait dans une circonscription libérale représentée par un député d'expérience très populaire à l'Assemblée nationale. Même si j'étais convaincu que mes chances étaient assez minces, je voulais mieux comprendre le processus de sélection. « Ne te présente jamais à une entrevue d'embauche sans t'être bien préparé », me disais-je. J'ai donc entrepris d'étudier les derniers rapports annuels de l'établissement, de m'informer au sujet du directeur général sortant, qui partait pour diriger un important hôpital universitaire, et de me renseigner sur la population desservie par l'hôpital. J'ai également cru bon de visiter l'établissement et d'arpenter ses corridors pour mieux comprendre son aménagement et son environnement de travail. Même si je n'avais jamais dirigé un hôpital, je devais convaincre le comité de sélection que j'étais le meilleur candidat pour ce poste. Il fallait donc que je sois au fait des défis auxquels l'établissement faisait face et que j'aie une idée assez précise de la manière dont j'allais m'y prendre pour les relever. Je savais d'expérience que le comité privilégierait le choix d'une personne capable de démontrer son engagement et son enthousiasme, sa compréhension fine des questions clés et son idée de la façon dont elle dirigerait l'organisation. Une telle approche donne toujours de bonnes chances de l'emporter en l'absence de meilleurs candidats ou de considérations politiques susceptibles d'influencer le travail du comité de sélection. Encore aujourd'hui, je crois que tout candidat à un emploi doit être passionné par les tâches qui l'attendent et faire la démonstration de cette passion, en plus de ses compétences, lors de l'entrevue.

On m'a offert le poste, et c'est ainsi qu'en 1982, à l'âge de trente-trois ans, j'ai eu à diriger un hôpital qui comptait plus de 1 400 employés et 150 médecins. J'allais être plongé dans le bain avant même d'entrer en fonctions, notamment en ce qui concerne le rôle très important que jouent les médecins dans la gestion d'un hôpital. Je me rappelais bien les remarques du docteur Harvey Barkin, durant mon stage à l'Hôpital général de Montréal, sur le rôle des médecins dans une bureaucratie professionnelle : « Les médecins sont le secret du succès dans la gestion d'un hôpital ; écoutez-les », m'avait-il dit.

Un jour, j'ai reçu un appel de la secrétaire du docteur Georges Bélanger, neurochirurgien et chef du département de chirurgie à l'hôpital de Verdun. Il m'invitait à un souper qu'il organisait au restaurant Les Halles, l'un des plus élégants et l'un des plus chers de Montréal. J'ai immédiatement accepté, mais le jour dit, j'étais plutôt nerveux et je me demandais quel était le but de cette soirée.

À mon arrivée au restaurant, on m'a conduit dans un salon privé où j'ai été présenté au docteur Bélanger et à tous les chefs de département de l'hôpital. J'ai tout de suite compris qu'ils voulaient savoir à qui ils auraient affaire et, comme je devais l'apprendre plus tard, comprendre si j'allais constituer une menace pour eux et pour leurs intérêts particuliers. Ils m'ont bombardé de questions et, même si je n'étais pas toujours certain que ma réponse était la bonne, j'ai réitéré à plusieurs reprises que je consulterais toujours les médecins et que je ferais en sorte que leurs problèmes et leurs préoccupations soient pris en compte.

J'ai eu le sentiment que cette rencontre avait pour but de me faire comprendre sans détour qui étaient les principaux acteurs au sein de l'hôpital et ce qui ferait l'objet de toute leur attention dès mon entrée en fonctions. Le docteur Bélanger était le chef de file des médecins de l'hôpital de Verdun à l'époque, un rôle qu'il allait conserver pendant plusieurs années même si tout le monde n'était pas toujours d'accord avec lui. Par la suite, lui et moi sommes devenus très bons amis et avons gardé contact pendant plusieurs années après son départ à la retraite. Il m'a appris beaucoup de choses, non seulement au sujet des hôpitaux et du rôle qu'y jouent les médecins, mais surtout à propos de ce qui préoccupe le plus ces professionnels. Leurs préoccupations varient d'une spécialité à l'autre, et il est essentiel de comprendre les différences entre ces sous-groupes.

À la fin de la soirée, il était évident qu'un contact important avait été établi. Le docteur Bélanger m'a dit plus tard que je n'avais pas déçu les médecins et que j'avais jeté les bases de bonnes relations avec le corps médical.

Mes premiers mois à Verdun

Lors de mes premiers mois à la tête de l'Hôpital général de Verdun, en 1982, j'ai dû me familiariser le plus rapidement possible avec cet établissement et prendre la mesure des principaux défis auxquels nous faisions face. À son entrée en fonctions, n'importe quel gestionnaire se rend vite compte que tout le monde au sein de sa nouvelle organisation a les yeux rivés sur lui, et j'ai appris que plus il est visible et disponible au début de son mandat, plus son impact et la perception du personnel sont positifs. « J'ai vu le nouveau directeur aujourd'hui, il est venu au département. Il a posé beaucoup de bonnes questions et il avait l'air très intéressé par ce que je lui disais. » Des commentaires comme celui-là donnent à un gestionnaire la réputation d'être disponible, d'appartenir à l'organisation et de savoir écouter.

Lors de cette première tournée des services, j'avais déjà conscience que nous étions aux prises avec un déficit de deux millions de dollars, mais je n'en ai pas parlé durant mes échanges avec le personnel. Ses préoccupations ne sont pas toujours les mêmes que celles des gestionnaires et, notamment au début, il est important d'écouter les gens. Je devais établir ma crédibilité et gagner le respect de mes employés et des personnes avec lesquelles j'allais travailler. Je disposais d'un court laps de temps pour établir des relations solides et courtoises avec le corps médical, le conseil d'administration et l'équipe de direction. Les connaissances que j'ai acquises durant ces premiers mois m'ont aussi permis d'évaluer l'organisation et de mieux comprendre ses forces et ses faiblesses. Je savais qu'une fois cette tâche accomplie, j'aurais plus de facilité à élaborer mes propres stratégies de gestion pour répondre aux principaux enjeux et problèmes de l'hôpital. Chacun sait fort bien que les lunes de miel, pour un nouveau dirigeant ou un nouvel élu, ne durent jamais longtemps et doivent être utilisées à bon escient. Le temps et les efforts investis à cette première étape portent ses fruits au cours des mois et des années qui suivent.

Le rôle essentiel d'un mentor

C'était mon premier emploi en tant que directeur général d'un hôpital et j'étais bien conscient que j'avais encore beaucoup à apprendre et que j'aurais besoin de l'aide d'une personne d'expérience. Par-dessus tout, il fallait que j'approfondisse ma connaissance de l'hôpital de Verdun, car j'arrivais au sein d'une organisation dotée de sa propre culture et je devais, en toute logique, la comprendre le mieux possible. C'est pourquoi je me suis tourné vers mon prédécesseur, Claude Desjardins, qui venait d'être nommé à la tête de l'hôpital Maisonneuve-Rosemont, à Montréal. Je voulais puiser dans son expérience au sein de l'organisation et avec son personnel. Au moment de son départ, l'équipe de direction, les médecins, le conseil d'administration et le personnel l'appréciaient encore et se disaient satisfaits de son travail.

Même si Claude a sept ans de plus que moi, nos parcours sont étonnamment similaires. Lorsque je l'ai rencontré, en 1982, ma femme était enceinte de jumelles, attendues en juin. J'étais arrivé à l'hôpital en mars en sachant fort bien que beaucoup de choses allaient bientôt changer dans ma vie. Un jour, Claude et son épouse, Louise, nous ont invités à souper et, à notre arrivée chez eux, nous ont présenté leurs jumelles de cinq ans, nées quelques mois à peine après son arrivée à l'hôpital de Verdun. Vous imaginez le lien qui s'est immédiatement créé entre nous ! Par la suite, nous sommes toujours restés très proches.

J'ai beaucoup appris de Claude au sujet de l'hôpital. Il m'a rapidement aidé à repérer les acteurs clés et les personnes dont je devais me méfier. Il m'a aussi aidé à véritablement saisir les forces et les faiblesses de l'organisation. Mais, par-dessus tout, je venais de rencontrer un collègue qui aimait discuter de la gestion des soins de santé, et nous n'avons jamais cessé d'échanger. Quand j'avais un problème, Claude était toujours prêt à me conseiller, et lorsque j'étais à la recherche d'un partenaire pour un projet, je pouvais toujours compter sur son appui. Nos carrières ont continué à évoluer de façon parallèle ; plus tard, pendant dix ans, il a été à la tête de l'Agence de la santé et des services sociaux de Laval tandis que je dirigeais celle de Montréal.

Depuis que je connais Claude, je suis impressionné par sa façon de recueillir de l'information sur tout ce qui se passe. Il m'a enseigné l'importance d'être au courant de tout et de rester connecté à tous les réseaux formels et informels qui entourent un directeur d'hôpital. Il m'a appris à être ouvert avec les médias et à établir des contacts avec les principaux journalistes qui couvrent les dossiers de la santé, eux-mêmes généralement bien informés et dotés de solides réseaux. Il a beaucoup insisté sur l'importance d'apprendre à connaître le ministre de la Santé et les membres de son cabinet, le sous-ministre, les sous-ministres adjoints et les nombreux autres acteurs clés du domaine de la santé. Claude m'a ouvert beaucoup de portes, et s'il y a une leçon que les gestionnaires devraient retenir, qu'ils œuvrent ou non dans le domaine de la santé, c'est l'importance de se trouver un mentor crédible, très bien informé et enclin à partager son expérience. Un mentor devrait aussi disposer d'un vaste réseau de contacts et être prêt à présenter la personne qu'il prend sous son aile au plus grand nombre possible de personnes. J'ai découvert que la majorité des hauts gestionnaires sont heureux de partager leurs connaissances avec autrui, mais que la plupart d'entre eux se cherchent rarement un mentor ou de tels appuis.

Apprendre à connaître les principaux acteurs

Les structures hiérarchiques d'un hôpital sont complexes et uniques. Les principales lignes de partage s'établissent autour du conseil d'administration, du corps médical et du directeur général. Le conseil d'administration et le directeur général représentent les intérêts de l'hôpital en tant qu'institution. Dans le cadre fixé par la loi et par les règlements internes de l'organisation, le conseil et le directeur général gèrent l'hôpital au nom du gouvernement du Québec et de la population au sens large. Le corps médical, toutefois, jouit d'une grande autonomie et ne relève donc pas nécessairement du directeur ou du conseil. Ses membres obtiennent leur droit de pratique de la part des divers ordres professionnels qui supervisent les nombreuses spécialités et sous-spécialités médicales. Les conseils d'administration des hôpitaux confèrent aux médecins les privilèges liés à la pratique médicale au sein de l'établissement et, une fois que ceux-ci leur ont été accordés, il est presque impossible de les leur retirer, à moins que le médecin ait commis une faute très grave. Les médecins sont responsables de l'admission des patients et du choix du protocole de soins. Ils ont donc une influence majeure sur la gestion de l'hôpital et sur l'utilisation de ses ressources. Les médecins sont payés à l'acte en vertu d'une entente négociée directement entre leurs représentants et le gouvernement.

Telles sont donc les principales zones de pouvoir dans un hôpital, et, bien qu'il y en ait plusieurs autres – les syndicats, les infirmières, les cadres supérieurs, les responsables de la fondation et les bénévoles, par exemple –, le véritable pouvoir demeure entre les mains du conseil d'administration, du directeur général et des médecins. L'efficacité d'un directeur se détermine donc par la façon dont il navigue parmi ces différentes zones de pouvoir.

Les médecins

Lorsque je suis arrivé à l'hôpital de Verdun, Claude Desjardins m'a suggéré de rencontrer individuellement tous les chefs de département de façon à établir un rapport personnel avec chacun d'eux. Dans tous les hôpitaux que j'ai eu le privilège de diriger, j'ai fait bon usage de ce conseil, qui s'est révélé crucial au moment de jeter les bases de mon style de gestion.

Il est essentiel de trouver des points d'intérêt communs avec chacun des chefs d'unité médicale. En tant qu'ingénieur biomédical et civil, j'étais bien au fait des questions liées à l'équipement médical, à la recherche et à la construction, ce qui m'a permis de tirer profit des intérêts spécifiques de chaque groupe de médecins. J'ai ainsi pu construire une relation personnelle avec chacun des chefs de département et de service et articuler nos échanges autour de leurs préoccupations, de leurs soucis et de leur vision de l'avenir, pour eux-mêmes et pour leurs secteurs d'activités. Je leur ai demandé s'ils souhaitaient que je rencontre les autres membres de leur équipe et me suis assuré d'être toujours disponible pour de telles réunions.

C'est ainsi que j'ai découvert que les chefs des départements de radiologie et de laboratoire se faisaient du souci à propos de l'accès à l'équipement et du nombre d'examens qu'ils pourraient effectuer, dans la mesure où cela déterminait leurs revenus. Le service de chirurgie se préoccupait du nombre de salles d'opération et de lits disponibles. Le département de médecine voulait s'assurer que ses lits ne seraient pas occupés par des patients de chirurgie et qu'elle disposerait d'un certain contrôle sur l'urgence, d'où provenait la majorité de ses cas. Le département d'obstétrique et de gynécologie était inquiet en raison de la fermeture du centre des naissances proposée par le Conseil régional. En médecine familiale, on se demandait si elle avait ou non une place au sein d'un hôpital communautaire dirigé par des spécialistes et si elle pourrait y avoir ses propres lits. J'ai vite compris que, dans chaque cas, les principales inquiétudes avaient trait au volume d'activité de l'hôpital. Il s'agit en effet d'un élément clé pour déterminer le revenu des médecins puisqu'ils sont payés à l'acte.

Par ailleurs, j'ai aussi appris qu'il est essentiel de comprendre les dynamiques au sein de chacun des groupes de médecins, ainsi que celles qui régissent les relations entre tous ces groupes, dans la mesure où elles définissent leurs positions sur plusieurs sujets.

Le conseil d'administration

Je savais que je devais absolument gagner la confiance du conseil d'administration dans les mois suivant mon entrée en fonctions, mais il fallait que j'ajuste mon approche. Les nouveaux conseils dont les membres n'ont jamais travaillé ensemble, comme cela avait été le cas au CLSC Saint-Louis-du-Parc, requièrent une approche différente par rapport aux conseils bien établis et dotés d'un président fort. Dans tous les cas, un directeur général doit tenir compte de tous les membres et établir une relation particulière avec chacun d'eux. Dans le cas d'un conseil d'administration bien établi, la bonne qualité de la dynamique du groupe est largement tributaire du rôle du président.

C'est ce que j'ai découvert à l'hôpital de Verdun, où mon approche a consisté à travailler en étroite collaboration avec le président du conseil et à constamment renforcer son rôle. J'allais déjeuner avec lui avant chaque rencontre du conseil pour établir l'ordre du jour, passer les dossiers en revue, préparer les résolutions, discuter de la façon dont le conseil allait répondre aux questions et tenter de savoir quelles personnes risquaient de s'opposer aux propositions. Je lui parlais aussi de mes principales préoccupations au sujet de l'hôpital et des principaux enjeux de l'heure.

Les finances constituaient une source intarissable de problèmes : nous étions constamment tiraillés entre le déficit de l'hôpital et les pressions exercées par les médecins pour que nous répondions plus rapidement aux besoins de leurs patients. Durant les rares périodes de crise ou de controverse, j'échangeais souvent quotidiennement avec le président du conseil.

Les rôles respectifs du conseil et du directeur général doivent être clairement définis dès le départ. Le conseil approuve la vision, les objectifs et la mission de l'organisation. Par le truchement de ses divers comités, il s'assure que la situation financière de l'établissement est saine, que le volume et la qualité des services correspondent aux plans opérationnels en vigueur et que les nouveaux programmes et investissements en capitaux sont approuvés conformément aux règlements de l'hôpital et aux directives gouvernementales. Le conseil ne doit pas s'immiscer dans la gestion quotidienne de l'hôpital. La plupart des problèmes surviennent quand le conseil d'administration de l'hôpital, souvent à cause de la personnalité de son président ou de certains de ses membres, ne fait pas la distinction entre son rôle et celui du responsable de la gestion quotidienne de l'établissement. Si le président du conseil commence à rencontrer directement les médecins, les gestionnaires ou les syndicats, cela crée un problème majeur de leadership et de confiance au sein de l'hôpital. La situation peut devenir délicate, et j'ai toujours aidé mes présidents de conseil à gérer ces tensions de façon à ce que nos rôles respectifs soient clairs pour toute l'organisation. Lorsqu'il se révèle impossible de maintenir cette distinction, il est temps pour le directeur général de partir.

L'équipe

Outre les médecins et le conseil d'administration, la troisième autorité dans un hôpital, peu importe sa nature, est le comité de direction, dont fait partie toute l'équipe de direction. Cette équipe est le prolongement du directeur général, et les succès comme les échecs sont souvent tributaires de ses qualités. Au Québec, le directeur général dispose de beaucoup moins de latitude qu'ailleurs dans le choix de ses proches collaborateurs. On considère en effet que lui-même et les directeurs font partie de la fonction publique. Leurs salaires sont fixés en fonction d'échelles qui tiennent compte de la taille de l'établissement et du nombre d'années d'expérience. Les salaires des gestionnaires sont négociés par leurs associations professionnelles avec le gouvernement. La situation est bien différente en Ontario, où le modèle s'apparente davantage à celui d'une entreprise du secteur privé : les hôpitaux sont des sociétés privées à but non lucratif et le salaire du président-directeur général est fixé par le conseil d'administration ; à son tour, le PDG décide du salaire des membres du personnel ; chaque conseil dispose de règlements internes qui régissent la façon dont ses membres sont choisis (au Québec, une loi encadre ce choix) ; les contrats des vice-présidents sont assortis d'une prime de départ, et le PDG n'a de comptes à rendre à personne lorsqu'il décide de remplacer un membre de son équipe de direction. Au Québec, de telles primes n'existent pas et il y a une forme de sécurité d'emploi. Il faut établir formellement l'incompétence d'une personne sur une certaine période de temps afin de pouvoir la congédier.

L'équipe de direction étant déjà en place quand je suis arrivé à l'hôpital de Verdun, j'ai dû consacrer les premiers mois à évaluer les forces et les faiblesses de chacun avant d'en modifier la composition. Je m'étais bien rendu compte que certains membres n'étaient pas à la hauteur, mais la sécurité d'emploi dont jouit cette catégorie de cadres au Québec ne me permettait pas de remédier facilement au problème. Résultat : j'ai dû les garder et compenser leurs faiblesses en fournissant moi-même un effort supplémentaire ou en comptant sur les autres membres de l'équipe pour le faire.

Tout le monde préfère les gagnants

Lorsque j'ai pris la tête de l'Hôpital général de Verdun, je mesurais fort bien l'importance des premières impressions. Un nouveau directeur doit donner le ton très rapidement et, au fil du temps, j'ai compris que je devais projeter l'image d'un gagnant. L'expression « tout le monde préfère les gagnants » est vraie, et nous voulons tous faire partie d'une équipe gagnante, dirigée par une personne dotée d'un caractère de gagnant. Je n'en avais pas encore véritablement pris conscience à l'époque et, comme ce fut souvent le cas, je l'ai appris un peu par hasard. En tant que jeune père de jumelles, j'étais très sensible à tout ce qui concernait les bébés. La majorité des employés d'un hôpital sont des femmes et, durant toute leur vie professionnelle, elles assument une large part des responsabilités liées à l'éducation et au soin des enfants. J'ai compris que si l'hôpital se dotait d'une garderie en milieu de travail, la vie des mères en serait changée : elles pourraient y amener leurs enfants, surtout leurs bébés et leurs bambins. Aspect non négligeable, cela pouvait contribuer au succès des processus d'embauche. J'étais sûr que l'absentéisme diminuerait et que les mères reviendraient au travail plus rapidement et plus sereinement après leur accouchement si elles savaient que leur enfant se trouvait à peine quelques étages plus bas, dans le même bâtiment. Elles pourraient aller le retrouver à l'heure du dîner et celles qui allaitaient pourraient continuer à le faire.

J'ai entrepris d'examiner le dossier et découvert qu'on avait déjà soumis des projets à l'administration précédente, mais qu'ils n'avaient jamais été sérieusement pris en compte, essentiellement en raison du manque d'espace. En étudiant les choses de plus près, j'ai été confronté à mon premier défi. Le local le plus approprié pour accueillir une garderie était le salon des médecins : ses dimensions étaient idéales et il était situé non loin de l'entrée de service de l'hôpital. Le salon des médecins est important. Non seulement il offre un espace confortable pour se détendre pendant quelques minutes entre deux examens, mais c'est aussi un lieu de rencontres et de discussions sur les questions qui concernent l'hôpital. Comme j'allais bientôt l'apprendre, les médecins doivent disposer d'un local bien à eux, pour des raisons à la fois symboliques et bien concrètes. Enthousiasmé par mon projet de création d'une garderie, je n'avais pas pensé que l'élimination du salon des médecins ne constituait peut-être pas la décision la plus prudente pour un jeune directeur général désireux de gagner la confiance du corps médical au cours des premiers mois suivant son entrée en fonctions. J'avais proposé que tous les médecins puissent avoir accès au salon des salles d'opération.

Évidemment, ma proposition a soulevé les passions au sein de l'établissement. Les employées de l'hôpital avaient formé un comité de parents très actif. Je voulais créer une garderie et parvenir à convaincre les médecins que cette installation serait une valeur ajoutée pour l'hôpital et que, même si je m'apprêtais à les priver de leur salon, j'étais néanmoins très sensible à leurs priorités et allais travailler très fort pour qu'ils puissent concrétiser leurs propres projets. Les quatre principaux médecins à l'époque étaient le chef du service de chirurgie, Georges Bélanger, le chef du département de laboratoire et président du Conseil des médecins, dentistes et pharmaciens (CMDP), Michel Simard, le chef du département de radiologie, Léo Norbert, et le chef du département de médecine, Claude Boudreau. J'ai pris soin de m'entretenir personnellement avec chacun d'eux avant de déposer ma proposition au CMDP.

J'avais examiné les projets déjà soumis par ces quatre médecins et j'en avais discuté avec eux. Le docteur Bélanger voulait ouvrir une unité de chirurgie ambulatoire pour augmenter le nombre de chirurgies d'un jour. Cela m'intéressait parce qu'il s'agissait d'une proposition novatrice à une époque où on commençait à accorder la priorité aux services ambulatoires, une approche selon laquelle on renvoie les patients à la maison de quatre à six heures après une chirurgie mineure, sans qu'ils aient à passer la nuit à l'hôpital. Le docteur Simard voulait que son projet de construction d'un laboratoire devienne prioritaire, tandis que le docteur Boudreau considérait que le département de médecine devait être doté d'une nouvelle unité de dialyse, l'unité existante ne parvenant pas à répondre aux besoins du grand nombre de nouveaux patients qui avaient besoin de ce traitement. Le docteur Norbert rêvait d'installer un scanner à l'hôpital, ce qui aurait constitué une première à l'extérieur des grands hôpitaux universitaires, pour permettre à son équipe de demeurer à l'avant-garde des services radiologiques.

J'étais convaincu que ces projets allaient profiter aux patients et à l'hôpital. En démontrant mon intérêt pour les dossiers soumis par les médecins, j'ai été en mesure de focaliser l'attention sur les initiatives positives plutôt que sur la perte du salon des médecins. Dix mois plus tard, la garderie ouvrait ses portes. Cet événement a été considéré comme une victoire pour le personnel et a eu un effet indéniable sur son attitude envers l'équipe de gestion. En moins d'un an, nous disposions d'une nouvelle unité de chirurgie d'un jour et d'une nouvelle unité de dialyse, tandis que nous entamions la première phase de la construction d'un nouveau laboratoire. En 1985, un scanner, acheté par la nouvelle fondation de l'établissement, était opérationnel. Nous avions donc plusieurs gagnants à la fois, et ces améliorations ont donné le ton de mon style de gestion à l'hôpital de Verdun.

Je ne soulignerai jamais assez le caractère crucial des premiers mois à la tête d'une organisation. C'est durant cette période que le gestionnaire découvre ce qui s'y passe, se fait connaître et commence à gagner le respect et la crédibilité indispensables à tout bon leader. Il doit aussi profiter de ce laps de temps pour mettre en œuvre la stratégie qui lui permettra de faire évoluer l'organisation. Après cette période initiale de prise de contact, le plus important est de passer de la parole aux actes, d'obtenir des résultats concrets et de faire preuve d'un caractère de gagnant.

Ma stratégie

Après avoir passé quelques mois à me familiariser avec les principales questions organisationnelles, j'ai essayé d'élaborer une stratégie de gestion. Nous accusions un déficit de deux millions de dollars qui préoccupait sérieusement le conseil d'administration ainsi que le personnel, celui-ci craignant d'éventuelles mises à pied. Les outils et les systèmes en place étaient faibles et il fallait en concevoir de nouveaux afin d'améliorer l'efficience de la gestion. Il n'y avait presque aucun mécanisme de communication interne pour informer le personnel de ce qui se passait à l'hôpital alors qu'un tel outil m'apparaissait indispensable à l'atteinte de tous mes autres objectifs. Pis encore, il n'existait aucune vision commune à propos des orientations que l'hôpital devait privilégier au cours des années suivantes.

Je sais aujourd'hui, trente ans après les faits, que mon approche n'a pas été aussi systématique que la description ci-dessus pourrait le laisser croire et que les événements ne se sont pas déroulés de façon aussi claire et aussi linéaire. Ma stratégie consistait à définir une vision commune qui permettrait à l'hôpital de préparer le terrain pour l'avenir et de déterminer une série de buts et d'objectifs susceptibles de mobiliser l'ensemble du personnel.

J'ai opté pour une stratégie qui tenait compte des principaux acteurs de l'établissement et qui les impliquait dans la gestion de l'hôpital autant qu'ils le désiraient. J'ai donc dû apprendre à composer avec les médecins et à changer la culture de l'affrontement qui régnait entre l'équipe de gestion et les syndicats.

Devant la nécessité de réduire les dépenses et de rendre l'hôpital plus efficient, j'ai privilégié une stratégie de « développement », qui visait, tout en effectuant certaines coupes, à trouver des ressources, même minimes, pour stimuler le progrès de divers secteurs de l'hôpital. Ma stratégie était axée sur l'innovation et j'ai tenté d'instiller une culture du changement au sein de l'organisation en encourageant notamment le personnel à proposer de nouvelles idées.

Une vision commune

Puisque le conseil d'administration n'avait pas défini d'orientation claire pour l'hôpital, j'ai proposé un exercice de visualisation d'avenir afin de permettre à l'organisation et au conseil d'en arriver à un consensus. En cherchant à adopter une approche qui impliquerait le plus de participants possible, j'ai découvert la planification stratégique, une démarche déjà utilisée par l'industrie à l'époque mais encore inédite dans le secteur public. Il s'agit d'un exercice dans le cadre duquel on analyse d'abord l'environnement de l'hôpital afin, d'une part, de déterminer les caractéristiques de la population et ses besoins en matière de soins de santé et, d'autre part, de connaître les services offerts par d'autres établissements du secteur. On fait ensuite l'inventaire des forces et des faiblesses de l'hôpital afin de définir sa mission et de préciser les services qu'il devrait offrir en se fondant sur ces données. Enfin, on établit des priorités et on élabore un plan en vue d'atteindre les objectifs proposés. Un tel processus exige un fort degré de participation des médecins, des autres professionnels, des gestionnaires et des membres du conseil, et cette implication contribue à rallier tout le personnel à un projet commun.

L'Hôpital général de Verdun desservait la population de son secteur depuis 1932 et avait été l'un des principaux hôpitaux d'enseignement universitaire spécialisés de Montréal jusque dans les années 1950. Au fur et à mesure qu'on a construit de nouveaux établissements, dans les années 1950 et 1960, l'Université de Montréal s'est mise à compter de plus en plus sur ces installations plus modernes qui attiraient les nouveaux médecins résidents spécialisés. L'hôpital de Verdun est alors devenu le centre de formation des résidents en médecine familiale. On doit bien comprendre la bataille que se livrent les hôpitaux pour attirer des résidents, car il s'agit d'un facteur qui a une incidence considérable sur les activités et les façons de faire des établissements de santé. Les spécialistes ont besoin des hôpitaux et de leurs ressources pour exercer leur profession. Ils hospitalisent des patients et les gardent à l'hôpital pendant tout leur traitement. Pendant qu'ils y séjournent, ceux-ci demeurent en observation constante jusqu'à leur départ. Les spécialistes acceptent d'enseigner et de consacrer du temps aux étudiants même s'ils sont rarement rémunérés pour le faire, en retour de quoi les résidents et les internes, qui complètent alors leur formation obligatoire en milieu hospitalier (deux ans pour un médecin de famille, quatre ans pour un spécialiste et cinq ans dans le cas des programmes de surspécialité, notamment la chirurgie cardiaque), demeurent disponibles sur appel le soir et les fins de semaine pour éviter aux spécialistes d'être toujours présents. Les résidents de quatrième et de cinquième année sont souvent des spécialistes très qualifiés et au fait des plus récentes innovations, et la valeur d'un hôpital universitaire réside dans l'apprentissage réciproque et dans la synergie qui se crée entre les médecins et les résidents, qui les aident à demeurer à jour.

Au Québec, le nombre de stages de résidence dans un domaine médical donné est fixé par le gouvernement, qui utilise ce moyen pour limiter le nombre de nouveaux médecins qui accèdent à la profession. Dans les années 1980, les gouvernements du Québec et des autres provinces canadiennes, alors aux prises avec la hausse du coût des soins de santé, ont pris deux décisions majeures. La première a consisté à réduire le nombre de résidents pour contrôler les coûts du système. Dans le cas de la seconde, on a fait passer le ratio « spécialistes / médecins de famille » de 60/40 à 50/50. De nos jours, on reconnaît quasi unanimement que la première décision a été une erreur dont nous continuons à corriger les conséquences : l'analyse n'avait pas pris en compte divers facteurs, notamment l'évolution de certaines pratiques médicales et la féminisation de la profession, les femmes médecins travaillant généralement moins d'heures que leurs homologues masculins.

Cependant, la seconde décision a fortement contribué à la reconnaissance graduelle de l'importance des soins de première ligne. La décision de former plus de médecins de famille n'a pas permis d'atteindre les objectifs de réduction des coûts, tout simplement parce qu'on n'a jamais créé de système global de première ligne et parce que l'utilisation des services offerts à prix fort par les hôpitaux n'a jamais diminué. Cette décision a toutefois permis de réorganiser les services médicaux en mettant davantage l'accent sur la première ligne et sur la prise en charge des patients.

Il demeure que ces deux décisions ont fait des ravages dans les hôpitaux universitaires : la bataille pour les résidents venait de commencer. Verdun a perdu ses résidents en spécialité mais a été en mesure de créer un programme de médecine familiale. Pendant ce temps, les facultés de médecine ont mis sur pied leurs propres programmes de médecine familiale ainsi que leurs programmes de recherche en soins de première ligne, en santé de la population, en santé publique et en épidémiologie clinique. Tous les hôpitaux universitaires ont offert de nouvelles places aux résidents en médecine familiale au fur et à mesure que le nombre de places dans les autres spécialités diminuait. Les grands établissements voulaient attirer plus de résidents en médecine familiale afin de remplir les vides créés dans les périodes de garde par la réduction du nombre de résidents en spécialité. Résultat : les hôpitaux universitaires ont réclamé la ferme-ture des programmes de médecine familiale des hôpitaux commu-nautaires, par exemple ceux de Verdun ou de la Cité-de-la-Santé, à Laval.

J'ai compris que l'élaboration d'une vision universitaire capable de sous-tendre et de rehausser notre programme d'enseignement en médecine familiale était essentielle à la survie de l'hôpital en tant qu'établissement universitaire. J'ai réussi à créer un consensus fort autour de cette idée. Tous s'entendaient sur le fait que la médecine familiale était essentielle à l'hôpital et constituait une façon de recru-ter des résidents. Toutefois, au départ, les spécialistes en poste n'étaient pas prêts à transférer des lits au service de médecine fami-liale afin que des généralistes puissent hospitaliser leurs patients et s'en occuper comme ils le faisaient dans plusieurs des hôpitaux non universitaires où ils pratiquaient. À terme, ils ont dû abdiquer et céder une partie de leurs lits au service de médecine familiale.

Pour appuyer cette vision d'un hôpital d'enseignement univer-sitaire progressiste et dynamique, à l'avant-garde de la médecine, il était tout aussi important de moderniser notre équipement médical et de concevoir des programmes novateurs. Ce fut l'élément moteur de l'approche retenue durant presque toute la durée de mon mandat.

Je voulais que l'hôpital de Verdun devienne le meilleur de sa catégorie. Cela signifiait que nous devions être non seulement les plus performants dans la prestation de services au meilleur coût pos-sible, mais aussi les plus novateurs, de façon que notre capacité à mettre en œuvre de nouveaux programmes et de nouvelles façons de faire soit reconnue. J'étais convaincu que ce serait la meilleure manière de stimuler le personnel et de susciter ce sentiment d'enga-gement et d'appartenance qui est si important dans un hôpital.

L'implication des médecins
dans la gestion de l'hôpital

Le directeur général d'un établissement hospitalier doit à tout prix définir une approche de gestion fondée sur la collaboration avec les médecins. Les chefs de service et de département sont importants ; les premiers, hiérarchiquement placés sous les seconds, sont souvent plus puissants et plus influents que leurs supérieurs. La hiérarchie médicale inclut également les dirigeants élus du CMDP, les représentants des médecins au conseil d'administration et les leaders naturels dont l'influence découle de la qualité de leur travail clinique, de leurs recherches ou de leur talent d'enseignant. Tous ces médecins doivent avoir un libre accès auprès du directeur général et savoir que celui-ci tiendra compte de leurs inquiétudes, de leurs problèmes et de leurs projets.

En 1982 déjà, les problèmes financiers à l'hôpital de Verdun (comme ceux de la plupart des hôpitaux aujourd'hui) représentaient une préoccupation quotidienne, voire un vrai casse-tête pour le directeur général. Les dépenses augmentaient sans cesse, et je m'informais du coût des fournitures médicales et des médicaments chaque semaine. J'avais remarqué que le volume de fournitures en radiologie augmentait vite par rapport au nombre d'examens. J'ai fait enquête et on m'a dit qu'on y utilisait un nouveau produit de contraste, une substance qu'on injectait aux patients, comme une teinture, pour améliorer la qualité des images radiologiques. J'ai alors appelé Léo Norbert, chef du département de radiologie, qui m'a expliqué qu'on utilisait jusqu'à tout récemment une substance ionique qui avait provoqué des réactions allergiques chez quelques patients, souvent des aînés, et que certains d'entre eux pouvaient subir un choc anaphylactique et mourir. On venait de mettre sur le marché une nouvelle substance non ionique qui rendait les risques de réaction allergique presque nuls. Le problème, c'est que ce nouveau produit coûtait dix fois plus cher que l'ancien. Les médecins jugeaient qu'ils devaient utiliser le nouveau produit, plus sécuritaire. J'ai alors demandé au docteur Norbert s'il se rendait compte que cette décision allait se traduire par une augmentation de coûts de plusieurs millions de dollars et si, à sa connaissance, le ministère de la Santé était prêt à assumer ces frais. Il m'a répondu par la négative. J'ai découvert que d'autres collègues étaient dans la même situation. Le service de radiologie et les médecins ont donc élaboré un nouveau protocole d'évaluation des risques : lorsque ce risque demeurait en deçà d'un certain seuil, ils ont continué à utiliser l'ancien produit, tandis que l'utilisation du nouveau produit a été autorisée dans les cas où le risque était plus élevé. De cette façon, nous avons été en mesure de limiter l'augmentation des frais à 20 %.

Il s'agit là d'un seul exemple d'une situation qui se reproduit régulièrement dans le domaine de la santé. On invente constamment de nouveaux médicaments, de nouvelles technologies et de meilleures façons de soigner les patients. En règle générale, ces progrès s'accompagnent d'une augmentation des coûts. C'est un enjeu primordial de nos jours, dans la mesure où les coûts des nouvelles technologies explosent. Comment pourrions-nous encadrer l'introduction de nouvelles technologies et l'absorption de leur coût ? Qui devrait prendre ces décisions ? Quel rôle la population joue-t-elle pour déterminer, d'une part, la proportion des fonds publics qui est allouée aux soins de santé et, d'autre part, les services qui sont offerts ?

L'exemple suivant illustre lui aussi le dilemme auquel se heurtent les administrateurs du système de santé, les médecins et le gouvernement en ce qui concerne le coût des nouveaux médicaments. Un jour, le docteur Jean Proulx, chef du département de néphrologie (avec qui j'avais développé d'excellentes relations et qui travaillait très fort pour maîtriser son budget), est entré dans mon bureau, l'air très préoccupé : « Je sais que nous venons de remplacer toutes nos unités de dialyse et que nous essayons de limiter les coûts en raffinant nos politiques d'achat de matériel, mais nous avons un problème que je ne peux pas résoudre seul », m'a-t-il dit. Il m'a ensuite expliqué qu'un nouveau médicament qui constituait une percée majeure dans le domaine des dialyses venait tout juste d'être approuvé et pouvait grandement améliorer la qualité de vie des patients, de façon radicale dans certains cas. Appelé érythropoïétine, ce médicament permet d'accroître le nombre de globules rouges dans le sang des patients dialysés au point où ceux qui ne peuvent plus travailler, qui sont incapables de se déplacer chez eux sans s'épuiser et qui doivent recevoir des transfusions sanguines à intervalles réguliers peuvent réintégrer leur emploi et reprendre goût à la vie.

Le coût annuel d'un traitement de dialyse était déjà énorme à l'époque : nous dépensions plus de 20 000 dollars par patient par année. (De nos jours, ce coût s'élève à plus de 35 000 dollars.) J'ai alors utilisé la même approche que celle que j'avais adoptée avec le service de radiologie : j'ai demandé au docteur Proulx si nous pouvions trouver une façon d'offrir ce nouveau médicament uniquement aux patients qui en avaient le plus besoin et qui étaient les plus susceptibles d'en tirer le maximum de bénéfices. Sa réponse n'a fait que corser davantage le dilemme.

Il m'a clairement expliqué que tous les patients qui recevraient le médicament en profiteraient vraiment et que leur vie en serait transformée. Dans de telles circonstances, comment pouvions-nous éthiquement ne pas le rendre disponible ? Très souvent, le ministère de la Santé n'entend pas parler de l'impact de ces nouveaux médicaments jusqu'à ce que le système doive commencer à en assumer les coûts. Dans ce cas-ci, les compagnies pharmaceutiques avaient fourni l'érythropoïétine gratuitement à l'hôpital, à titre expérimental, et les résultats étaient incroyables. Au vu de ces améliorations, tous les patients ont voulu faire partie de ce nouveau protocole. L'hôpital n'avait pas les moyens de payer ces frais supplémentaires ; toutefois, d'un point de vue moral, il ne pouvait pas non plus en restreindre l'accès. Nous nous sommes entendus pour effectuer un suivi de la situation et pour instaurer un protocole dans le cadre duquel l'utilisation de ce produit ne serait autorisée que pour les patients dont il améliorerait les conditions de vie de façon majeure. J'ai précisé que la décision d'offrir ce médicament devait toujours être fondée sur une logique strictement médicale et que mon travail consistait à faire pression sur le Conseil régional et sur le ministère pour obtenir les fonds nécessaires.

J'ai toujours estimé que ce processus de lobbying pour obtenir des ressources supplémentaires après la mise en marché d'un médicament constitue une façon très inefficace de gérer l'approbation de nouveaux médicaments ou de nouvelles technologies. Il devrait y avoir une instance chargée de les évaluer et de décider si on peut en autoriser la distribution. Ces décisions devraient s'accompagner des ressources financières nécessaires. De telles instances existent déjà dans plusieurs provinces, y compris au Québec depuis peu, mais elles n'ont pas la responsabilité d'établir des politiques et leur rôle auprès des ministères de la Santé n'est que d'ordre consultatif. D'habitude, il faut bien du temps avant que les fonds requis soient débloqués et, dans plusieurs cas, cela se produit longtemps après l'homologation de ces produits novateurs.

Ces exemples illustrent ce que signifie le fait de devoir composer avec les médecins. Ces situations sont de plus en plus fréquentes parce que chaque nouveau médicament, chaque nouvelle technique chirurgicale, chaque amélioration du matériel médical entraîne de nouveaux coûts et de nouveaux avantages, et nous sommes constamment confrontés à ce dilemme. Qu'est-ce qui est essentiel, qu'est-ce qui constitue un progrès, que serait-il souhaitable d'avoir ? Tant que le dialogue avec les médecins est ouvert et que les enjeux sont discutés ouvertement, il est possible d'arriver à une position commune et de s'appuyer les uns les autres.

J'ai aussi appris que la gestion des conflits avec les médecins et entre leurs services, conflits qui portent la plupart du temps sur l'allocation des ressources, est une affaire délicate. L'ego entre souvent en ligne de compte, et chaque médecin se perçoit comme une sorte d'entreprise individuelle. J'ai constaté que plus l'organisation est complexe, plus la gestion de cette sphère d'influence est difficile, sans compter que la fusion des grands hôpitaux universitaires la rend quasi impossible. Les conflits entre les médecins dans le contexte d'une telle fusion peuvent d'ailleurs constituer un obstacle majeur au succès d'un hôpital.

La tactique consistant à diviser pour mieux régner ne fonctionne pas dans un hôpital, où la présence d'un leadership médical fort m'apparaît de loin préférable à celle d'un leadership faible ou divisé. Un directeur général a besoin que les médecins appuient ses décisions ou, à tout le moins, qu'ils soient prêts à attendre les résultats d'une nouvelle proposition avant de prendre position. Un leadership médical fort, qui inclut les chefs de département et les membres du CMDP, garantit d'entrée de jeu l'implication des médecins et la prise en compte de leurs préférences et de leurs préoccupations. Je n'ai jamais soumis une proposition au conseil d'administration sans avoir au préalable reçu l'appui du CMDP. Une fois que les chefs de département ont accepté qu'il leur revient à eux (et non au directeur général) de gérer les autres médecins de l'hôpital, la relation qui se crée entre eux et le directeur général peut être très forte.

À l'hôpital de Verdun, le docteur Bélanger était très influent et jouait un rôle de leader de tout premier plan. À un certain moment, quelques membres du service de médecine qui avaient l'impression que le service de chirurgie exerçait une influence trop forte au sein de l'hôpital ont monté une campagne pour remplacer le président du CMDP par un médecin qui les appuierait davantage, notamment en matière d'allocation de ressources supplémentaires. Malheureusement, le président qu'ils ont fini par élire avait un tel besoin de reconnaissance qu'il intervenait dans tous les dossiers, créant de la frustration chez les membres du conseil d'administration, plusieurs médecins et moi-même. Durant cette période, nous avons eu beaucoup de difficulté à faire progresser les choses et à en arriver à un consensus dans plusieurs dossiers.

À l'hôpital Notre-Dame, dont je suis plus tard devenu le directeur général, le corps médical avait du pouvoir, mais lorsque cet hôpital a dû fusionner avec deux autres hôpitaux universitaires plus petits, les conflits qui avaient toujours régné entre les médecins de ces établissements rivaux se sont transposés à l'interne. La fusion de l'Hôpital d'Ottawa a suscité des défis d'un autre ordre, liés non seulement à une rivalité entre établissements, mais aussi à la dynamique francophone-anglophone qui prévaut à Ottawa. J'ai acquis la conviction que des médecins en situation de conflit peuvent rendre le travail de gestion quasi impossible. Sans la collaboration des médecins ou, à tout le moins, sans un appui de la majorité d'entre eux, on ne peut espérer administrer un hôpital avec succès.

Une stratégie d'ouverture et de négociation avec les syndicats

Lors de mes contacts précédents avec des syndicats, aucun d'eux n'avait eu le profil du militantisme à tout crin, selon lequel les lignes de front sont tracées d'avance et où seule la victoire compte. Pour mener une guerre, on a nécessairement besoin de deux adversaires qui veulent croiser le fer. À Verdun, les camps étaient bien définis. Avant mon arrivée, le syndicat majoritaire et le plus militant était affilié à la Confédération des syndicats nationaux (CSN), qui représentait les employés d'entretien, de la buanderie et des services alimentaires, le personnel administratif et les infirmières auxiliaires. L'hôpital avait imposé un lock-out en réponse à certaines initiatives syndicales, et cette décision avait entraîné une dynamique d'affrontement permanent.

J'étais alors convaincu – et je le demeure aujourd'hui – qu'une stratégie de négociation est toujours préférable à un affrontement. Cela peut sembler évident, mais lorsqu'on se trouve en première ligne, il est parfois difficile de tendre l'autre joue. En général, les directions des ressources humaines des hôpitaux croyaient, à l'époque du moins, que la recherche d'un compromis était une manifestation de faiblesse et conduisait inévitablement à la défaite et à l'humiliation. Elles se percevaient donc souvent comme l'ultime rempart qui puisse tenir les forces du mal à distance, tandis que les syndicats y trouvaient la confirmation des résistances auxquelles ils s'attendaient.

Mon plus grand défi consistait à amener l'équipe chargée des relations de travail à l'hôpital de Verdun à modifier son attitude, en grande partie liée à la personnalité de ses membres et aux prises de position de l'équipe de gestion. Je me rappelle que lors de nos discussions sur la nécessité de changer nos approches, mon directeur des ressources humaines résistait à l'idée d'afficher une quelconque faiblesse. « David, m'a-t-il dit, avant de travailler en ressources humaines, j'ai été président du syndicat à l'hôpital. Je sais comment ces gens-là pensent, ce qu'ils veulent et les petits jeux auxquels ils se livrent. » Je lui ai répondu que nous devions changer les règles du jeu et qu'il ferait mieux de les revoir s'il voulait que nous continuions à travailler ensemble.

Mais il ne suffit pas de dire au directeur des ressources humaines ou au responsable des relations de travail de changer son approche pour transformer comme par magie les attitudes qui prévalent dans toute une organisation. Une transformation de cette ampleur implique des changements au sein de l'équipe de gestion dans son ensemble ainsi que dans la culture même de l'hôpital. Le changement d'attitude envers le syndicat ne peut pas être abordé séparément de l'approche globale concernant la gestion de l'établissement. Traiter les collègues avec respect, demander et offrir aide et appui, récompenser et encourager l'excellence sont autant d'attitudes qui ont une incidence sur les relations de travail.

Je ne cesse de répéter que le mandat d'un hôpital consiste à soigner les gens. Ce travail repose avant tout sur une dynamique et sur des rapports entre des êtres humains. Or, si le personnel est insatisfait ou s'il y a une atmosphère d'affrontement, les patients le sentent presque toujours. Je suis devenu de plus en plus sensible à cette réalité au cours des trente-cinq dernières années et je sais aujourd'hui que l'ambiance qui règne dans un hôpital – son âme, pourrais-je dire – est un facteur crucial pour la qualité des soins. Il s'agit même parfois d'une question de vie ou de mort. L'augmentation du nombre d'accidents médicaux, de problèmes de santé et de sécurité affectant le personnel et d'erreurs dans l'administration des médicaments est directement liée à celle du niveau de stress et du nombre de conflits au sein de l'organisation. On n'évalue jamais les coûts des situations de ce genre, et c'est une grave erreur.

La plupart des candidats au poste de directeur des ressources humaines que j'ai interviewés avaient déjà occupé un poste dans une direction des ressources humaines au sein d'un autre hôpital ou d'une autre organisation. En effet, ce travail exige une bonne connaissance de plusieurs tâches : outre les relations de travail, il faut gérer la paie, le recrutement, les avantages sociaux, la formation ainsi que les questions liées à la santé et à la sécurité du travail. J'ai toujours privilégié les candidats qui favorisaient le développement des ressources humaines et qui pouvaient suggérer de nouvelles idées pour stimuler et motiver le personnel et lui inculquer un sentiment d'appartenance et le sens du dévouement envers les patients et l'hôpital. Les personnes qui ont ce profil ne courent pas les rues et j'ai toujours dû assumer en partie ce rôle.

Au fil du temps, ma stratégie de négociation et de dialogue m'a fait tomber dans plusieurs pièges. Par exemple, des syndicats ont parfois demandé à négocier directement avec moi, ce qui ne devrait jamais arriver. Cela peut devenir une option de dernier recours afin de faire aboutir des négociations difficiles, mais si on utilise ce moyen pour contourner les structures existantes, on risque de saper les relations de travail. J'ai appris cette leçon à la dure lorsque j'ai accepté de rencontrer les leaders syndicaux à mon arrivée à Verdun dans le cadre de ma stratégie de familiarisation avec l'organisation. Ces derniers présentaient leurs dossiers et je voulais donner l'impression d'un leader capable de faire bouger les choses et sensible aux problèmes syndicaux, ce qui m'a amené à m'impliquer davantage que j'aurais dû le faire.

Par la suite, le syndicat a fait appel à moi dans presque tous les dossiers, ce qui signifie que j'avais porté atteinte à la légitimité de l'équipe chargée des relations de travail. Mon approche m'a aussi valu la réprobation de plusieurs gestionnaires de première ligne, ceux-ci y voyant une concession qui avait rendu les syndicats plus exigeants et moins abordables. Lorsque j'ai commencé à comprendre toutes les nuances des relations avec les syndicats de l'hôpital, j'ai pris une certaine distance et me suis bâti une réputation de négociateur juste mais ferme.

Au terme de mes cinq premières années à l'hôpital de Verdun, cette stratégie est devenue payante. L'un des aspects les plus complexes d'un hôpital est le nombre de postes à temps partiel. Un hôpital devant nécessairement fonctionner vingt-quatre heures sur vingt-quatre, sept jours sur sept, ces emplois y sont nombreux. Les hôpitaux tentent de contrôler le nombre d'emplois et comptent sur un vaste bassin d'employés occasionnels ou sur appel pour combler les besoins pendant les vacances et les congés de maladie. Il en résulte la création de plusieurs postes à temps partiel qui ne sont assortis d'aucune sécurité d'emploi, une méthode utilisée dans le passé pour éviter la création même ponctuelle d'emplois superflus. Pour accroître la stabilité de la main-d'œuvre, nous avons conçu un programme de conversion des heures travaillées par le personnel à temps partiel sur appel en postes permanents à temps plein. Pour ce faire, le syndicat devait accepter que des employés effectuent des tâches différentes à divers endroits de l'hôpital, du jamais-vu jusqu'alors, tandis que les gestionnaires devaient assumer le risque qu'il y ait par moments un employé surnuméraire dans l'une ou l'autre des unités de travail. La bonne volonté aidant, ce fut un succès, tant pour le syndicat que pour les gestionnaires. Nous n'aurions jamais pu atteindre un tel résultat si nous n'avions pas d'abord transformé le vieux modèle des relations de travail, basé sur l'affrontement.

Je me souviens de deux grèves à Verdun qui ont confirmé le bien-fondé de ma stratégie. À une occasion, alors que les infirmières étaient en grève partout au Québec, j'étais sur la ligne de piquetage en train de discuter avec les membres de l'exécutif syndical lorsqu'une ambulance est arrivée. Les services d'urgence étaient assurés durant la grève mais on avait annulé toutes les interventions chirurgicales. Dix minutes plus tard, quelqu'un est venu nous dire qu'on avait besoin de trois infirmières en salle d'opération. Sans hésiter, trois d'entre elles se sont détachées des rangs et ont franchi les piquets de grève sans aucune opposition de la part de leurs collègues. L'atmosphère était empreinte de respect et j'étais fier que les changements apportés aux relations de travail aient rendu possible une telle chose.

Je suis plus que jamais convaincu des mérites d'une approche de gestion non conflictuelle des relations avec les syndicats, mais sa mise en œuvre en milieu hospitalier requiert une transformation en profondeur de la culture de l'organisation. Ce changement doit être intégré à la stratégie globale de la direction et se poursuivre au fil des ans. Par exemple, certains gestionnaires ont parfois l'occasion de travailler à la buanderie et peuvent ainsi contribuer au changement de cette culture, mais tous leurs collègues n'ont pas cette possibilité.

En 1972, 1976, 1979 et 1982, tous les syndicats des secteurs public et parapublic ont fait front commun pour négocier leurs contrats de travail avec le gouvernement et coordonner leurs mouvements de grève. Durant les négociations de 1982, tout le personnel non infirmier de l'hôpital de Verdun avait débrayé, et l'équipe de gestion devait assurer de son mieux la prestation des services essentiels. Le directeur des ressources humaines était chargé de coordonner les affectations et je suis donc allé travailler en cuisine et à la buanderie. J'ai beaucoup appris sur nos services alimentaires en préparant de la soupe, en coupant des légumes, en lavant la vaisselle et en nettoyant des chariots. Le travail était dur, le rythme très soutenu, et j'en ai tiré une meilleure appréciation du travail effectué par nos employés. Mon passage à la buanderie a été une toute nouvelle expérience pour moi et m'en a appris suffisamment sur ce que nous faisions et sur la qualité de nos services pour que, plus tard, lorsqu'on a proposé de fermer la buanderie de l'hôpital et d'en confier toutes les tâches à un service centralisé externe, j'aie pu démontrer que chaque kilo de linge lavé à l'interne coûtait moins cher que les prix proposés tout en confirmant que nous serions en mesure de continuer à le faire. J'ai ainsi réussi à préserver plusieurs emplois à l'hôpital.

J'ai quitté l'hôpital de Verdun après dix ans, et c'est lors de mon arrivée à l'hôpital Notre-Dame que j'ai vécu un des moments les plus valorisants de toute ma carrière, lorsque j'ai rencontré la présidente du syndical affilié à la CSN. Elle m'a dit qu'elle avait reçu un coup de fil de son homologue à Verdun, qui lui avait assuré que l'hôpital Notre-Dame pouvait s'attendre à une nette amélioration des relations de travail.

Réduire les coûts tout en développant de nouveaux programmes

Au début de ma carrière, je n'avais aucune idée du nombre d'heures de ma vie professionnelle que je consacrerais à la réduction des coûts de fonctionnement. Ma première mission à l'hôpital de Verdun avait consisté à équilibrer un budget grevé par un déficit de 2,3 millions de dollars sur un total de 33 millions. Depuis, je n'ai jamais cessé d'effectuer des compressions. Le véritable défi réside dans le maintien des services aux patients sans en réduire l'accessibilité ni la qualité. Pour bien comprendre cette situation, il faut connaître, du moins dans les grandes lignes, la structure des budgets des hôpitaux.

Les hôpitaux reçoivent environ 40 % de l'ensemble des sommes affectées à la santé et aux services sociaux par le gouvernement. Ce total n'inclut ni les salaires des médecins ni le coût des médicaments et des soins ou services fournis à l'extérieur de l'hôpital. Chaque hôpital reçoit un budget établi à partir de celui de l'année précédente, auquel s'ajoute une augmentation annuelle qui tient compte de l'inflation. Le budget de base initial a été défini historiquement et n'est pas fondé sur les besoins de la population. L'année financière débute le 1er avril, et le directeur général d'un établissement présente normalement un plan opérationnel et un budget au conseil d'administration à la mi-mars. Ce plan se fonde pour une bonne part sur des hypothèses dans la mesure où le ministère n'informe jamais les hôpitaux des sommes exactes qui leur seront allouées avant plusieurs mois. Il arrive fréquemment qu'un directeur général ne reçoive ses fonds qu'à l'automne, bien après le début de l'année financière, et souvent ce budget ne sera pas bouclé avant le 31 mars suivant. Aucune entreprise ne pourrait fonctionner de la sorte et, pourtant, nous dépensons et gérons des milliards de dollars de cette manière peu orthodoxe.

Comment dépenser moins et obtenir davantage d'argent a été une préoccupation constante tout au long des trente dernières années de ma carrière, et ma première expérience avec les conséquences des coupes budgétaires m'a appris des leçons fort enrichissantes. Une des façons de réduire les coûts consiste à vérifier si certains programmes de l'hôpital pourraient être offerts ailleurs à un coût moindre ou dans de meilleures conditions. Si l'hôpital n'est pas le seul prestataire d'un service, il s'agit d'une option envisageable.

Une stratégie de développement et de réduction des coûts

Dans les années 1960, on dénombrait annuellement de 3 500 à 4 000 naissances à l'Hôpital général de Verdun. En 1982, ce chiffre était tombé à moins de 1 300, non seulement à cause de la chute du taux de natalité au Québec, mais aussi parce que d'autres hôpitaux offraient ce service. Le Conseil régional examinait alors la possibilité de regrouper les services d'obstétrique et de fermer celui de Verdun. J'ai vu là une occasion d'améliorer notre bilan financier et de créer quelque chose de nouveau à l'hôpital. Pour ce faire, il fallait que je convainque le Conseil régional d'autoriser l'hôpital à utiliser les fonds dégagés par la fermeture du service d'obstétrique pour offrir un nouveau service à la population et pour contribuer à éponger le déficit. La réaction au sein de l'hôpital fut immédiate et extrêmement négative, dans la mesure où les naissances sont non seulement une activité fort agréable dans un hôpital, mais aussi une façon d'assurer le rajeunissement de sa clientèle. Les jeunes familles ont en effet tendance à recourir à l'hôpital et aux médecins qu'elles ont connus au moment de la naissance de leurs enfants pour leurs besoins subséquents en matière de santé. Au service de gynécologie, on se préoccupait beaucoup de la perte potentielle de la clientèle des jeunes mères : puisque tous les médecins pratiquaient également l'obstétrique, cela signifiait qu'ils devraient ou bien travailler à deux endroits différents, ou bien abandonner cette pratique. Cette décision devait aussi avoir des répercussions sur la place de l'hôpital en tant qu'établissement universitaire dans la mesure où l'obstétrique constitue une composante importante de la formation en médecine familiale.

J'ai fait valoir que notre communauté vieillissait et que le nombre de naissances baissait radicalement. Les jeunes couples déménageaient vers l'ouest de la ville et optaient pour un nouvel hôpital, plus petit, situé à environ huit kilomètres de Verdun. Nos coûts unitaires augmentaient, compte tenu du fait que nos coûts fixes demeuraient les mêmes. Le regroupement des services d'obstétrique était donc logique mais son impact se révélait particulièrement dévastateur. Parmi mes meilleurs arguments, je faisais valoir qu'au fur et à mesure de la réduction du nombre de naissances, nous perdrions la masse critique nécessaire au maintien de la prestation de services complets et de qualité. Cet argument est d'ailleurs valable dans plusieurs situations de fermeture de programmes entiers, voire d'hôpitaux au grand complet. Il est primordial que les médecins et le personnel puissent traiter un nombre suffisant de cas dans chaque domaine de la médecine afin de conserver leur expertise, sans compter que les hôpitaux, surtout les petits établissements en milieu rural, se retrouvent souvent avec un nombre de cas inférieur aux moyennes normalement requises.

Il fallait donc que je propose quelque chose de nouveau pour compenser ce sentiment de perte. Puisque notre clientèle âgée augmentait, j'ai suggéré de créer un programme spécialisé pour les aînés, c'est-à-dire un véritable service d'évaluation et de traitement gériatrique. À l'époque, l'idée d'une unité spécialisée en soins actifs en gériatrie était inédite : on commençait à peine à reconnaître la spécialisation en gériatrie dans les facultés de médecine. J'ai proposé que ce programme soit géré par les médecins de famille et appuyé par des consultations auprès de spécialistes. Ces derniers aimaient cette idée : sa mise en œuvre les libérerait de leur responsabilité de premiers répondants auprès d'une clientèle exigeante tout en maintenant leur implication et leur source de revenus, tandis que la part de lits en soins actifs réservée aux généralistes augmenterait. L'hôpital accueillait plusieurs patients âgés et, en raison de la mauvaise gestion des soins qui leur étaient prodigués, ils y passaient beaucoup trop de temps. Non seulement ce nouveau programme permettrait de leur offrir des soins plus ciblés et de meilleure qualité, mais il se traduirait aussi par des économies et par une réduction du taux d'occupation des lits.

Cette stratégie consistant à créer quelque chose de nouveau et de stimulant parallèlement à la fermeture d'un service s'est avérée la meilleure façon d'atténuer le choc causé par la fermeture du service d'obstétrique, et j'y ai souvent eu recours par la suite.

Une fois la décision prise, il fallait en informer l'ensemble de l'organisation, à commencer par le personnel directement concerné. J'ai entamé cette démarche à la fin du quart de jour des employées de la pouponnière. À l'époque, les bébés ne restaient pas encore dans la chambre de leur mère : ils demeuraient à la pouponnière jusqu'à leur départ de l'hôpital. Les personnes qui en prenaient soin n'étaient pas des infirmières mais devaient quand même être titulaires d'un diplôme spécialisé en soins postnatals. Certaines d'entre elles travaillaient à cette unité depuis vingt-cinq ans, et ces postes étaient considérés parmi les plus agréables à l'hôpital. Prendre soin des bébés était très important pour ces femmes, mais moi, j'étais sur le point de les informer de la fermeture de leur service. Je n'avais jamais été soumis à un tel débordement d'émotions. Après l'annonce, plusieurs d'entre elles pleuraient tandis que d'autres étaient sous le choc : la vie telle qu'elles l'avaient connue jusqu'alors prenait fin.

Être témoin de l'impact de ces compressions budgétaires sur la vie de certains membres de mon personnel m'a donné une leçon que je n'oublierai jamais. On ne prend jamais de décision à la légère, et il y a toujours des conséquences. J'ai compris qu'il était capital d'accompagner le personnel qui allait être réaffecté : j'ai donc fait en sorte que l'hôpital appuie toutes celles qui voulaient reprendre leurs études pour obtenir leur diplôme d'infirmière. Plusieurs des employées les plus jeunes ont sauté sur l'occasion, tandis que d'autres, qui ne voulaient pas retourner à l'école, ont pu bénéficier d'une formation en milieu de travail au sein de la nouvelle équipe de gériatrie ou ailleurs dans l'hôpital.

La réduction du nombre de cadres a fait partie des autres mesures de réduction des coûts que j'ai privilégiées. Les médecins, le public et les médias réclament souvent l'adoption de cette mesure, car elle ne touche pas directement les soins prodigués aux patients. Il va de soi que l'efficacité, la simplicité et le nombre le plus bas possible de niveaux hiérarchiques doivent toujours caractériser la gestion, mais cette approche a ses limites, elles-mêmes dictées par la qualité et par la compétence des gestionnaires. Si la structure de gestion devient trop rudimentaire ou si une situation dépasse les aptitudes d'un administrateur, non seulement il n'y aura aucune économie, mais l'absence de contrôle suffisant entraînera aussi des pertes d'argent. L'élimination d'un nombre trop élevé de cadres peut aussi nuire à la qualité des soins : le manque de leadership et de supervision qui s'ensuit empêche alors d'assurer les suivis et d'apporter les ajustements nécessaires au niveau clinique.

L'amélioration des politiques d'achat faisait aussi partie de mes objectifs, et c'était un domaine où il y avait fort à faire. Les achats groupés n'existaient pas encore à l'époque, pas plus que les ententes à long terme entre l'hôpital et ses fournisseurs, ce qui laissait le champ libre à la négociation. On a beaucoup progressé dans ce domaine au cours des vingt dernières années, mais de nos jours, la plupart des hôpitaux parviennent encore à obtenir de meilleures offres en négociant avec leurs fournisseurs.

La prochaine mesure sur ma liste concernait la fermeture de lits, et la logique sous-jacente était fort simple : si on peut réduire la durée du séjour d'un patient à l'hôpital, alors on peut traiter le même nombre de patients avec moins de lits et on peut donc fermer des lits. La fermeture de lits permet de faire les économies les plus substantielles et les plus immédiates dans un hôpital, car elle entraîne une réduction directe des coûts en personnel. Toutefois, cette idée scandalisait plusieurs médecins : ces lits étaient leur gagne-pain et ils en demandaient toujours plus. Comment pouvais-je même oser suggérer cela ? J'ai donc eu de longues discussions avec les leaders médicaux, pendant lesquelles je leur ai demandé ce dont ils avaient besoin pour conserver leur volume d'activité si nous fermions des lits. C'était là l'aspect « développement » de ma stratégie et ils commençaient à en comprendre l'intérêt. Parmi leurs suggestions, ils proposaient d'instaurer un programme de chirurgies d'un jour, de mettre à niveau les appareils de dialyse et de créer une équipe de soins palliatifs ainsi qu'un poste de planificateur des congés afin d'aider les médecins à donner congé à leurs patients au meilleur moment. Les soins de première ligne n'étaient pas encore très développés, et le passage aux soins ambulatoires, qui allait devenir l'expression à la mode dans les années 1990, n'était pas amorcé. Mais les idées soumises afin de trouver des solutions témoignaient de l'esprit d'initiative, de la motivation et de l'engagement des médecins.

Je crois que l'hôpital a grandement profité de ce premier exercice de réduction des coûts, même s'il a été traumatisant pour plusieurs employés et a entraîné plusieurs changements radicaux. Nous avons tenté d'être aussi novateurs que possible et de concevoir de nouveaux programmes pour répondre à des besoins existants. Nous avons fait tous les efforts imaginables afin que le personnel des unités concernées soit bien informé des mesures prises et puisse en tirer profit. La création de l'unité de soins actifs en gériatrie a été l'occasion d'établir de bonnes relations avec le Conseil régional et avec le gouvernement. La vision d'un établissement innovateur et d'un hôpital universitaire spécialisé en médecine communautaire se concrétisait.

Une stratégie d'innovation

Les années 1980 ont été une période de transition pour le système de santé québécois. Les années 1970 avaient vu apparaître l'assurance maladie et un nouveau système de paiement à l'acte pour les médecins, les premières tentatives de création d'un réseau de première ligne ainsi que la construction de nouveaux établissements. Pendant les années 1980, il y a eu la crise du pétrole, la diminution des revenus de taxation et les premiers impacts des emprunts effectués au cours des années 1970. Le réseau de la santé et des services sociaux a dû faire face aux premières d'une longue série de contraintes financières. Pour moi, ce contexte était propice à la création de nouveaux programmes innovateurs. L'hyperactivité et le goût de la nouveauté ont toujours fait partie de mes principaux traits de caractère.

J'aime le changement, les idées originales, les nouveaux défis, et je recherche constamment des moyens d'améliorer les choses. Dans le cadre de ma stratégie de développement et de consolidation de la réputation de l'hôpital en tant qu'établissement d'avant-garde, j'étais sans cesse à l'affût de nouveaux projets. Ce qui m'intéressait le plus ? La qualité des soins et la conception d'un modèle de gestion susceptible de motiver les cadres à œuvrer dans ce sens.

Comment mesurons-nous la qualité ? Offrons-nous de bons soins à nos patients ? Comment améliorer la qualité des soins que nous prodiguons ? Comment rendons-nous compte de la qualité des soins donnés à la population ?

Un modèle de gestion axé sur l'amélioration de la qualité

Dans un hôpital, la qualité a plusieurs facettes. L'accessibilité des services en est une. Il n'y avait pas de scanner à Verdun en 1982 même si cette technologie, qui existait depuis plusieurs années, avait fait ses preuves. Tous nos patients qui avaient besoin de ce type d'examen étaient envoyés aux hôpitaux universitaires du centre-ville de Montréal, et leur nombre ne cessait de croître parce que les médecins étaient de moins en moins prêts à poser un diagnostic sans disposer des informations supplémentaires qu'un tomodensitomètre aurait pu offrir. Il a fallu trois ans et la contribution de la fondation de l'hôpital, qui a réuni les fonds nécessaires à son achat, avant d'obtenir le feu vert du gouvernement.

L'accès aux services existants représente une autre facette de la qualité. Attendre à l'urgence qu'un lit se libère, apprendre l'annulation d'une chirurgie pourtant prévue ou devoir attendre pendant des mois pour subir une chirurgie dans le cas d'un cancer sont autant de problèmes qui nuisent à la qualité des soins.

De bons services médicaux et infirmiers constituent la pierre angulaire de la mission d'un hôpital. Le bon diagnostic a-t-il été posé ? Les traitements prescrits ont-ils donné les résultats attendus ?

La qualité signifie également qu'il faut vérifier si les ressources sont utilisées adéquatement et faire en sorte qu'elles soient employées le plus efficacement possible. Par exemple, il est essentiel d'évaluer en continu la qualité des pratiques en matière d'embauche, d'achats et de financement ; on doit aussi s'assurer de la mise en œuvre des processus nécessaires à l'exécution du travail. La qualité de l'environnement physique et le bien-être psychologique du personnel de l'hôpital doivent faire l'objet d'une attention de chaque instant. Les conduits d'aération doivent être propres pour éviter la propagation d'infections, et les chambres d'isolement doivent être en parfait état. Le niveau de stress doit être le plus bas possible, car il constitue une cause d'erreurs médicales, d'accidents en milieu de travail et d'insatisfaction chez le personnel. Tous ces facteurs font partie d'un programme de gestion de la qualité en milieu hospitalier.

Pour un directeur général, ces questions doivent être primordiales. Le premier programme systématique d'évaluation de la qualité dans le domaine de la santé a été instauré au début des années 1980, dans la foulée des travaux réalisés au Japon par le professeur W. Edwards Deming. Le concept était très nouveau à l'époque, et bien peu d'hôpitaux avaient adopté un programme complet d'évaluation de la qualité.

Il me fallait donc dénicher un modèle de gestion qui permettrait aux gestionnaires de l'hôpital de cibler leurs efforts. Une équipe de gestion regroupe une grande diversité de postes et, dans la plupart des hôpitaux, une forte proportion des cadres sont en contact direct avec les patients. Par exemple, l'infirmière chef d'une unité, le technicien principal en radiologie, le superviseur de l'entretien ménager et le coordonnateur de nuit de l'urgence font tous partie de l'équipe de gestion. Je voulais trouver une façon de les inspirer et de canaliser tous leurs efforts dans la même direction.

Je lisais beaucoup sur la gestion de la qualité, en particulier les travaux de W. Edwards Deming, et sur la façon dont certaines organisations avaient intégré une approche axée sur la qualité dans leur philosophie de gestion. Je voulais proposer une démarche systématique et une série d'objectifs communs qui rallieraient tous les gestionnaires. La gestion axée sur la qualité était populaire dans l'industrie et j'avais la conviction qu'on devait l'implanter dans le secteur de la santé.

Le premier programme d'assurance qualité instauré à l'hôpital de Verdun avait donc pour objectif de mesurer le niveau de qualité des activités de l'établissement. L'étape suivante a consisté à introduire le concept de qualité totale de la gestion, qui prend en compte tous les aspects de l'organisation dans la détermination des résultats. S'est ensuivie l'amélioration de la qualité, dans le contexte de laquelle nous avons fixé des objectifs en matière de qualité pour chaque unité de l'hôpital et mesuré leur atteinte en fin d'année. Finalement, nous avons instauré un processus continu d'amélioration de la qualité, centré sur la cueillette constante de données de contrôle et sur des suivis mensuels et trimestriels afin d'agir le plus rapidement possible là où les résultats s'avéraient inférieurs aux attentes.

La satisfaction des patients est devenue une composante importante de ce processus d'évaluation de la qualité. Elle a évolué au fil des ans, au point d'en devenir aujourd'hui une dimension essentielle.

Le défi consistait à concevoir un modèle de gestion capable d'intégrer ce souci de la qualité dans la gestion quotidienne de l'hôpital. Le modèle devait aussi encourager le conseil d'administration à analyser l'hôpital à travers le prisme de la qualité et à prendre des décisions en conséquence. Comme cela avait été le cas avec les relations de travail, nous devions susciter un changement d'attitude, une transformation de la culture organisationnelle, c'est-à-dire la culture de gestion de l'établissement. En effet, les gestionnaires ont souvent l'impression que l'attention portée à la qualité constitue une tâche supplémentaire plutôt qu'une façon nouvelle de faire leur travail.

J'étais convaincu qu'il fallait mettre en œuvre un programme de formation et de perfectionnement professionnels ouvert à tous les gestionnaires afin de commencer à transformer la culture de gestion. C'était là ma première tentative visant à offrir un programme de formation en milieu hospitalier assuré par un responsable externe. Cette formation avait pour objectif principal de faire en sorte que les préoccupations en matière de qualité deviennent des principes directeurs pour l'équipe de gestion. Cela signifiait que nous devions mettre en place des structures qui permettraient au personnel de participer et de faire des suggestions afin que nous puissions créer des processus de cueillette de données pour mesurer la qualité, analyser ces données au sein de chaque unité, nous focaliser sur les niveaux de qualité préalablement convenus et ensuite, avec la participation du plus grand nombre de membres du personnel, trouver des façons de faire différentes.

Il existe de nombreux modèles de gestion, au point où les administrateurs parlent parfois de la « saveur du mois ». Gestion de la qualité totale, audit interne, gestion du risque, gestion des processus, cercles de qualité, gestion minceur, *kaizen* (« bon changement », en japonais) et, plus récemment, gestion du changement ne sont que quelques-uns des modèles qu'on leur présente comme des programmes capables de résoudre tous les problèmes. Même si chacun d'eux cible un aspect différent de la qualité, le modèle choisi pour la formation importe peu, à la condition qu'il privilégie l'amélioration de la qualité et se révèle suffisamment adaptable à des situations de changement décidées à l'interne ou, dans le cas contraire, imposées à l'organisation. Il doit y avoir un programme de formation continue et de perfectionnement des cadres pour garantir la compréhension et l'acceptation des valeurs de l'organisation et pour construire une culture axée sur la qualité.

Chaque hôpital est unique et a sa personnalité propre, souvent définie par son directeur général et par ses cadres supérieurs. C'est pourquoi la stabilité de cette équipe est si importante. L'état général de la gestion dans un hôpital a une incidence sur les soins offerts aux patients, tandis que les nouvelles stratégies et les changements draconiens imposés par les gouvernements afin de réduire les coûts peuvent placer les gestionnaires dans des situations très précaires, surtout lorsqu'il s'agit de fusionner plusieurs hôpitaux. Cette instabilité nuit à l'instauration d'une nouvelle culture et oblige l'équipe de gestion à se concentrer sur la résolution des problèmes quotidiens de l'hôpital.

La salle d'urgence

L'hôpital de Verdun offrait plusieurs possibilités d'innover et, au fur et à mesure que les problèmes à l'urgence s'intensifiaient et que nos patients attendaient de plus en plus longtemps dans des corridors fortement éclairés, j'ai senti l'occasion d'améliorer cette situation de façon durable. Le nombre de lits à l'hôpital avait été réduit et les patients retournaient à la maison plus rapidement, mais ceux qui y demeuraient étaient plus gravement malades et requéraient davantage de soins. L'adaptabilité de l'hôpital s'en ressentait donc. Par exemple, lorsque la salle d'urgence commençait à se remplir, nous n'avions plus de lits disponibles : les patients qui les occupaient n'étaient tout simplement pas assez remis pour rentrer chez eux.

Il fallait donc garder des patients à l'urgence. Mais le nombre de chambres et d'alcôves disponibles retombait vite à zéro et nous devions installer les patients dans les corridors. En temps normal, la décision d'admettre ou non un patient devrait être prise dans les quatre heures suivant son arrivée à l'urgence. S'il est admis, il devrait avoir un lit dans les huit heures suivantes. Ce sont les lignes directrices officielles de l'hôpital et, bien que certains patients soient gardés en observation à l'urgence, la plupart d'entre eux attendent parce qu'il n'y a aucun lit disponible dans les autres services. Ce problème avait atteint des proportions endémiques partout au Québec dans les années 1980 et la ministre de la Santé de l'époque, Mme Thérèse Lavoie-Roux, voulait le régler.

Le chef du département de chirurgie de l'hôpital de Verdun, le docteur Bélanger, avait travaillé en étroite collaboration avec l'urgence pour mieux coordonner le transfert des cas graves au bloc opératoire. Il était convaincu qu'il fallait mieux coordonner les interventions à l'urgence en accélérant non seulement l'accès aux services de laboratoire et aux résultats des examens de radiologie mais surtout le traitement des demandes de consultation auprès des spécialistes. Il a donc recommandé la création d'un poste de coordonnateur de la salle d'urgence ainsi que l'embauche d'une infirmière de liaison et d'un travailleur social. Le coordonnateur devait être un médecin doté du pouvoir d'inciter fortement les médecins à donner leur congé à leurs patients en se fondant sur un mécanisme d'évaluation de la durée des séjours en milieu hospitalier. L'infirmière de liaison aurait la responsabilité de gérer l'admission dans les services et de superviser les congés, tandis que le travailleur social collaborerait avec les services de soins à domicile et avec les agences de placement afin de trouver des solutions pour les patients qui n'avaient plus besoin de soins actifs mais qui n'étaient pas en état de prendre soin d'eux-mêmes. J'ai entrevu les avantages de ce programme et fait en sorte qu'il soit instauré rapidement. Les résultats ont été très positifs et le Conseil régional a repris cette stratégie et l'a présentée à d'autres hôpitaux, auprès desquels le docteur Bélanger agissait en tant que consultant.

Une seconde solution aux problèmes de l'urgence a consisté en la mise en œuvre d'un programme qui a fait connaître l'hôpital dans le reste du Canada et dans plusieurs pays à travers le monde. Dans le cadre d'une conférence à laquelle j'assistais à Toronto, un des ateliers portait sur un nouveau programme instauré au Nouveau-Brunswick, appelé « l'hôpital extra-mural ». Le présentateur était le docteur Gordon Ferguson, créateur de ce programme, qui gérait l'offre de services de soins à domicile à l'échelle de la province, tout particulièrement dans les régions éloignées où il n'y a aucun hôpital. Cet « hôpital sans murs », qui s'appelle aujourd'hui le Programme extramural du Nouveau-Brunswick, était composé d'équipes de médecins et d'infirmières qui rendaient visite aux patients à domicile pour leur prodiguer les soins nécessaires plutôt que de les obliger à demeurer à l'hôpital. Je trouvais l'idée fascinante et, fidèle à une règle que je m'était fixée en vertu de laquelle je devais toujours revenir des conférences auxquelles j'assistais avec au moins une idée nouvelle, j'ai entrepris d'examiner divers scénarios.

La surpopulation de l'urgence était principalement due au manque de lits dans l'hôpital, et comme aucun nouveau lit n'allait être ouvert, je me suis demandé s'il ne serait pas possible de créer des lits de soins actifs dans la communauté. Cela signifiait que l'hôpital aurait la possibilité de traiter un patient à domicile comme s'il était à l'hôpital. Toutefois, il ne s'agissait pas de soins à domicile, qui permettent d'effectuer le suivi de patients qui ont reçu leur congé de l'hôpital. Je pensais plutôt à un programme dans le cadre duquel un médecin traitant admettrait un patient, le suivrait pendant toute la durée de son traitement et lui donnerait son congé lorsque son état le permettrait.

À titre d'exemple, examinons le cas d'un patient qui arrive à l'hôpital avec une grave infection généralisée. Sa vie est en danger et il va avoir besoin d'un traitement antibiotique par intraveineuse pendant une période allant de sept à vingt et un jours. Auparavant, ce patient aurait été admis à l'hôpital, puis traité sur place. J'ai donc demandé si on ne pourrait pas soigner ce patient chez lui, sous surveillance médicale, avec les soins infirmiers et l'équipement appropriés. Cela pourrait-il se faire de façon moins coûteuse qu'à l'hôpital ? La santé du patient serait-elle assurée ? J'ai commencé à discuter de cette idée avec des médecins et des infirmières pour colliger de l'information sur les types de cas qui pourraient être traités de cette manière. J'ai soulevé l'idée au Conseil régional et lors de certaines apparitions publiques, mais je savais qu'il s'agissait d'un projet coûteux qui nécessiterait beaucoup de recherche avant que je puisse déposer une proposition en bonne et due forme.

La politique joue un rôle important en santé, la plupart du temps au détriment de la prestation des soins. Mais il arrive parfois qu'une série de coïncidences fasse apparaître des possibilités. En 1986, j'étais à mon bureau un jeudi après-midi lorsque mon adjointe a ouvert la porte pour m'avertir que le chef de cabinet de la ministre de la Santé était au bout du fil.

J'étais convaincu qu'il voulait discuter de notre urgence surpeuplée, dont les médias avaient abondamment parlé. J'avais raison, mais je faisais en partie fausse route. Il m'a tout d'abord dit que la ministre était très préoccupée par les problèmes de débordement dans les urgences et qu'elle cherchait des mesures susceptibles de les atténuer. J'ai d'abord pensé à une coordination accrue, ce qui relevait du docteur Bélanger, ou à l'ajout de lits pour les patients atteints de maladies chroniques afin de libérer des places pour les soins actifs.

« J'ai entendu dire que vous aviez une idée novatrice d'hôpital à domicile et que cela pourrait réduire la pression sur les urgences », m'a dit le chef de cabinet. J'étais surpris, car je n'avais encore rien écrit à ce sujet et avais à peine commencé à exposer cette idée. Il m'a alors dit que la ministre en avait eu vent et voulait savoir si je pouvais soumettre une proposition. J'étais un peu décontenancé, et même si je savais que nous avions très peu de données et que nous n'avions fait aucune étude de faisabilité, je voulais réagir le plus positivement possible. J'ai donc répondu que j'aurais quelque chose pour lui d'ici environ deux semaines.

Après une courte pause, il m'a dit que la ministre avait besoin d'un document dès le lendemain. Je suis devenu silencieux à mon tour, puis lui ai demandé ce qu'il lui fallait exactement. « Une définition du programme, un budget, un aperçu des résultats attendus, une liste d'avantages pour les patients, les hôpitaux et les services d'urgence, de même qu'un calendrier de mise en œuvre, si vous en aviez l'obligeance », m'a-t-il répondu très courtoisement. J'étais abasourdi, mais je savais qu'il s'agissait là d'une chance unique, comme il n'en arrive qu'une fois dans une vie. Je lui ai donné mon accord et lui ai promis de lui envoyer le tout par télécopieur à la fin de la journée suivante.

J'ai raccroché et suis resté immobile quelques minutes, chose rare chez moi, avant de reprendre le téléphone, de faire annuler tous mes rendez-vous et de convoquer quelques-uns de mes principaux collaborateurs dans ce dossier. Tout l'après-midi et jusque fort tard en soirée, nous avons concocté un programme qui semblait très cohérent, dans le cadre duquel nous demandions la création de 60 lits et l'allocation d'un budget de 3,2 millions de dollars. Nous pensions tous que c'était un peu fou, mais la proposition se tenait. Nous avons mis la dernière main au document et l'avons fait transmettre à la ministre le lendemain, vendredi.

Le lundi matin suivant, nous espérions en avoir des nouvelles en écoutant les comptes rendus de la conférence de presse que la ministre venait de donner. Aucun ne mentionnait notre projet et nous étions tous un peu déçus, même si personne ne croyait vraiment qu'il aurait pu être approuvé en si peu de temps. Quelques minutes plus tard, Anne-Marie Tardif, la responsable des communications de l'hôpital, est entrée dans mon bureau en disant qu'un journaliste venait d'appeler pour savoir si nous avions de l'information au sujet d'un projet que la ministre avait brièvement mentionné durant la conférence de presse. Nous lui avons demandé de nous envoyer une copie du communiqué et, au bas d'une longue liste de mesures, nous avons vu le titre « Le projet d'hôpital à domicile » à l'Hôpital général de Verdun. Le budget alloué s'élevait à 3,2 millions de dollars et le projet devait démarrer six mois plus tard. Nous étions tous stupéfaits qu'une telle série de coïncidences fasse connaître à ce point l'hôpital de Verdun et que nous ayons la chance de concevoir et de mettre en œuvre un programme aussi novateur pour nos patients.

Il s'est avéré que la taille optimale du programme était de vingt lits, et j'ai été en mesure d'en créer deux autres, l'un à l'hôpital de Claude Desjardins, Maisonneuve-Rosemont, et l'autre à la Cité-de-la-Santé de Laval. Plusieurs articles ont paru sur la conception, la mise en œuvre et l'évaluation du projet, et six projets-pilotes ont été créés en Ontario. J'ai eu l'occasion de parler de ce programme en Angleterre, en France, en Allemagne, en Australie et aux États-Unis. D'emblée, les CLSC ont fait valoir qu'il devait plutôt être placé sous leur responsabilité puisqu'ils étaient chargés des soins à domicile et parce qu'ils considéraient l'intrusion de l'hôpital comme une menace pour leurs budgets. Plus tard, à la suite de pressions politiques croissantes de la part des CLSC, le programme d'hôpital à domicile a effectivement été intégré à leur programme de soins à domicile.

Peu importe qui offre le programme : il suffit qu'il existe une relation étroite entre les médecins de l'hôpital, d'une part, et les infirmières et les médecins de l'équipe de soins à domicile, d'autre part. Ce qui s'est passé, c'est qu'avec le temps, au fur et à mesure que les ressources allouées à ce type de soins diminuaient, la part consacrée aux soins les plus coûteux a été progressivement réduite afin de pouvoir offrir plus de soins légers à un plus grand nombre de patients. En conséquence, on a cessé d'offrir les soins requis par des cas plus lourds et ces patients, de nos jours, demeurent à l'hôpital pendant toute la durée de leur traitement. En fait, dès qu'un programme ne relève plus de l'hôpital, les médecins perdent le contact avec l'équipe de soins à domicile et le lien de confiance s'atténue parce qu'ils ne la connaissent pas très bien et ne se sentent pas suffisamment rassurés pour lui confier leurs patients. Je favoriserais donc la création d'un lien beaucoup plus direct entre les hôpitaux et les services de soins à domicile et recommanderais que le personnel affecté à ces équipes soit formé à l'hôpital afin d'apprendre à connaître les médecins des différentes unités ainsi que les infirmières et les autres professionnels qui les soutiennent.

Des lits désignés pour les patients de longue durée

Dans un hôpital, les lits sont au cœur de la plupart des enjeux. L'un de ces enjeux, probablement le plus frustrant de tous, concerne l'utilisation de lits de soins actifs pour des patients de longue durée ou atteints de maladies chroniques. Après qu'un patient a été hospitalisé, soigné et remis sur pied, il est temps de lui donner son congé et d'admettre un nouveau patient. Certains malades requièrent un niveau de soins continus qu'ils ne peuvent pas recevoir à la maison en raison de leur âge ou de leur état : on doit alors les admettre dans une résidence pour personnes âgées, dans un centre de réadaptation ou dans un hôpital pour malades chroniques.

Même si nous avions instauré un processus d'évaluation et de placement des patients, plusieurs d'entre eux ne pouvaient pas quitter notre hôpital : ou bien les services dont ils avaient besoin n'étaient pas offerts ailleurs, ou bien aucune place n'était disponible dans les autres établissements. Au début des années 1980, plusieurs patients qui avaient reçu leur congé demeuraient quand même hospitalisés, car ils attendaient qu'on puisse les placer ailleurs. Le nombre de nouveaux établissements ne suffisait pas à répondre à la demande de ces patients tandis qu'un nombre sans cesse croissant de lits de soins actifs était mobilisé par des patients de longue durée.

Ces patients vivaient dans un environnement qui n'était pas conçu pour répondre à leurs besoins et occupaient des lits d'abord prévus pour des soins qui ne correspondaient pas à leur état de santé. Comme ils étaient répartis un peu partout, l'hôpital ne pouvait pas bénéficier financièrement du fait qu'ils requéraient moins de soins infirmiers que les patients en soins actifs. Puisque nous n'avions pas le choix de les garder jusqu'à leur placement, je croyais plus pertinent et plus logique de convertir une unité de soins existante en unité de soins de longue durée, dotée d'un personnel approprié mais moins coûteux, et de concevoir des services qui répondraient aux besoins particuliers de ces patients.

J'ai réussi à convaincre la directrice des soins infirmiers et le personnel qu'il valait la peine de mettre cette innovation à l'essai. La résistance à cette solution en apparence évidente est venue des médecins, qui voyaient ainsi diminuer le nombre de lits directement contrôlés par leurs services. Il a fallu les convaincre, car ils croyaient aussi que ces lits seraient dorénavant affectés aux malades chroniques et que le ministère ne créerait pas suffisamment de nouveaux lits. Cette dernière crainte s'est avérée fondée et, au cours des vingt dernières années, le nombre de nouveaux lits de soins de longue durée n'a pas crû suffisamment pour répondre à la demande, de sorte que, de nos jours, jusqu'à 10 % des lits de soins actifs ne sont pas disponibles parce que des malades chroniques en attente de placement les occupent.

Pendant les dix années que j'ai passées à Verdun, tous les acteurs, y compris les médecins, ont été à l'origine de plusieurs autres innovations. L'un de mes plus grand succès a été l'instauration d'une culture d'apprentissage et d'innovation capable d'appuyer les idées nouvelles et la recherche de nouveaux programmes. Nous avons favorisé l'organisation de conférences, d'activités de perfectionnement professionnel et de forums d'échanges, et je suis convaincu que l'hôpital et nos patients ont grandement bénéficié des investissements que nous avons faits pour encourager ce style de gestion.

L'importance des communications

Se présenter devant 200 employés à l'auditorium de l'hôpital pour expliquer la fermeture du service d'obstétrique et la disparition de 100 postes n'était ni facile ni agréable. Pourtant, à titre de directeur général, je savais que c'était à moi de le faire, et ce, de la façon la plus ouverte, la plus honnête et la plus sincère possible. Communiquer avec les employés, être présent et disponible et m'assurer que le personnel est au courant de ce qui se passe au sein de l'organisation ont toujours fait partie de mes préoccupations quotidiennes. J'avais compris dès mon embauche au CLSC Saint-Louis-du-Parc que la communication constituait une composante indispensable de la boîte à outils de tout bon gestionnaire.

La communication n'est jamais unidirectionnelle : il est tout aussi important d'écouter que de parler ou de faire des présentations. On communique pour plusieurs raisons : la plus simple consiste à transmettre des informations ou des instructions, à partager des faits ou à donner des explications. Mais les outils de communication servent aussi à influencer des comportements ainsi qu'à changer des attitudes, voire la culture d'une organisation tout entière. C'est au moyen des communications qu'on explique des décisions, qu'on sollicite des appuis, qu'on peut mobiliser le personnel et remonter le moral des troupes, reconnaître le travail accompli et récompenser des efforts exceptionnels. Grâce aux communications, un gestionnaire reste en contact avec son organisation, et vice versa.

La prestation de services de qualité dans un hôpital repose sur les interactions entre les personnes et requiert un personnel bien informé, doté d'un fort sentiment d'appartenance et conscient que l'établissement et sa réputation sont entre ses mains. À Verdun, j'ai créé un poste de responsable des communications permanent à temps plein, doté de toutes les ressources nécessaires. C'était chose rare à l'époque pour un hôpital de cette taille. J'ai fait en sorte que ce poste relève directement de moi et me suis toujours assuré que cette personne soit au fait de tous les enjeux concernant l'organisation.

Un directeur général doit consacrer du temps aux communications et ne peut pas toujours déléguer cette responsabilité à un simple porte-parole. Un leader doit diriger, et cela implique qu'il soit vu et entendu. À l'interne, on utilise les communications pour informer le personnel de ce qui se passe et pour obtenir ses commentaires et ses réactions. Les premiers outils que j'ai utilisés à l'hôpital de Verdun ont été le journal bimensuel et le rapport annuel, dans lequel nous détaillions les activités de l'année écoulée et rendions hommage aux employés et à leurs réalisations.

Au fil de ma carrière, d'un hôpital à l'autre, l'importance du rôle des communications n'a cessé de croître et, tant à Notre-Dame qu'à Ottawa, j'ai fait ajouter un poste de directeur des communications à mon équipe de direction. Deux fonctions distinctes ont été créées : l'une centrée sur les communications internes et l'autre sur les communications externes. Les communications internes avaient pour publics cibles le personnel, les médecins, les bénévoles, les responsables de la fondation et le conseil d'administration. Les communications externes étaient responsables des relations avec les médias, la population en général, les instances régionales, les autres établissements du réseau, le ministère et le cabinet ministériel. Nous avons aussi établi des liens directs avec les ministres et les députés de tous les partis dans les circonscriptions entourant l'hôpital et susceptibles d'avoir une influence sur son évolution.

Nous avons créé différents outils de communication interne et, outre le journal et le rapport annuel, j'ai aussi diffusé une lettre du directeur général auprès de tous les membres du personnel, dans laquelle j'abordais des dossiers d'actualité pour notre établissement. En moyenne, j'en rédigeais une par semaine ; plus tard, à l'Hôpital d'Ottawa, elles ont vite fait partie des documents les plus lus au sein de l'organisation. J'encourageais les employés à me répondre et à me faire part de leurs commentaires. Nous les examinions tous et l'équipe des communications y réagissait après m'avoir consulté.

À l'Hôpital d'Ottawa, j'ai aussi organisé, à l'occasion, sur chaque campus de l'établissement, des petits déjeuners et des thés auxquels je participais. Quiconque voulait me rencontrer et discuter avec moi pouvait donc s'inscrire et être invité à l'activité suivante. Un employé de l'équipe des communications assistait à ces rencontres d'une durée d'environ une heure et prenait des notes. Les membres de l'équipe de direction devaient répondre aux problèmes soulevés ou aux suggestions émises par les participants, qui recevaient une réponse écrite détaillée sur les suites données à nos conversations. Nous organisions aussi des forums sur tous les campus, mais l'outil de communication interne le plus intéressant a toujours été les échanges informels que j'avais avec les employés lorsque je déambulais dans l'hôpital. Au fur et à mesure de la croissance de l'organisation, le nombre d'employés passant de 1 400 à 5 000 puis à 12 000, répartis sur trois campus différents, j'ai eu de plus en plus de difficulté à être présent et à communiquer directement avec le personnel. C'est là un gros handicap dans les très grands hôpitaux issus de fusions, dans la mesure où la présence d'un leader est essentielle à l'implantation d'une culture organisationnelle. La fusion d'établissements change la nature même du travail de gestion dans chacun d'eux, et les communications font partie des composantes qui deviennent de plus en plus délicates à gérer. C'est pourquoi j'ai mis en place des structures organisationnelles qui positionnaient clairement un leader à la tête de chacun des campus tout en leur conférant des responsabilités dans l'ensemble de l'organisation.

Il faut investir du temps, de l'énergie et des ressources dans les communications internes pour qu'elles soient efficaces et favorisent l'émergence d'une forte culture d'appartenance et de participation. Les gens ont besoin d'être respectés, et ce respect passe par la communication, le dialogue et l'écoute. À l'interne, les membres de l'équipe des communications sont aussi les yeux et les oreilles de l'hôpital, à l'affût des rumeurs, des questions et des préoccupations du personnel, ainsi qu'une source de rétroactions continues pour le gestionnaire et l'équipe de direction. Une bonne équipe de communications aide également les directeurs de l'hôpital (et les autres gestionnaires au sein de l'organisation) à gérer leurs dossiers.

Enfin, cette équipe est bien placée pour animer la vie sociale de l'hôpital, qu'il s'agisse des barbecues estivaux, des fêtes de Noël ou des cérémonies de reconnaissance de la contribution des employés de longue date, activités essentielles à un environnement harmonieux et bien rodé.

Les communications externes jouent elles aussi un rôle capital, tant pour l'hôpital que pour son directeur général, mais pour des raisons fort différentes. L'autorité du directeur général est fondée non pas sur le pouvoir formel que lui confère son poste, mais bien sur la compétence avec laquelle il exécute les trois fonctions suivantes : la gestion des conflits au sein de l'organisation, l'obtention de ressources pour son établissement et l'affirmation d'un leadership dans les échanges entre l'hôpital et le monde extérieur. Pour s'acquitter correctement de cette troisième tâche, un directeur général a besoin d'une solide équipe de communicateurs. Il doit savoir quoi dire, comment le dire, quand le dire et à qui s'adresser.

Ce n'est qu'à mon arrivée à l'hôpital Notre-Dame que j'ai commencé à comprendre l'importance et les défis de la communication externe, et je ne savais certainement pas, avant la tempête médiatique qui a entouré mon arrivée à Ottawa, que la survie même d'un gestionnaire pouvait en dépendre.

S'impliquer à l'extérieur de l'hôpital

Au terme de mes cinq premières années à l'hôpital de Verdun, je me suis intéressé à ce qui se passait à l'extérieur de l'hôpital pour tenter de comprendre le rôle que je pourrais jouer dans le secteur de la santé et la façon dont cette présence accrue hors les murs pourrait contribuer à mon travail de gestionnaire et à ma capacité de mener mon mandat à bien. À la suggestion de Claude Desjardins, je suis alors devenu membre du Conseil canadien d'agrément des hôpitaux[1] (CCAH) et j'ai commencé à visiter des établissements partout au

---

1. Depuis cette époque, le Conseil canadien d'agrément des hôpitaux a changé de nom à plusieurs reprises. En 2008, il est devenu Agrément Canada. (N.d.T.)

Canada afin d'évaluer leur respect des standards fixés par cette instance. Ce fut une expérience merveilleuse : elle m'a donné la possibilité de découvrir ce qui se faisait dans des hôpitaux à travers le pays et de ramener plusieurs idées nouvelles à Verdun. J'ai appris beaucoup de choses auprès des personnes avec qui j'ai travaillé au sein des équipes d'agrément ainsi qu'en m'intéressant aux processus de développement des standards dans l'administration des soins de santé. J'ai aussi eu la chance de devenir membre du conseil de la Fondation canadienne de l'audit interne, ce qui m'a permis de rencontrer le vérificateur général du Canada, les vérificateurs de la plupart des provinces et les dirigeants des principaux cabinets canadiens d'audit lors des réunions régulières du CCAH, durant lesquelles nous discutions et faisions la promotion de l'audit interne dans le secteur public. Je suis convaincu que tous les établissements publics devraient avoir un service de vérification interne.

Je suis devenu membre du conseil d'administration et de l'exécutif de l'Association des hôpitaux du Québec[2] en 1986 ainsi que de l'Association des directeurs généraux des services de santé et des services sociaux du Québec, dont je suis devenu le président en 1989. Ce rôle de représentant de tous les directeurs généraux des établissements du domaine de la santé m'a permis de prendre position publiquement sur des enjeux importants pour mes collègues. J'ai ainsi appris, à mes dépens, que nous sommes extrêmement vulnérables devant les médias.

La tenue de l'assemblée annuelle de cette association suscite toujours un fort intérêt médiatique. En 1989-1990, l'un des principaux enjeux de gestion auxquels nous faisions face était le surplus croissant de lits de soins actifs, parce que les hôpitaux privilégiaient de plus en plus les chirurgies d'un jour, les soins ambulatoires et des séjours courts à l'hôpital. Comme il s'agissait d'un effort concerté mené dans ces domaines par tous les directeurs généraux, la plupart

---

2. Elle est depuis devenue l'Association québécoise d'établissements de santé et de services sociaux. *(N.d.T.)*

des hôpitaux fermaient des lits. Au sortir de notre rencontre annuelle, en réponse à une question d'un journaliste sur la façon d'économiser de l'argent, j'ai suggéré que si nous pouvions concentrer des lits dans certains hôpitaux, en utilisant tous les lits disponibles, il serait possible de fermer certains des plus petits hôpitaux et de faire des économies. Il reviendrait alors moins cher de faire fonctionner trois hôpitaux à plein régime que quatre établissements à 75 % de leur capacité. Cette idée me paraissait sensée, et c'était tout aussi logique aux yeux des journalistes présents, de sorte qu'on a souvent entendu cette phrase au cours de la semaine qui a suivi.

Le directeur de l'association m'a alors appelé et m'a demandé si j'étais devenu fou. Il m'a alors expliqué que ma brillante suggestion signifiait que des hôpitaux fermeraient leurs portes et que des directeurs généraux perdraient leur emploi. En tant que président de leur association, j'étais censé travailler à l'augmentation du nombre de membres et non soumettre des idées visant à le réduire. Au cours des cinq années suivantes, les fermetures et les fusions d'hôpitaux ont provoqué une chute de 50 % du nombre de directeurs généraux, mais je peux affirmer que presque tous mes collègues ont appuyé la plupart des mesures qui ont contribué à une plus grande efficacité du système.

CHAPITRE 4

Mon entrée
dans les ligues majeures

A près presque dix ans à l'Hôpital général de Verdun, j'étais prêt à relever un nouveau défi, et il me semblait que la prochaine étape de ma carrière devait être la direction d'un hôpital universitaire. Je posais ma candidature chaque fois que l'occasion se présentait à Montréal et, en 1992, j'ai eu la chance d'être embauché à l'hôpital Notre-Dame. Affilié à l'Université de Montréal, c'était alors l'hôpital universitaire francophone le plus important et le plus prestigieux du Québec.

Je me souviens de mon entretien avec les membres du conseil d'administration, un soir, quelques jours à peine avant qu'une décision finale ne soit prise. Le comité de sélection avait recommandé deux candidats, et les membres du conseil d'administration avaient décidé de les rencontrer personnellement. Je savais qu'un sous-ministre adjoint était en lice et, lorsque je suis entré dans la salle, je dois avouer que j'étais intimidé. Je m'étais préparé pour cet entretien en étudiant l'histoire de l'hôpital, les rapports annuels des cinq dernières années et le plus récent plan stratégique, adopté deux ans auparavant. Je ne me souviens pas très bien des questions ni de mes réponses. J'avais l'impression de parler sans arrêt et de dire tout ce qui me passait par la tête. Je n'ai pas réussi à interpréter les réactions des membres du conseil et j'ai passé toute la soirée à attendre un appel. En principe, si le conseil avait pris une décision, le candidat choisi aurait dû recevoir un coup de fil le soir même. Le lendemain matin, à 5 h 30, je me suis mis en route pour ce qui s'appelait alors le

Centre hospitalier de Lévis[1], où le gouvernement m'avait nommé à titre de superviseur. Tout au long de ce trajet d'environ 300 kilomètres, je n'ai pas cessé de ressasser tout ce dont je me souvenais de l'entretien. J'ai fini par me convaincre que je n'avais pas eu le poste et que j'allais devoir essuyer un autre refus. Cela faisait alors un an que j'étais à la recherche d'un nouvel emploi ; j'avais sans succès posé ma candidature auprès de deux autres hôpitaux montréalais, dont aucun ne jouissait du prestige de Notre-Dame.

À 10 h 30, durant la rencontre de l'équipe de direction du Centre hospitalier de Lévis, j'ai reçu un appel d'André Bisson, président du conseil d'administration de l'hôpital Notre-Dame, qui m'a annoncé que j'avais été choisi et m'a demandé de préparer immédiatement une déclaration publique parce que les médias avaient déjà eu vent de la nouvelle. Je savais qu'à partir de ce moment, tout allait changer. J'étais une illustration vivante du vieil adage qui dit qu'il faut cent fois sur le métier remettre son ouvrage.

J'ai commencé à travailler à Notre-Dame en juin 1992. Plusieurs personnes trouvaient pour le moins risqué ce mariage entre une personne possédant mes antécédents et le poste de directeur général de l'hôpital universitaire le plus important du Québec. C'est pourtant devenu une véritable histoire d'amour. M. Bisson m'a par la suite confié qu'il avait validé ma candidature auprès de Marc-Yvan Côté, le ministre de la Santé du gouvernement libéral de l'époque, et qu'on lui avait répondu que M. Côté soutenait pleinement ma candidature.

Mes premiers mois

Tout comme à Verdun, les premiers mois ont été cruciaux pour apprendre à connaître l'organisation de l'hôpital Notre-Dame et pour m'en faire connaître. Il s'est d'ailleurs passé quelque chose

---

1. Auparavant, l'établissement s'appelait l'Hôtel-Dieu de Lévis. Il s'agit aujourd'hui du Centre hospitalier affilié universitaire de Lévis.

qui a eu un impact important sur mes rapports avec l'hôpital et avec le personnel mais, bien que l'incident ait eu une fin heureuse, je ne recommanderais à personne d'emprunter une telle voie. En août 1992, quelques mois à peine après mon arrivée, j'étais en train de couper des arbres sur ma propriété à une centaine de kilomètres au nord de Montréal quand le fer de la hache que j'utilisais s'est séparé du manche et s'est fiché au beau milieu de mon front. La coupure allait de la voûte nasale jusqu'au sommet de mon crâne et le sang ruisselait sur mon visage. Je suis rentré à la maison, ai noué un linge autour de ma tête et appelé la clinique médicale de Saint-Sauveur, à une vingtaine de minutes en voiture. Ma femme m'y a emmené, plus anxieuse que je ne l'avais jamais vue. Le personnel m'a dit que j'avais besoin de radiographies et de points de suture et que j'aurais une grosse cicatrice au milieu du front.

J'ai alors passé un coup de fil à l'hôpital Notre-Dame, où on m'a transféré au chef du département de chirurgie, le docteur Denis Gravel, que j'avais rencontré quelques jours auparavant et à qui j'ai demandé quoi faire. Il m'a dit de me faire conduire à Notre-Dame, où il s'occuperait de moi. Lorsque je suis arrivé à l'hôpital, la rumeur de mon accident inusité s'était déjà propagée et on m'attendait impatiemment. Denis m'a formidablement bien recousu et, aujourd'hui, je n'ai aucune cicatrice visible, à moins d'y regarder de très près. J'ai pu faire la connaissance du personnel de l'urgence et de la salle d'opération en tant que patient, j'ai rencontré des médecins et des infirmières et j'ai eu une véritable prise de contact avec le chef du département de chirurgie, qui est devenu un de mes amis proches à l'hôpital au cours des cinq années suivantes. Mais, plus important encore, j'ai eu la possibilité de voir de près le fonctionnement de l'hôpital et d'en apprendre davantage sur les gens qui y travaillaient, et eux aussi ont pu mieux me connaître. Cela dit, malgré ces bénéfices inespérés, ce n'est pas une approche que je préconise !

L'hôpital

La culture institutionnelle à Notre-Dame était très différente de celle que j'avais connue à Verdun. Les médecins étaient des leaders dans leurs spécialités respectives, et l'hôpital disposait de l'une des plus importantes cohortes d'internes et de résidents ainsi que du plus fort contingent de professeurs titulaires de la province. Pour être admis comme membre facultaire, tout médecin devait avoir été lauréat d'une bourse en recherche ou en médecine d'une durée de deux ans.

Le corps médical comptait de nombreux médecins connus et respectés dont plusieurs avaient fait des contributions majeures et internationalement reconnues à la science et à l'art de la médecine. Il y avait aussi plusieurs fortes personnalités du type de celle de Georges Bélanger, à Verdun, et j'avais beaucoup de travail à faire pour apprendre à les connaître et pour établir de bonnes relations de travail avec chacun d'eux. Le personnel et les médecins étaient fiers de leur hôpital et fiers d'y travailler.

La culture institutionnelle était plutôt formelle et hiérarchique, et le rôle assigné au directeur général ne correspondait pas vraiment à mon style de gestion. J'aimais lancer des idées et avoir des discussions animées sur différents sujets. À Notre-Dame, le directeur général ne lançait pas d'idées et faisait très attention à tout ce qu'il disait en public. Quand il présentait un projet, tout le monde tenait pour acquis que sa mise en œuvre était presque un fait accompli.

Un jour, j'entrais à l'hôpital depuis le terrain de stationnement lorsque le chef du service de chirurgie orthopédique m'a abordé et a entrepris de me parler d'un nouvel appareil dont il avait besoin pour faire davantage de chirurgies laparoscopiques. Je lui ai répondu qu'il s'agissait d'un projet intéressant et que j'allais l'examiner. Deux jours plus tard, le chef du département de chirurgie a fait irruption dans mon bureau, furieux, et m'a demandé comment j'avais pu approuver l'achat d'un équipement d'une valeur de 300 000 $ pour le service d'orthopédie sans même lui en parler. Je lui ai expliqué ce que j'avais dit, mais le mal était fait. J'ai alors su que je devais être très circonspect dans mes propos et dans le choix de mes interlocuteurs.

Organisé et formel, mon prédécesseur avait eu un style de gestion conservateur. De caractère impérieux, il passait presque tout son temps dans son bureau et n'avait rien d'un personnage public. En raison du fossé entre nos styles de gestion respectifs, je devais procéder beaucoup plus lentement que j'en avais l'habitude. Je croyais qu'un directeur général devait être ouvert et accessible, tant pour le personnel que pour les médecins. J'ai découvert que la culture dominante à Notre-Dame ne tolérait aucune erreur, mais j'aimais essayer de nouvelles choses et j'étais convaincu que sans erreurs il y avait peu d'innovations et de progrès.

Un exercice de planification stratégique effectué avant mon arrivée avait permis de formuler une vision claire du rôle de l'hôpital Notre-Dame, qui consistait à créer un centre hospitalier universitaire (CHU), c'est-à-dire un hôpital avec la triple mission soins, enseignement et recherche tel que défini, en 1990, par des articles de loi. Ces articles avaient été conçus de façon à réduire le nombre d'hôpitaux universitaires en distinguant les hôpitaux d'enseignement complet des hôpitaux d'enseignement affiliés. La communauté universitaire médicale espérait que le gouvernement avait créé ces désignations pour augmenter la part du financement qu'on lui accordait. Bien qu'il n'existe toujours aucune formule de financement basée sur la désignation universitaire d'un établissement, cet exercice d'étiquetage a été à l'origine d'innombrables remous, de luttes et de fusions, et aurait dû, à mon avis, être plus mûrement réfléchi.

Quand j'étais arrivé à Verdun, mon mandat était plutôt vague, mais à mon arrivée à Notre-Dame, il était très clair : je devais établir et entretenir de bonnes relations extérieures avec l'université, le Conseil régional, le ministère de la Santé et des Services sociaux et le ministre lui-même, la population, les gens d'affaires et les donateurs de l'hôpital ; obtenir du ministre la désignation d'hôpital universitaire ; continuer à bien gérer les ressources ; enfin, assurer l'existence d'une fondation dynamique, capable de mener à bien toutes ses activités de financement.

Les acteurs clés

Compte tenu de la taille de l'hôpital Notre-Dame et du prestige dont il jouissait au Québec, il y avait beaucoup plus d'intervenants influents dans ce nouvel environnement que ce à quoi j'étais habitué. Le président du conseil d'administration, André Bisson, était un ancien haut dirigeant d'une banque et siégeait aux conseils d'administration de plusieurs grandes entreprises à travers le monde. Chancelier de l'Université de Montréal et président du conseil d'administration de l'hôpital Notre-Dame depuis quinze ans lors de mon arrivée, en 1992, il est demeuré en poste pendant toute la durée de mon mandat. M. Bisson, un gentleman raffiné d'une intégrité irréprochable, sait comment diriger un conseil. Il connaît le rôle du directeur général et la façon de l'utiliser pour le bien du conseil et de l'établissement. Nous nous parlions souvent et sa compréhension des enjeux à l'hôpital était remarquable. Sa passion pour Notre-Dame était contagieuse et c'est grâce à lui, entre autres, que j'ai rapidement développé un fort sentiment d'appartenance et de loyauté envers l'établissement. Un directeur général peut apprendre beaucoup d'un président de conseil expérimenté, en particulier sur la façon d'établir ses relations avec les membres du conseil.

Les membres du conseil étaient des personnalités influentes dans leurs milieux respectifs, élus par la population, désignés par des groupes d'intérêt conformément à la loi ou cooptés. Il s'agissait d'individus dotés de caractères bien trempés, habitués à ce qu'on les écoute. Je me souviens par exemple de la présidente de l'Association des auxiliaires bénévoles de l'hôpital Notre-Dame, Mme Lyla Paquette. Pendant des années, elle a travaillé inlassablement pour recueillir des fonds au moyen de diverses initiatives et pour recruter les bénévoles qui nous secondaient auprès de nos patients. Elle-même bénévole dotée d'une personnalité marquante, elle savait obtenir ce qu'elle voulait et avait le don d'amener les gens à céder avec joie à ses exigences. Les médecins l'adoraient, et elle avait toujours une attitude positive lorsqu'il s'agissait de recueillir de l'argent pour appuyer leurs projets et leurs demandes d'équipement. Mme Paquette passait régulièrement à mon bureau, et j'ai vite compris qu'elle savait tout ce qui se passait à l'hôpital : quels médecins éprouvaient des difficultés avec les résidents, qui avait une liaison avec qui et quelles étaient les situations délicates dont je devrais m'occuper moi-même. Ce furent des conversations très intéressantes, et cette dame m'a beaucoup aidé à découvrir le côté humain de l'hôpital.

Les médecins

Lorsque je suis entré dans la petite salle de conférence pour ma première rencontre avec le Conseil des médecins, dentistes et pharmaciens (CMDP), sept médecins, tous vêtus de leur sarreau blanc, étaient déjà assis autour de la table. Élu par l'ensemble des médecins de l'hôpital, le CMDP joue le rôle d'exécutif médical et d'instance politique. Créé en vertu de la Loi sur la santé et les services sociaux du Québec, il a la responsabilité de superviser toutes les questions médicales au sein de l'hôpital. Le conseil discute de questions comme la qualité des soins, les privilèges octroyés aux médecins, les sanctions, la couverture médicale, l'allocation des ressources, les nouvelles technologies, les projets de construction et le recrutement. Ses membres se rencontrent habituellement une fois par mois, toujours en présence du directeur général, qui ne doit rater aucune de ces réunions, à moins d'être malade au point de ne pas pouvoir sortir du lit.

Les membres de ces conseils sont souvent les chefs des principaux départements, et c'était le cas à Notre-Dame. Certains d'entre eux s'intéressaient davantage à l'enseignement et à la recherche tandis que d'autres préféraient la pratique. Les médecins moins tournés vers la fonction enseignante étaient en général plus politiques et sont devenus la force motrice du projet de création de l'hôpital universitaire. À l'instar de ce que j'avais fait à Verdun, je les ai tous rencontrés individuellement, de même que les membres de leurs départements respectifs, afin de mieux comprendre leurs besoins.

L'équipe

L'équipe de direction que j'ai rencontrée à mon arrivée à l'hôpital Notre-Dame était en fonction depuis très longtemps, et ses membres étaient tous beaucoup plus âgés que moi, qui n'avais que quarante-deux ans. Ils avaient passé la majeure partie des dix années précédentes sous l'autorité du même directeur général et partageaient son approche conservatrice en matière de gestion de l'hôpital. Cette équipe est devenue mon principal défi, et j'ai dû passer beaucoup de temps avec chaque directeur pour comprendre les dynamiques administratives de chaque direction. J'ai commencé par les finances puisque la quasi-totalité des projets de développement d'un hôpital sont tributaires de sa santé financière. Je me suis ensuite occupé des soins infirmiers, où étaient soulevées les questions de qualité des soins et du nombre d'heures travaillées. Le directeur des services techniques, des infrastructures et de l'entretien, Pierre Chénier, avait travaillé pour moi pendant des années à Verdun et avait été embauché environ un an avant mon arrivée à Notre-Dame : son service était très bien géré, il n'y avait pas de problème majeur et ce n'était donc pas ma principale préoccupation.

L'une des tâches les plus difficiles d'un directeur général consiste à demander à quelqu'un de quitter l'organisation ou de réduire son rôle ou ses responsabilités. Dans de tels cas, je privilégie toujours une approche claire, factuelle et franche lorsque je présente les motifs qui sous-tendent ma décision. J'estime que la loyauté d'un collaborateur envers l'organisation et envers son supérieur est toujours la qualité primordiale : si le niveau de confiance requis n'existe pas, il faut mettre un terme à la relation. En présence d'une équipe de direction bien en selle, cette loyauté est souvent un facteur décisif au moment de l'arrivée d'un nouveau directeur général.

Les syndicats

Mon approche avec les syndicats était de nature non conflictuelle. Je suis arrivé à Notre-Dame avec un respect certain pour leur importance et leur rôle dans un hôpital et je crois que j'avais aussi gagné le leur. Comme l'hôpital Notre-Dame représentait le vaisseau amiral des hôpitaux universitaires québécois, il faisait aussi fonction de baromètre pour les syndicats, particulièrement pour la CSN, la plus militante des centrales syndicales québécoises. Je n'ai pas modifié ma stratégie et j'ai fait face aux mêmes résistances de la part du directeur des ressources humaines et du responsable des relations de travail que celles auxquelles je m'étais heurté à Verdun. On m'a fait comprendre que la CSN utilisait souvent l'hôpital Notre-Dame comme banc d'essai de ce qui pouvait être obtenu ailleurs au Québec. L'utilisation de critères d'efficience dans l'administration de l'établissement, que ce soit au moyen d'une approche de gestion de la qualité ou dans le cadre d'une réingénierie, serait perçue par le syndicat comme une menace pour les emplois; il s'agissait donc d'une décision qu'il fallait se garder de prendre pour l'instant. J'ai fait valoir qu'il était possible de réduire suffisamment les coûts administratifs non seulement pour équilibrer le budget mais aussi pour financer de nouvelles initiatives. La plupart des programmes dans un hôpital sont à fort coefficient de main-d'œuvre, celle-ci représentant environ 76 % du budget dans un hôpital universitaire. Je pouvais donc garantir aux syndicats que l'adoption d'une approche fondée sur la gestion de la qualité n'entraînerait aucune perte d'emploi et qu'on pourrait affecter le personnel touché à de nouveaux programmes. Passant outre aux recommandations du directeur des ressources humaines, j'ai intégré la participation formelle des syndicats dans ma stratégie de gestion. Cette approche a fonctionné et, par la suite, le syndicat a utilisé ce modèle pour amener d'autres hôpitaux à adopter les mêmes pratiques.

J'ai établi de bonnes relations avec le président de la CSN, Gérald Larose, et avec son vice-président, Marc Laviolette, qui a par la suite fait partie de mon conseil d'administration. Quand j'ai quitté l'hôpital Notre-Dame, la CSN m'a remis une plume habituellement offerte aux membres de son exécutif au moment de leur départ. J'en ai éprouvé une grande fierté, et cette plume se trouve toujours sur mon bureau aujourd'hui.

L'environnement de l'hôpital

Mon intégration dans l'environnement complexe de Notre-Dame s'avérait pleine de défis, et j'avais essentiellement opté pour la même approche qu'à Verdun. La différence résidait dans la nature même de mon nouveau lieu de travail. J'étais un jeune gestionnaire, respecté de ses pairs et jouissant d'une certaine visibilité. Cela répondait aux attentes au sein de cet établissement, qui avait besoin d'un leader apte à le représenter efficacement auprès de ses interlocuteurs externes. À l'interne, toutefois, la façon dont les choses se déroulaient et le travail accompli par les médecins et par l'administration faisaient consensus. Je me souviens d'avoir entendu un chef de service dire que « Notre-Dame [avait] besoin d'un capitaine pour tenir le gouvernail, pas pour changer de direction ».

Trois grandes constellations de pouvoir exerçaient leur influence à l'hôpital Notre-Dame. Le corps médical y était puissant, tandis que le président du CMDP disposait d'un poids politique considérable ; les chefs de département jouissaient d'une grande autorité ; enfin, les médecins entretenaient des relations directes avec le conseil d'administration par le truchement de leurs représentants qui y siégeaient.

Le conseil d'administration, y compris son président, exerçait aussi un fort ascendant en raison à la fois du pouvoir qu'il avait acquis au fil des ans et de la qualité de ses membres, tous très impliqués et extrêmement fiers de leur hôpital. Enfin, l'équipe de direction possédait une autorité indéniable : elle avait réussi à préserver l'équilibre budgétaire et travaillait à la mise en œuvre d'un projet de construction de 100 millions de dollars. Le directeur des affaires professionnelles, le docteur Régis Maltais, était un radiologiste respecté, qui assumait ses fonctions depuis plusieurs années. Le défi pour moi se résumait donc à ceci : établir ma propre autorité en tant que directeur général et faire ma place parmi toutes ces constellations de pouvoir.

En étudiant le plan stratégique et le budget de Notre-Dame ainsi que les orientations adoptées par l'université, j'ai acquis la conviction que la meilleure stratégie consistait à développer les domaines d'excellence qui faisaient déjà la notoriété de l'hôpital et à y consacrer nos efforts et nos ressources. Notre-Dame jouissait déjà d'une réputation internationale en tant qu'hôpital universitaire. Toutefois, le gouvernement avait introduit la notion d'« hôpital universitaire désigné » : le corps médical voulait donc que l'institution investisse tous les domaines de la médecine universitaire – il y en avait 32 – à l'intérieur de l'établissement actuel et que celui-ci devienne le centre principal de médecine universitaire de l'Université de Montréal. Il soutenait que la synergie entre les différentes disciplines rendue possible par la coexistence de toutes les spécialités à un seul endroit représentait la voie de l'avenir, d'autant que la tendance était aux approches multidisciplinaires, tant en enseignement qu'en recherche.

J'étais d'avis que l'hôpital n'était pas assez grand et ne disposait pas des moyens nécessaires pour y parvenir. Je croyais que la spécialisation était la seule façon de gérer l'investissement de ressources qui permettrait à l'hôpital d'être compétitif sur le plan international. Les médecins proposaient que Notre-Dame emprunte la voie de l'enseignement et de la recherche dans toutes les disciplines pour atteindre la masse critique essentielle à l'atteinte d'un tel niveau d'excellence et ainsi obtenir le soutien nécessaire pour être à l'avant-garde de la recherche médicale. Historiquement, tous les grands hôpitaux universitaires du monde avaient privilégié cette avenue, et cela demeurait le rêve des médecins de Notre-Dame.

J'ai compris que cette question représentait la clé de voûte de mon acceptation à l'hôpital et que je ne disposerais jamais de l'appui essentiel au déploiement de ma propre vision, même si j'étais convaincu que c'était la seule approche financièrement viable compte tenu du contexte où nous nous trouvions. La stratégie de spécialisation à laquelle j'adhérais ne pouvait que créer des conflits avec le personnel médical et universitaire. Je n'avais donc pas le choix d'accepter l'idée d'un centre hospitalier universitaire regroupant toutes les spécialités médicales, et j'ai entrepris d'analyser la façon dont on pouvait la mettre en œuvre. Cette vision m'a finalement conduit à appuyer les fusions qui ont été proposées quelques années plus tard comme moyen d'avoir accès aux ressources nécessaires à sa concrétisation.

En théorie, cette approche n'est pas dénuée de mérite. Toutefois, j'ai plus tard appris, comme bien d'autres, que les coûts – humains et matériels – d'un tel regroupement sont énormes. Il est très difficile de mener à bien la fusion d'hôpitaux universitaires dont les niveaux de performance et la reconnaissance en matière d'enseignement varient beaucoup. J'ai réussi à convaincre les médecins d'accepter la fusion avec deux autres hôpitaux – ils considéraient le premier comme l'égal de Notre-Dame sur le plan de l'enseignement mais voyaient l'autre comme étant plus faible – en faisant valoir que c'était la seule façon d'obtenir la masse critique nécessaire pour devenir un hôpital universitaire complet, dans tous les champs de spécialisation. Les médecins en sont alors arrivés à la conclusion que la seule solution résidait dans la construction d'un nouveau méga-hôpital, dont tous les pavillons seraient regroupés sur un seul site et qui excellerait dans tous les domaines de la médecine universitaire.

Je ne suis pas certain que cette approche soit la meilleure. Avec le leadership nécessaire, je crois qu'on peut atteindre les objectifs en médecine universitaire grâce à une spécialisation coordonnée et qu'on peut assurer cette coordination entre plusieurs sites placés sous une autorité unique. Le danger d'un méga-hôpital réside dans la diminution de l'accessibilité des soins. Si le projet d'un tel méga-centre va de l'avant, il faut alors en réduire la taille le plus possible et faire en sorte, en parallèle, qu'un grand hôpital communautaire tertiaire (c'est-à-dire de services spécialisés) puisse offrir presque tous les services à un coût par cas moindre que s'il s'agissait d'un hôpital universitaire complet. (J'expliquerai plus loin dans ce chapitre comment on peut atteindre cet objectif.)

En 1992, c'était toutefois le succès de ma prise de fonctions à Notre-Dame qui me préoccupait ; toute cette question des fusions n'allait devenir d'actualité que quelques années plus tard. Mon intégration s'avérait beaucoup plus difficile à Notre-Dame qu'à Verdun. J'étais vu comme un gestionnaire ambitieux qui s'intéressait à l'innovation et au changement dans un hôpital conservateur et engoncé dans ses vieilles habitudes. Plusieurs personnes croyaient que mon expérience à la tête d'un petit hôpital communautaire ne me permettait pas de comprendre les complexités d'un établissement universitaire de premier rang. Au début, certaines résistances étaient aussi liées à mes origines culturelles, différentes de celles de la quasi-totalité du personnel de l'hôpital, mais cela ne s'est jamais manifesté ouvertement et, très peu de temps après mon arrivée, ce n'était déjà plus un problème.

Peu après mon entrée en fonctions, le directeur des services techniques est passé à mon bureau pour me demander si tout allait bien et si j'avais besoin de quelque chose. Construit en 1932, l'hôpital Notre-Dame était un établissement catholique ; il y avait donc un crucifix au-dessus de la porte de mon splendide bureau lambrissé. Sachant que j'étais juif, il m'a demandé si je voulais qu'on l'enlève. J'ai tout de suite répondu non, dans la mesure où cette croix faisait partie de l'hôpital et y serait encore longtemps après mon départ. Les traditions et l'histoire d'une organisation doivent être respectées et préservées, et un établissement tire très souvent fierté de ses origines.

Faire ma place à l'hôpital

Puisque mon expérience à Verdun m'avait bien servi, j'ai utilisé la même approche à Notre-Dame. J'ai passé les premiers mois à apprendre à connaître les divers groupes et les acteurs clés au sein de l'organisation. Même si mon style de gestion était très différent de celui de mon prédécesseur, j'avais compris que je pourrais l'appliquer à la condition de demeurer prudent, tant dans mes commentaires que dans mes suggestions, et de respecter les canaux formels de communication et de prise de décision. Grâce à ma capacité d'adaptation, j'ai pu modifier légèrement la culture organisation-nelle, mais ces changements subtils ne s'instaurent que progressive-ment et suscitent de vives résistances lorsqu'ils sont mis en œuvre trop rapidement.

À la recherche de projets gagnants

Comme à Verdun, ma stratégie reposait en partie sur la recherche de projets gagnants. Cette fois-ci, c'était l'équipement médical qui figu-rait au sommet de ma liste. Le service de cardiologie était puissant, dynamique et en concurrence directe avec l'Institut de cardiologie pour l'obtention du statut de centre universitaire de cardiologie à Montréal. Ses médecins avaient besoin d'un nouveau laboratoire de cathétérisme afin d'effectuer des travaux dans le domaine des endo-prothèses coronariennes, une technologie non invasive, nouvelle à l'époque, qui permet de réparer les artères bloquées sans opération à cœur ouvert. J'ai immédiatement soutenu le projet. L'aménage-ment du nouveau laboratoire requérait l'approbation du ministère et la préparation d'un devis financier. Quant au service de radiologie, il demandait une salle d'imagerie par résonance magnétique (IRM), absolument nécessaire pour un hôpital universitaire de la taille de Notre-Dame. Une fois lancés, ces deux projets ont mené à l'em-bauche d'un nouveau directeur de la fondation pour m'appuyer et aider les divers services à amasser les fonds requis.

L'autre projet gagnant a consisté à créer une direction des com-munications chargée de développer les communications internes et, à l'externe, d'améliorer la visibilité de l'hôpital. Du jour au lende-main, tous les secteurs de l'organisation ont commencé à recevoir des informations qu'ils n'avaient jamais eues auparavant, ce qui a considérablement renforcé leur sentiment de participation à la vie de l'organisation. À l'externe, nous avons organisé des rencontres avec les journalistes couvrant le domaine de la santé et créé une équipe de médecins porte-parole de l'hôpital pour répondre à leurs questions. Le nouveau directeur des communications et des affaires publiques, Jacques Wilkins, est rapidement devenu une personnalité bien connue et très appréciée au sein de l'hôpital ; il a même été surnommé « le confesseur » parce que les médecins, les directeurs, les membres du conseil et certains employés aimaient lui « confesser » leurs problèmes, c'est-à-dire les projets et les questions qui avaient une incidence sur leur travail.

L'un des principaux mandats que j'avais reçus du conseil d'administration visait à rehausser le profil de l'hôpital, un objectif atteint au moyen d'une présence accrue dans les médias, au Québec et dans tout le pays. Notre approche consistait à communiquer régulièrement avec les médias et à prendre position sur les sujets d'actualité dans le domaine de la santé. Nous avons commencé à recenser les publications scientifiques et à noter la fréquence des citations positives à propos de l'hôpital. L'acceptation de mon leadership par le personnel et par les acteurs clés de l'organisation s'est accrue au fur et à mesure de nos succès et de l'accroissement de la reconnaissance de l'hôpital dans les médias.

Devenir un leader au sein d'une organisation complexe

Jusque-là, je n'avais jamais analysé le processus d'intégration d'un directeur général dans son organisation : je ne faisais qu'aller de l'avant de façon intuitive. J'avais appris à connaître l'hôpital et ses principaux acteurs, consacrant les premiers mois à déterminer ses forces et ses faiblesses ainsi que l'existence d'une vision d'avenir. J'avais ensuite conçu ma stratégie à partir de mes constats tout en gardant à l'esprit les qualités qui m'étaient apparues indispensables à l'exercice d'un leadership efficace. Six mois après mon arrivée à Notre-Dame, j'ai rencontré Ann Langley et Jean-Louis Denis, qui enseignaient l'administration de la santé respectivement à l'Université du Québec à Montréal et à l'Université de Montréal. Ils voulaient faire une étude de cas sur l'intégration d'un nouveau leader au sein d'une organisation complexe ; cela impliquait qu'ils m'accompa-

gnent pendant un certain temps et s'entretiennent avec des médecins, des représentants du personnel et des membres du conseil
d'administration pour tenter de concevoir un modèle descriptif de
ce processus. J'ai d'abord hésité : leur projet impliquait un degré
d'exposition personnelle auquel je n'étais pas préparé et je ne savais
pas comment l'hôpital accueillerait cette proposition. J'ai donc
consulté des médecins et le président du conseil, qui ont tous été
d'avis que cela s'avérait parfaitement opportun puisque l'hôpital
était un centre universitaire. J'ai donné mon accord et, par la suite,
l'article rendant compte des résultats a paru dans le journal *Gestion*,
publié par l'École des hautes études commerciales de Montréal[2].

Plus de quinze ans après les faits, en relisant l'article dans lequel
mes dix-huit premiers mois à l'hôpital Notre-Dame sont décrits, le
processus d'intégration m'apparaît beaucoup plus clair. En arrivant
dans une nouvelle organisation, un directeur général peut s'y intégrer, la transformer, travailler en parallèle avec elle ou trouver un
compromis entre ces trois options. J'ai très vite compris que si je
voulais qu'on tienne compte de mes idées, je devais trouver une façon
de faire des compromis avec l'hôpital. Comme je l'ai écrit précédem-
ment, Notre-Dame se caractérisait par l'existence de très fortes
constellations de pouvoir et d'une vision très claire de son avenir. Je
voulais instaurer un nouveau style de gestion, ouvrir l'organisation
au monde extérieur et amorcer des changements qui prépareraient
l'hôpital à gérer les contraintes financières et les mesures de rendement qui m'apparaissaient imminentes.

De nouvelles initiatives

Après m'être familiarisé avec l'organisation et avoir pris la mesure de
sa capacité d'adaptation aux changements et aux idées nouvelles, j'ai
commencé à mettre en œuvre une série de nouvelles initiatives. Tou-

---

2. *Gestion*, vol. XXI, n° 4, décembre 1996.

jours convaincu que le conseil d'administration était un outil essentiel, j'ai créé des comités chargés d'examiner différents aspects du travail à l'hôpital. C'est ainsi qu'ont été créés les comités suivants : finances et audit, qualité, construction et acquisition d'équipement, ressources humaines et planification. Cela permettait aux membres du conseil d'accroître leur implication mais modifiait également l'équilibre des pouvoirs.

Dorénavant, les membres de la haute direction devaient non seulement s'impliquer davantage, mais aussi faire circuler plus d'information au sein des comités qu'ils étaient appelés à gérer. Cela équivalait à réduire l'autorité d'un petit groupe, le traditionnel exécutif d'un conseil d'administration, et à partager les pouvoirs décisionnels entre un plus grand nombre de personnes, encourageant de ce fait des discussions plus approfondies sur différentes questions.

La culture de gestion

J'avais pour objectif suivant de transformer les pratiques de gestion et d'ancrer la culture managériale dans une approche d'amélioration continue de la qualité. Cette réorientation a suscité de fortes résistances. S'estimant déjà efficaces, les gestionnaires voyaient dans la priorité que j'accordais à cette question une forme de non-reconnaissance de la qualité des pratiques existantes et l'attribuaient à ma méconnaissance de l'hôpital.

J'ai alors mis en place un programme de formation des gestionnaires par leurs pairs. Pour faire la preuve de l'importance que j'accordais à cette façon d'aborder la gestion, j'ai moi-même donné des séances de formation aux médecins. Je touchais manifestement une corde très sensible au sein de l'hôpital, et le programme d'amélioration continue de la qualité est progressivement devenu un programme de réingénierie plus compatible avec la vision que les gestionnaires avaient d'eux-mêmes.

Dans le contexte d'un hôpital, la réingénierie signifiait la création d'équipes multidisciplinaires regroupant des médecins, des infirmières et des membres du personnel professionnel et non spécialiste qui étaient chargées de trouver des moyens d'améliorer la performance et la qualité de programmes précis. Cependant, il faut des années pour influencer la culture et les façons de faire d'une grande organisation. Mon prédécesseur avait été en poste pendant dix ans et la culture existante était bien enracinée. Peu à peu, toutefois, la gestion axée sur la qualité est devenue partie intégrante du quotidien : l'hôpital était sur la bonne voie. Malheureusement, trois ans après le début de cette réorientation, les discussions entourant la fusion de Notre-Dame avec deux autres hôpitaux ont détourné l'énergie des gestionnaires vers ce projet de regroupement et ses conséquences. Ces débats ont canalisé tant d'efforts et tant de ressources que la culture managériale dont je pilotais l'instauration a été reléguée aux oubliettes. Les remous causés par la fusion ont empêché cette nouvelle approche d'amélioration continue de la qualité de se développer aussi pleinement que je l'avais souhaité.

Le bureau du directeur général

Outre l'embauche d'un nouveau directeur des communications et des affaires publiques, j'ai créé une série de postes au sein du bureau du directeur général : un responsable du contrôle de la qualité, un auditeur interne et un adjoint responsable des nouvelles initiatives. Là encore, il y a eu des résistances parce que les directeurs estimaient que ces nouveaux venus les éloignaient du cercle d'influence du directeur général. Il leur a fallu un certain temps avant de comprendre qu'ils pouvaient utiliser ces professionnels au bénéfice de leurs propres initiatives. À ce propos, les directeurs généraux d'hôpitaux devraient veiller à ne pas s'entourer d'un petit cercle de proches collaborateurs qui risque de donner aux cadres supérieurs et aux médecins l'impression qu'une barrière les isole de ce petit groupe d'initiés.

Le renforcement du bureau du directeur général favorisait toutefois la germination et l'éclosion d'idées nouvelles. J'ai donc choisi des personnes déjà sensibilisées à cette approche en raison de leur personnalité et de leurs champs d'intérêt.

Les services ambulatoires

Je souhaitais également présenter une vision renouvelée des services ambulatoires. À Notre-Dame, outre la chirurgie, nous avons adopté cette approche dans tous les services où les patients pouvaient être examinés, évalués et traités sans devoir les admettre à l'hôpital et leur faire occuper un lit. Les médecins jugeaient qu'ils recouraient déjà amplement à cette pratique et, au début, ils n'ont pas vu l'utilité de créer une unité spéciale de soins ambulatoires. En m'appuyant sur des résultats obtenus ailleurs, notamment aux États-Unis, j'ai pu faire la démonstration des économies potentielles de cette approche pour l'hôpital et les persuader que c'était la voie à privilégier. J'ai encouragé l'innovation au sein de ces nouvelles activités ambulatoires, et les médecins en sont venus à y voir un défi et une occasion d'utiliser de nouvelles technologies ; ils ont alors souscrit avec enthousiasme à cette idée, d'autant plus qu'elle était perçue comme une composante essentielle d'un centre hospitalier universitaire.

Le conseil a approuvé la création d'un nouveau centre ambulatoire qu'on devait construire à côté des bâtiments existants. Ce projet a disparu au moment de l'annonce de la fusion de Notre-Dame avec deux autres hôpitaux montréalais et, à la suite d'innombrables manœuvres politiques parmi les principaux responsables au sein de la nouvelle entité fusionnée, le centre ambulatoire n'a toujours pas vu le jour. Le premier projet en ce sens avait été déposé en 1994.

Mon processus d'intégration a certainement été placé sous l'égide du compromis dans la mesure où j'avais adhéré à la vision universitaire qui ralliait les médecins tout en essayant de transformer la culture organisationnelle de l'hôpital et de favoriser l'innovation dans un environnement conservateur. J'avais entrepris de redistribuer le pouvoir détenu par un petit groupe auprès d'un groupe élargi d'intervenants, assurant de ce fait une meilleure participation.

Au bout de trois ans, en 1995, ma position était fermement établie à la tête de l'hôpital et je jouissais de la confiance pleine et entière de l'organisation.

Les nouvelles technologies

Il n'y a probablement pas d'autres domaines que la médecine où on déploie autant d'efforts pour approfondir nos connaissances et pour expérimenter de nouvelles techniques, de nouveaux équipements et de nouvelles technologies. Les soins de santé coûtent de plus en plus cher, non pas parce que les gens sont plus malades qu'auparavant, mais au contraire parce qu'ils sont en meilleure santé. Les sociétés pharmaceutiques cherchent constamment à découvrir et à produire de nouveaux médicaments capables de mieux traiter des maladies connues et de faire face à de nouveaux problèmes. Les nouvelles souches de bactéries résistantes aux antibiotiques constituent un bon exemple de cette lutte sans merci entre les entreprises pharmaceutiques et la nature.

Les données les plus récentes indiquent qu'il faut compter environ douze ans et quelque 800 millions de dollars américains pour mettre un nouveau médicament sur le marché. Ces coûts sont transférés aux systèmes de santé. On crée et améliore sans cesse de nouveaux outils diagnostiques qui permettent d'examiner l'intérieur du corps humain, et les pressions en faveur de l'utilisation accrue de ces technologies sont énormes. Toutefois, ces outils ne sont pas qu'une source de coûts supplémentaires : ils peuvent aussi nous faire économiser beaucoup d'argent.

À Notre-Dame, au moment même où les soins ambulatoires passaient en mode prioritaire et où nous recherchions de nouvelles façons de réduire la durée des séjours à l'hôpital, un événement imprévu est venu prouver à quel point ces nouvelles technologies peuvent nous être utiles. Pendant que je désherbais mon jardin, je m'étais coupé le coude avec un morceau de verre enfoui dans le sol. J'avais nettoyé la coupure, mais peu de temps après, mon coude me faisait mal et la plaie s'était infectée. J'ai fait soigner ma blessure à l'urgence de Notre-Dame, où on a fait un prélèvement avant de me donner des antibiotiques. Quelques jours plus tard, durant une conversation avec le chef du département de médecine, je lui ai parlé de ma douleur au bras. Il a alors remarqué que l'infection avait causé une traînée rougeâtre qui remontait jusqu'à mon épaule. J'ai été hospitalisé sur-le-champ. On m'a dit que l'infection était devenue systémique et qu'après avoir gagné le bras, elle risquait de s'étendre à tout mon corps. Si on ne l'enrayait pas immédiatement, je risquais de mourir.

Je n'avais jamais eu peur à ce point, et tout l'hôpital a bientôt été au courant. Un spécialiste du service de microbiologie est venu m'examiner, a prélevé des échantillons et a prescrit un traitement antibiotique de choc, par intraveineuse. Dans la mesure où on ne devait pas connaître les résultats des analyses avant quelques jours, les médecins se demandaient avec inquiétude s'ils avaient utilisé le bon antibiotique, d'autant plus que le temps jouait un rôle déterminant et que je suis allergique à la pénicilline. Il fallait attendre quarante-huit heures avant de savoir si le traitement fonctionnait. Ma femme et moi surveillions la progression de la ligne rouge le long de mon bras. Tout le monde s'est fait du souci lorsqu'elle a atteint mon épaule, le lendemain matin ; j'étais sous surveillance constante. Mais après trente-six heures, l'infection avait cessé de progresser, et nous avons ressenti un immense soulagement lorsque le médecin nous a dit qu'il croyait que je réagissais bien au traitement.

Trois jours plus tard, après en avoir acquis la certitude, il m'a appris que j'allais devoir suivre une antibiothérapie intraveineuse d'une durée de vingt et un jours. Puisque j'étais déjà impatient de retourner au travail, on m'a proposé un traitement qui m'astreignait à une heure d'antibiothérapie toutes les sept heures. Cela me permettrait de travailler à mon bureau, quelques étages plus bas, mais j'allais devoir dormir à l'hôpital, donc y occuper un lit, pendant trois semaines. Devinant ma frustration, mon microbiologiste m'a proposé de faire l'essai d'une nouvelle pompe à perfusion que l'hôpital était en train d'évaluer dans le cadre de son programme ambulatoire.

Portée autour de la taille, cette pompe relie le patient à une pochette de liquide antibiotique qu'elle lui injecte de façon continue dans le corps au moyen d'un cathéter fixé au bras. On doit changer la pochette toutes les vingt-quatre heures, ce qui m'obligerait à me rendre à la clinique une fois par jour. Mais cela signifiait surtout que je n'aurais pas à occuper un lit à l'hôpital et que je pourrais aller travailler et rentrer à la maison comme d'habitude. J'ai accepté et reçu la formation nécessaire. Je me suis familiarisé avec tous les branchements, j'ai appris à lire et à programmer le débit de la perfusion et j'ai bien mémorisé tout ce qu'il fallait faire lorsque l'alarme se mettait à sonner. Au début, tout cela m'a paru un peu compliqué, mais à la longue, la pompe s'est avérée très facile à utiliser.

J'ai appris à dormir avec une pompe accrochée au mur au-dessus de mon lit et à la suspendre à la tringle du rideau avant de prendre une douche. Tout le monde à l'hôpital m'a vu me promener avec ma pompe et j'ai ainsi fait office de publicité ambulante fort efficace pour ce programme. Grâce à cette innovation, on a pu économiser dix-huit jours d'hospitalisation. Ces pompes coûtent 5 000 $ l'unité, mais j'avais acquis la conviction que ce projet en valait la peine, non seulement d'un point de vue financier pour l'hôpital, mais plus encore pour les patients, qui auraient la possibilité de reprendre une vie normale tout en recevant un traitement médical absolument indispensable. Ces tests ont mené à la mise en œuvre d'un programme complet dont plusieurs patients ont bénéficié.

L'université

À Notre-Dame, j'ai eu pour la première fois l'occasion de pénétrer dans l'univers de la médecine universitaire, fait de traditions, d'attentes élevées et d'individus en quête de prestige, de reconnaissance et d'excellence. C'est un domaine à haut coefficient politique, aussi difficile à gérer que n'importe quel hôpital. J'ai très vite appris que l'université et la faculté de médecine sont directement concernées par l'hôpital et par toutes les décisions susceptibles d'influer sur leurs propres objectifs. Près de 40 % de la recherche effectuée dans une université est menée par sa faculté de médecine. Il y a seize facultés de médecine au Canada et chacune d'elles est affiliée à un ou à plusieurs hôpitaux universitaires.

Le directeur général d'un hôpital universitaire doit établir de solides relations avec le doyen de la faculté de médecine et avec le recteur de l'université. Ils doivent créer un consensus autour de la vision et des orientations prises par la faculté et par l'hôpital. Le directeur général de l'hôpital et le doyen de la faculté doivent pouvoir se faire confiance afin d'éviter des situations dans lesquelles les médecins pourraient facilement les dresser l'un contre l'autre pour atteindre leurs propres objectifs. Cette relation de confiance, mutuellement avantageuse, dépend beaucoup de la personnalité des acteurs en présence ainsi que du nombre d'hôpitaux universitaires affiliés à l'université. À l'époque, l'Université de Montréal comptait cinq hôpitaux universitaires d'envergure et deux hôpitaux d'enseignement communautaire. Notre-Dame, le plus important d'entre eux, disposait du plus grand nombre de professeurs, de programmes et de résidents. Il existait des rivalités entre les hôpitaux, et le doyen était souvent pris entre deux feux, obligé de faire l'arbitre entre les différents intervenants. Il se formait des cliques et des alliances, et on dépensait beaucoup d'énergie dans cette rivalité pour s'emparer des professeurs, des ressources et des programmes. Il en résultait parfois des luttes acharnées entre certains hôpitaux, et des membres du corps médical en concevaient des animosités durables. Chaque hôpital voulait être un leader dans ses champs d'expertise, et il était fréquent que deux hôpitaux tentent de s'illustrer dans le même domaine. L'appui de l'université était essentiel au succès des efforts des hôpitaux, et des doyens solides et résolus jouaient un rôle crucial dans ces situations.

Le rôle du gouvernement dans la prestation des soins de santé

Au Canada, les soins de santé relèvent de la compétence des provinces et accaparent près de 45 % des impôts provinciaux. Soixante-dix pour cent des dépenses couvertes par le régime d'assurance maladie sont assumées par l'État, tandis que les 30 % restantes sont assumées par les particuliers, soit directement, soit par le truchement de régimes d'assurance privés ou collectifs. D'entrée de jeu, le système public assume toutes les dépenses des médecins et l'ensemble des coûts des services offerts dans les hôpitaux et dans les autres établissements de soins de santé. Lorsqu'on est hospitalisé et qu'on a besoin de médicaments, les coûts sont absorbés par l'hôpital. Une fois qu'on a reçu son congé, si on doit continuer à prendre ces médicaments, on doit les payer de sa poche. Cette distinction artificielle est inscrite dans le système canadien, et la plupart des provinces ont instauré des programmes complémentaires de soins à domicile, de cliniques communautaires ou d'assurance-médicaments, pour n'en nommer que quelques-uns. L'importance de la part du budget que les provinces consacrent à la santé et le rythme de sa croissance annuelle font en sorte que ce financement constitue un enjeu public et politique de tout premier plan, sur lequel je vais revenir en détail plus loin dans ce livre. Pour l'instant, je m'attarderai davantage sur la façon dont on gère le système à l'heure actuelle.

À l'hôpital de Verdun, je n'étais pas au fait du degré d'implication du ministère dans la gestion des établissements, mais j'en suis devenu beaucoup plus conscient grâce à l'expérience que j'ai acquise à Notre-Dame. Les politiciens sont élus dans des circonscriptions et cherchent constamment des façons d'y favoriser des investissements. La santé étant l'une de nos préoccupations constantes, la plupart des circonscriptions comptent un hôpital, une résidence de personnes âgées et un ou plusieurs CLSC. Pour les ministres ou les députés locaux, des investissements dans de nouveaux édifices, de nouveaux équipements, de nouveaux programmes ou de nouveaux services constituent toujours une façon privilégiée de faire reconnaître leurs efforts envers leurs concitoyens.

Puisque la santé accapare une part aussi considérable du budget québécois et que toutes les demandes de création ou d'élargissement de services ont un impact politique, plusieurs décisions sont fondées sur des intérêts et des attentes politiques plutôt que sur les besoins de la population. Les hôpitaux font pression sur les élus pour bloquer les projets de leurs concurrents et, par le biais de leurs associations respectives, diverses catégories d'établissements bloquent politiquement certains projets susceptibles de porter atteinte à leur autorité ou de réduire leur champ de compétence. Ainsi, les CLSC du Québec se sont mobilisés contre le projet d'« hôpital à domicile » de Verdun parce qu'ils ne voulaient pas que le secteur hospitalier soit impliqué dans les soins à domicile. Un hôpital a fait pression sur le gouvernement pour empêcher l'octroi d'un nouveau laboratoire de cathétérisme à un hôpital rival parce qu'il ne voulait pas perdre sa mainmise sur cette spécialité.

J'ai eu l'occasion de vivre une telle situation pendant que j'étais à Notre-Dame et je crois qu'elle a eu des conséquences importantes pour moi. Notre-Dame avait la charge de la plupart des volets des soins intensifs complexes et ultraspécialisés. Nous effectuions la plupart des transplantations d'organes à Montréal, à l'exception des transplantations pulmonaires, réalisées à l'Hôpital général de Montréal. Le nombre de celles-ci à l'échelle du Québec ou de n'importe quelle autre province canadienne est très limité, et elles sont en général effectuées dans un seul hôpital universitaire, si tant est qu'on en pratique dans cette province. Seuls quelques chirurgiens sont en mesure de prendre en charge des cas aussi complexes, qui exigent des préparatifs et des soins postopératoires très élaborés.

En 1993, l'Hôpital général de Montréal a commencé à avoir des difficultés avec son programme, dont le taux de succès était inférieur aux normes établies. Lentement et très prudemment, les chirurgiens qui effectuaient des transplantations à Notre-Dame ont commencé à prendre en charge un certain nombre de cas. Le programme de l'Hôpital général de Montréal a continué à se dégrader et, à la suite de discussions avec mon homologue à la tête de cet établissement, on a décidé de transférer ce programme à Notre-Dame, de même que les fonds nécessaires pour en couvrir les coûts, au cas par cas. Le Conseil régional et le ministère de la Santé étaient impliqués dans le dossier depuis le début et tenus informés de chacun des développements. Je veillais à ce que toutes les mesures de contrôle de la qualité soient en place et que les cas que nous prenions en charge soient médicalement appropriés et aient des chances raisonnables de succès. Cette décision était logique : si un patient avait besoin d'une double transplantation, par exemple cœur et poumon, l'opération devait être pratiquée dans un établissement capable d'effectuer les deux.

Par la force des choses, c'est dans les régions les plus peuplées – dans ce cas-ci, à Montréal – qu'on effectue le plus grand nombre de transplantations de poumons. La Maison des greffés, qui accueille notamment les candidats aux transplantations de l'extérieur de la ville en attente d'un organe ainsi que leurs proches, avait été créée à proximité de l'hôpital Notre-Dame.

En vigueur depuis environ dix mois, le programme avait un taux de réussite tout à fait acceptable lorsque j'ai reçu un appel du bureau du ministre de la Santé, qui me convoquait à Québec pour une rencontre avec le ministre. On m'a aussi dit que le PDG du Conseil régional allait être présent. C'était un bon ami et nous avons fait la route ensemble, sans connaître le but de la rencontre.

Le ministre nous a informés qu'il avait décidé de transférer le programme de transplantations des poumons de Montréal à Québec et qu'on les réaliserait dorénavant dans un petit hôpital spécialisé dans les maladies cardiaques et pulmonaires. Mon collègue et moi-même avons été frappés de stupeur : nous n'arrivions pas à comprendre ce qui s'était passé. La très grande majorité des patients vivaient à Montréal. Il y avait à Montréal des chirurgiens parfaitement compétents pour effectuer des transplantations pulmonaires, tandis qu'il n'y en avait aucun à l'hôpital Laval de Québec – pas plus qu'ailleurs dans la province – qui avait reçu la formation nécessaire. Nous avons énuméré tous les arguments qui démontraient que ce n'était pas une bonne idée et averti le ministre que cette décision allait susciter des réactions très négatives parmi la population, les médecins, les hôpitaux montréalais et les médias, dans la mesure où le transfert de ce programme de Montréal, où il existait une expertise et une expérience avérées, à Québec, où celles-ci faisaient totalement défaut, n'était ni rationnelle ni logique. Le ministre est demeuré inflexible et nous sommes donc rentrés à Montréal, incapables de croire ce qu'on venait de nous annoncer. Ce n'est que plus tard que nous avons compris que le ministre était aussi ministre responsable de la région de Québec et qu'il devait à ce titre veiller au développement de sa région. Nous avons aussi appris que le directeur général de l'hôpital Laval était un bon ami à lui.

Le ministre a fixé la date d'une rencontre à Montréal durant laquelle il prévoyait annoncer officiellement sa décision aux hôpitaux et à la population. Tel que prévu, la réaction a été extrêmement négative et lui a valu de nombreuses critiques. Ce fut un moment très difficile pour moi, car j'étais convaincu que les patients en attente d'une transplantation pulmonaire en subiraient les conséquences. Ceux-ci doivent en effet demeurer à proximité de l'hôpital – parfois durant de longues périodes – pendant qu'ils attendent qu'un organe devienne disponible. Cela signifiait donc que la plupart d'entre eux et leurs proches seraient contraints de déménager à Québec dans la mesure où ils provenaient en majorité de la grande région montréalaise. Ce type de transplantation requiert une expertise hautement spécialisée et, même si Notre-Dame effectuait déjà beaucoup d'opérations de ce genre et de recherches sur les médicaments antirejet, il avait fallu à ses équipes environ douze mois pour être à l'aise avec le programme et obtenir les taux de succès espérés.

Lors d'un échange auquel assistaient des journalistes, j'ai fait part de mes préoccupations, sans me rendre compte alors que je venais d'enfreindre une des lois cardinales pour un directeur général, d'autant plus que j'étais à la tête du « vaisseau amiral » du réseau de la santé : ne jamais mordre publiquement la main qui vous nourrit. C'est au directeur général qu'incombe la tâche d'obtenir les ressources nécessaires pour son établissement et d'assurer la jonction entre celui-ci et son environnement extérieur. Il n'est jamais bien vu que le directeur d'un grand hôpital universitaire critique une décision ministérielle. J'étais si préoccupé par ce dossier et les médias y réagissaient avec une telle intensité que les journalistes ont rapidement repris mes propos, bien que cela n'ait pas été mon intention. Cette nuit-là, je n'ai pas pu fermer l'œil tant je me suis fait du souci à propos des manchettes du lendemain. Après que ma position eut été rendue publique, j'ai senti une certaine tension dans mes relations avec le cabinet ministériel, même si les conséquences que j'avais redoutées se sont toutes produites.

En effet, dès le départ, le déménagement du programme a connu des ratés, et les critiques des médias se sont poursuivies de plus belle. Les journalistes s'en sont donné à cœur joie lorsqu'ils ont appris qu'il n'y avait aucun chirurgien en mesure d'effectuer de telles opérations à Québec et que l'hôpital Laval et le ministre tentaient de recruter des chirurgiens de Toronto et de les convaincre de déménager à Québec, alors qu'il y avait à Montréal des chirurgiens parfaitement capables de réaliser ces opérations. Au bout du compte, le programme n'a jamais quitté l'hôpital Notre-Dame et n'a jamais été transféré à Québec. Mais j'avais appris une leçon fondamentale !

Il existe d'innombrables autres exemples moins spectaculaires d'ingérence politique dans la gestion des établissements du réseau, et ce, dans toutes les provinces canadiennes. La question que je me pose depuis longtemps est de savoir si leur gestion directe devrait être protégée contre les interventions gouvernementales. Les gouvernements doivent choisir l'éventail des services couverts et fixer le niveau des fonds à y investir. Ils doivent aussi être responsables du suivi de la qualité et de l'efficience du système, mais je crois que si l'administration des soins de santé était confiée à une agence publique, le système serait mieux organisé et mieux géré. Il prêterait moins le flanc aux lobbys locaux, et les décisions prises répondraient mieux aux divers besoins des différentes régions et de la population en général. Je suis convaincu que le système de santé devrait être articulé en fonction de ces besoins et que la responsabilité d'y pourvoir sur un territoire donné devrait être assumée par un organisme capable d'offrir la majorité des services primaires et secondaires, qu'il s'agisse de soins de santé ou de services sociaux. Cette conviction a guidé le travail que j'ai plus tard effectué en tant que ministre délégué à la Santé du Québec et s'est concrétisée partiellement en 2005 avec la mise en place des centres de santé et de services sociaux (CSSS), fondé sur un découpage territorial.

Une fusion forcée et une retraite stratégique

En 1990, le gouvernement du Québec a adopté un projet de loi qui définissait et conférait un statut aux hôpitaux universitaires du Québec. Il y avait quarante-quatre organisations à travers la province qui prétendaient à ce titre : le gouvernement et les universités estimaient que le temps était venu d'instaurer un cadre directeur et de fixer des critères précis qui permettraient de clarifier ce qu'était, dans les faits, un hôpital ou un institut universitaire. On a donc défini dix-neuf critères à cette fin.

Le plan stratégique de 1990 de l'hôpital Notre-Dame était basé sur cette nouvelle démarche de désignation formelle des hôpitaux universitaires et je devais le mettre en œuvre. Cet exercice d'étiquetage rendait la concurrence entre les hôpitaux beaucoup plus âpre. Tous voulaient obtenir le statut d'hôpital universitaire de plein droit et non seulement affilié. Notre-Dame, appuyé en cela par le doyen de la faculté de médecine, considérait qu'il était destiné à devenir l'hôpital universitaire officiel et avait donc opté pour une vision qui l'amènerait à développer tous les programmes spécialisés plutôt que de concentrer ses énergies dans les domaines où il excellait déjà. La dynamique entre les cinq hôpitaux de l'Université de Montréal (Notre-Dame, l'Hôtel-Dieu, Saint-Luc, le Sacré-Cœur et Maisonneuve-Rosemont) n'était pas saine, et la faculté de médecine a décidé d'embaucher un consultant pour qu'il mène un exercice de planification stratégique qui permettrait d'échafauder d'éventuelles solutions.

Je me souviens d'être assis en compagnie des représentants des autres hôpitaux universitaires et du doyen de la faculté de médecine pour écouter les recommandations de ce consultant. La première consistait à fusionner Notre-Dame et l'Hôtel-Dieu sur le site existant de Notre-Dame, le tout devant être assorti de la construction d'un nouveau centre ambulatoire. J'avais fortement appuyé cette proposition dans la mesure où ces deux hôpitaux avaient déjà une forte vocation universitaire et réalisaient une vaste gamme de programmes de recherche. Ce nouvel hôpital se serait appelé le Centre hospitalier universitaire (CHU). La seconde recommandation prévoyait l'affiliation des hôpitaux Saint-Luc et Maisonneuve-Rosemont sur leurs sites respectifs, assortie d'un partage de leurs programmes universitaires et d'une désignation en tant que CHU. Le Sacré-Cœur aurait reçu le statut de centre universitaire affilié. D'autres combinaisons étaient envisageables, mais je considérais que la fusion de Notre-Dame et de l'Hôtel-Dieu sur un seul site produirait la masse critique nécessaire à l'existence d'un hôpital universitaire offrant toutes les spécialités. Cette proposition offrait l'autre avantage de pouvoir être réalisée rapidement. Le volume d'activité et la capacité de traiter les urgences seraient maintenus, tandis qu'on garantirait l'accès aux soins pour la population. Le site de Notre-Dame disposait de l'espace requis, et on pouvait mener à bien les travaux de construction pour environ 500 millions de dollars.

L'Hôtel-Dieu a rejeté cette idée parce que ses dirigeants croyaient qu'elle équivalait à une prise de contrôle par l'hôpital Notre-Dame, d'autant plus que le nouveau centre ambulatoire devait être érigé sur le site de ce dernier. Saint-Luc l'a également refusée, alléguant que la perte de certains de ses programmes était totalement inacceptable et faisait courir à l'établissement le risque de n'être plus qu'un hôpital affilié. Le doyen n'avait pas le poids suffisant pour imposer sa volonté, et l'exercice fut un échec retentissant. Parallèlement, l'Université McGill a compris la nécessité de procéder à une telle fusion pour atteindre la masse critique nécessaire et, grâce au leadership fort, presque directif, du doyen de la faculté de médecine, a été en mesure d'atteindre son objectif. McGill a réussi à convaincre les deux hôpitaux rivaux, l'Hôpital général de Montréal et le Royal Victoria, de fusionner tout en recommandant la construction d'un nouveau méga-hôpital qui offrirait toutes les spécialités. De cette façon, ils ont réussi à éviter de pénibles discussions sur la répartition des spécialités et n'ont pas eu à se demander qui serait perçu comme un vainqueur ou comme un perdant. Il était convenu que l'Hôpital de Montréal pour enfants, l'Institut thoracique de Montréal et l'Institut neurologique de Montréal soient inclus dans la fusion, et le plan prévoyait aussi la construction du nouvel hôpital Shriners pour enfants, un établissement privé, sur le nouveau campus.

À cause de l'incapacité des hôpitaux universitaires francophones à se doter d'une direction précise et de l'indécision de la faculté de médecine, le gouvernement a imposé la fusion de Notre-Dame, de Saint-Luc et de l'Hôtel-Dieu. Cette décision était une solution essentiellement politique, influencée par l'Hôtel-Dieu et par Saint-Luc. L'objectif consistait à faire en sorte que l'Hôtel-Dieu n'ait pas l'impression d'être soumis à une prise de contrôle par Notre-Dame, qu'il puisse disposer de l'appui de Saint-Luc dans les luttes de pouvoir qui allaient s'ensuivre et que Saint-Luc soit en échange assuré de faire partie de l'hôpital universitaire désigné et de ne pas être réduit au simple statut d'hôpital affilié. On a nommé Guy Coulombe, un haut fonctionnaire connu et très respecté, pour piloter la fusion et amener les parties à s'entendre. J'avais expressément appuyé l'idée d'une fusion de l'Hôtel-Dieu et de Notre-Dame sur un seul campus qui aurait regroupé deux établissements d'un même niveau d'excellence. J'avais envisagé un budget de 500 millions de dollars pour la construction du nouvel édifice qui nous aurait doté des lits et de l'espace nécessaires pour les soins ambulatoires qu'un hôpital moderne doit pouvoir offrir. Cinq ans auraient suffi à réaliser ce projet, en tout respect des objectifs de la médecine universitaire. La solution de compromis, adoptée pour des raisons politiques, a donné le coup d'envoi d'une saga de vingt ans que la province espère mener partiellement à terme en 2016 et conclure pour de bon en 2019 au coût de plus de 2,5 milliards de dollars, soit plus de deux fois et demie le budget initialement prévu de 800 millions.

La première réunion du conseil d'administration du nouveau Centre hospitalier de l'Université de Montréal (CHUM) a eu lieu le 16 octobre 1996. D'entrée de jeu, il était clair que l'Hôtel-Dieu et Saint-Luc allaient unir leurs forces pour empêcher Notre-Dame de prendre l'initiative. À cette fin, au moment de lancer le processus visant à choisir son premier directeur général, le conseil d'administration a décidé d'élargir l'appel de candidatures aux postulants de l'extérieur, et j'ai alors compris que je ne prendrais pas la tête de la nouvelle organisation.

J'estime qu'une erreur fondamentale a été commise dans la composition du nouveau conseil d'administration. Le gouvernement a décidé de répartir également ses membres parmi les trois hôpitaux. On y a également nommé les présidents du conseil de chacun des établissements fusionnés et les lignes de front ont immédiatement été tracées. À mon avis, le conseil d'un hôpital nouvellement fusionné devrait être presque entièrement composé de nouveaux membres, sans lien avec les conseils précédents. C'est ce qu'on a fait plus tard à Ottawa au moment de la création de l'hôpital d'Ottawa, lorsque le gouvernement, pour le gérer, a choisi des personnalités bien connues provenant des milieux d'affaires, gouvernementaux, financiers et judiciaires, ainsi que de la communauté elle-même.

Comme cela a aussi été le cas à Ottawa, le président du conseil devrait être nommé pour ses compétences reconnues et pour sa capacité à gérer de grandes organisations complexes : son rôle lors des premières étapes d'une fusion, avant le choix d'un directeur général, est essentiel au succès du processus.

À l'époque, j'ai été très déçu qu'on ne retienne pas ma candidature : je considérais que j'avais le leadership et le talent nécessaires à la réalisation d'une fusion aussi complexe, et je comprenais les besoins des médecins, de l'université et de la médecine universitaire. Mais aujourd'hui, après avoir piloté la fusion de cinq hôpitaux à Ottawa et la fermeture de deux d'entre eux, je suis conscient que le choix d'un directeur général provenant de l'un des campus dans le cadre d'une fusion imposée à laquelle résistent plusieurs des acteurs n'est pas la bonne façon de procéder. La personne choisie doit être un nouveau leader d'envergure, fort d'une expérience éprouvée dans le domaine de la gestion d'hôpitaux.

Un hôpital nouvellement fusionné a besoin d'un leader doté d'une grande expérience en matière de gestion d'une bureaucratie professionnelle au sein de laquelle l'autorité du directeur découle de la crédibilité qu'il peut se bâtir auprès des professionnels de l'organisation. Les médecins payés par le gouvernement et non par l'hôpital et dont le droit de pratique est conféré par le Collège des médecins ne sont pas placés sous l'autorité du directeur général. Le choix d'une directrice générale qui n'avait jamais géré un hôpital et qui ne possédait aucune expérience dans le domaine de la santé, de la médecine universitaire ou du travail avec les médecins ne pouvait que mener à l'échec, et nous sommes en droit de nous poser des questions sur les objectifs du comité de sélection. La personne choisie pour diriger le plus grand hôpital du Québec n'avait aucune expérience au sein d'un établissement hospitalier et a été remerciée deux ans plus tard. Mais le mal était fait ; l'organisation et son personnel en ont souffert. La tâche la plus importante d'un conseil est le choix d'un directeur général ; dans ce cas, le conseil du CHUM a commis une grave erreur.

On a nommé toute une série de directeurs intérimaires dans la foulée, et ce n'est qu'en 2002 qu'on a choisi un titulaire permanent. Il a lui aussi été démis par le ministère en 2008 et on lui a trouvé un successeur, à son tour remercié pour des raisons politiques en 2013. Bref, durant cette saga qui s'est étalée sur pas moins de vingt ans, l'établissement issu de la fusion a vu passer pas moins de cinq directeurs, dont trois ont été congédiés par le gouvernement.

En 1995, cinq ans après l'entrée en vigueur de la loi qui désignait les hôpitaux universitaires et les hôpitaux affiliés, tout le système de santé québécois était sens dessus dessous, et nulle part les manœuvres pour l'obtention de pouvoir et d'influence n'ont été aussi flagrantes qu'à Montréal.

L'histoire du CHUM est fascinante, et j'ai été diversement impliqué dans l'évolution de cet hôpital au cours des quinze années suivantes. Quand j'étais PDG de l'Hôpital d'Ottawa, en 1998, la ministre de la Santé du Québec m'a demandé mon avis. Plus tard, en tant que ministre délégué à Québec, j'ai été responsable du dossier des hôpitaux universitaires. Entre 2002 et 2012, à titre de PDG de l'Agence de la santé et des services sociaux de Montréal, j'ai été responsable de tous les services de santé offerts sur le territoire, y compris ceux des hôpitaux universitaires montréalais.

Je dirigeais la fusion de l'Hôpital d'Ottawa lorsqu'on m'a demandé de commenter une proposition de regroupement sur un seul site de tous les services offerts par l'Hôtel-Dieu, par Saint-Luc et par Notre-Dame. En 1998, Pauline Marois, alors ministre de la Santé et des Services sociaux, examinait ce scénario de création d'une seule organisation sur un campus unique, susceptible de faire contrepoids à la proposition des hôpitaux anglophones de McGill.

La tâche la plus ardue lors de telles fusions d'établissements universitaires consiste à créer un consensus autour de la répartition des divers programmes spécialisés sur les différents campus de la nouvelle entité. Chaque hôpital veut gérer les programmes où il s'estime le plus qualifié, mais dans la mesure où ces hôpitaux universitaires se livrent une concurrence de chaque instant, il est très difficile d'en arriver à une proposition capable de satisfaire tous les intervenants. À l'époque, le CHUM gérait plus de mille lits répartis dans les trois hôpitaux fusionnés, et le regroupement de toutes les activités sur un seul campus représentait un défi de taille. Au vu de la décision de fusionner les trois hôpitaux plutôt que seulement Notre-Dame et l'Hôtel-Dieu, l'idée d'un nouveau site m'apparaissait être la bonne. J'étais toutefois convaincu que tous les services ne devaient pas y être regroupés et qu'il devait y avoir un site secondaire où se trouverait un hôpital communautaire de 400 lits et une grande salle d'urgence très active, de même qu'un campus de troisième ligne d'une capacité de 600 lits, doté d'une petite urgence spécialisée à laquelle les autres hôpitaux pourraient référer des cas. Ces deux sites auraient une vocation universitaire afin de répondre aux besoins des spécialistes et des médecins de famille tout en menant des activités d'enseignement et de recherche de très haut calibre.

J'ai présenté les mêmes arguments au Centre universitaire de santé McGill (CUSM) et au CHUM lorsque je suis devenu ministre délégué. Le CUSM a alors opté pour la création de deux campus : celui de l'Hôpital général de Montréal, spécialisé en traumas et en interventions chirurgicales, et les nouveaux pavillons du site Glen, un campus plus axé sur la médecine que sur la chirurgie et devant également héberger l'Hôpital pour enfants et l'Institut neurologique. Plutôt que de répartir ses services sur deux sites, le CHUM a pour sa part choisi de se départir de 300 de ses lits universitaires pour pouvoir disposer de 700 lits sur un site unique.

Les projets des méga-hôpitaux demeurent parmi les plus complexes et les plus onéreux jamais entrepris dans le secteur de la santé au Québec et on les met en œuvre alors même qu'il existe un consensus autour de la nécessité de développer les soins de première ligne et de délaisser l'approche hospitalo-centrique. Lorsque les travaux de construction seront terminés, le véritable enjeu portera sur deux volets : trouver une manière de contrôler les pressions qui s'exerceront pour élargir la gamme des services curatifs ; payer les coûts de fonctionnement accrus de ces deux méga-établissements.

On peut transformer un système de soins de santé de fond en comble pour lui permettre de mieux répondre aux besoins émergents de la population. Les deux commissions mises sur pied par Québec (la commission Rochon et la commission Clair) ont recommandé le réalignement de notre système de soins de santé grâce à la mise sur pied d'une première ligne médiane forte sur l'ensemble du territoire. Il aurait alors été possible de faire les investissements nécessaires pour convertir notre système essentiellement hospitalier et curatif en un modèle davantage basé sur les besoins de la population et centré sur la gestion des maladies chroniques, des soins aux aînés ainsi que des problèmes de santé mentale, de santé publique et d'accessibilité, sans pour autant diminuer les capacités de soins déjà existantes. Le gouvernement a plutôt choisi d'investir massivement dans la construction d'infrastructures et dans la mise en œuvre de services hospitaliers, au détriment des infrastructures de soins de première ligne. On a ainsi opté pour des investissements considérables, qui vont entraîner un immense endettement à long terme, mais qui ne présenteront aucun avantage supplémentaire pour la population ou pour les services qui lui seront offerts. Est-ce à cause d'une mauvaise compréhension des enjeux de la part du gouvernement ? De pressions politiques émanant de groupes d'intérêts comme les universités, les médecins ou certains milieux d'affaires qui s'intéressent aux grands projets de construction ? D'une concurrence entre les communautés anglophone et francophone ? D'une quête de prestige lié à la construction de monuments ? De tout cela à la fois ? C'est difficile à dire, mais une chose est sûre : le Québec va pérenniser un système hospitalo-centrique inefficace et incapable de répondre aux besoins de la population.

Les leçons que j'ai apprises

Cette première expérience à la tête d'un grand hôpital universitaire m'a appris plusieurs nouvelles leçons. Certaines d'entre elles ont été ardues, mais plus tard, elles se sont avérées précieuses lorsque j'ai piloté une fusion considérée comme l'une des plus difficiles jamais réalisées au Canada. Elles m'ont aussi permis de devenir un gestionnaire efficace dans le milieu des établissements de santé universitaires.

Les médecins universitaires ont de gros ego et, à partir d'un certain point, lorsque leurs carrières sont bien lancées et qu'ils jouissent d'une certaine renommée internationale, ils peuvent former un groupe à part et exercer une grande influence sur leur université et sur la communauté des chercheurs. J'ai aussi appris que les médecins les plus politiques sont rarement les plus universitaires et que, même s'ils aiment enseigner, ce ne sont pas pour autant des chercheurs. Ils apprécient le pouvoir et la reconnaissance dont ils jouissent au sein de leur organisation et ils appuient les progrès de leurs collègues plus engagés dans la recherche universitaire. Ce sont eux aussi de fortes personnalités, et ils veulent être respectés et sollicités. Leur engagement et leur dévouement envers leur hôpital sont sincères, et un gestionnaire doit apprendre à bien travailler avec ces personnes souvent très actives sur le plan clinique et préoccupées par les questions liées au volume et à la nature des activités cliniques.

Un hôpital universitaire doit croître continuellement s'il veut demeurer concurrentiel par rapport à d'autres établissements similaires, que ce soit à l'échelle locale ou internationale. Cela signifie qu'il doit chercher à se doter des technologies les plus avant-gardistes, à avoir recours aux procédures les plus récentes, à proposer les traitements les plus novateurs et à engager le plus de participants possible dans le plus grand nombre d'essais cliniques. Dans cet environnement, un directeur général doit faire des choix en fonction des ressources limitées dont il dispose, en tentant de satisfaire les médecins autant que faire se peut.

J'ai appris que les décisions doivent toujours être fonction du patient et qu'elles doivent contribuer à améliorer la qualité des soins prodigués. C'est là l'argument le plus convaincant pour un conseil d'administration, et il obtient toujours un appui solide de la part d'une fondation. Dans un hôpital universitaire, les préoccupations reliées à l'enseignement viennent au second rang, suivies des considérations relatives aux coûts, qui doivent être raisonnables et gérables. Cette approche équilibrée constitue une bonne ligne de conduite lorsqu'il faut effectuer des choix parmi différents programmes.

La concurrence entre certains services pour avoir accès aux ressources, aux étudiants et au statut doit être bien gérée. La rivalité entre hôpitaux peut être très vive, et de bons contacts politiques sont souvent plus utiles que des arguments logiques et rationnels.

Pour transformer la culture d'un hôpital, il faut commencer par le haut, où les changements sont généralement le plus difficiles. Chaque directeur se considère comme le PDG de son propre domaine, et s'il est en poste depuis un certain temps, il peut refuser de changer simplement par crainte que cette transformation équivaille à reconnaître qu'il a déjà eu tort dans le passé. Le directeur général doit respecter ces préoccupations, agir avec douceur et démontrer les avantages des nouvelles façons de faire. Et si, au bout du compte, cela ne fonctionne pas, il se peut que le temps soit venu de changer de directeur.

Dans chaque hôpital se trouvent des gens dont j'aime à penser qu'ils sont de véritables joyaux cachés. Ils sont aimés de l'organisation, respectés de tous, au fait de ce qui se passe parmi le personnel et les médecins. Pour un directeur général, il s'agit d'alliés très précieux.

Mon expérience à Notre-Dame m'a certainement appris à ne jamais m'étonner du degré d'implication de la sphère politique dans la santé ni du nombre de mauvaises décisions prises par ignorance ou par refus d'écouter des conseillers avisés. Les gouvernements veulent toujours être réélus ; au Québec, cela se fait une circonscription à la fois. Cela mène parfois à des décisions prises en fonction du politicien le plus puissant plutôt que de l'option la plus valable. Un directeur général doit toujours savoir jusqu'où il est prêt à aller lorsqu'il critique publiquement une décision politique. Dans la mesure où il est responsable de la gestion de plusieurs dossiers et du personnel de son organisation, de telles prises de position sur la place publique sont rarement avisées. En définitive, quel que soit l'enjeu, il doit accepter de perdre une bataille si cela peut aider son organisation à aller de l'avant.

Les fusions sont utiles : elles permettent de faire certaines économies et d'obtenir la masse critique souvent nécessaire à l'amélioration de la qualité des soins et des services. Mais elles doivent être bien menées et dotées des ressources nécessaires dès le départ. Le leadership du conseil et du directeur général sont des facteurs cruciaux dans le succès d'une fusion, et des erreurs à ce niveau peuvent avoir des conséquences négatives à très long terme sur des milliers d'employés, sur la qualité des soins et sur les coûts de fonctionnement.

CHAPITRE 5

La délégation générale du Québec
à New York : un beau prix de consolation !

En 1996, durant le processus de sélection du directeur général du nouveau CHUM, le gouvernement du Québec m'a offert le poste de délégué général à New York, le deuxième en importance parmi toutes les délégations du Québec à l'étranger après celle de Paris. J'étais honoré qu'on me choisisse pour représenter le Québec, mais c'était aussi pour moi une façon élégante de quitter l'établissement fusionné.

Lorsque j'ai parlé pour la première fois de la possibilité que nous allions tous vivre à New York, les membres de ma famille ont été quelque peu déconcertés. Pour mon fils de dix-huit ans et pour mes jumelles, qui en avaient quinze, cela signifiait qu'ils devaient laisser leur école et leurs amis. Ma femme enseignait au cégep et allait devoir prendre un congé sabbatique. Nous en avons longuement discuté et, au bout du compte, tout le monde s'est dit prêt à se lancer dans l'aventure. Je suis allé à New York au début de 1997 pour chercher un appartement : le délégué de l'époque ne devait terminer son mandat que quelques mois plus tard, et le logement du gouvernement du Québec dans la tour du Museum of Modern Art n'était pas assez grand pour une famille avec trois enfants. Je voulais donc trouver un appartement suffisamment spacieux pour qu'il puisse également servir de résidence officielle : je devais pouvoir y donner des réceptions et y loger le chef cuisinier qui travaille à temps plein pour le délégué général. Ce chef est traditionnellement un étudiant ou un diplômé de l'Institut de tourisme et d'hôtellerie du Québec, et la délégation québécoise a la réputation d'avoir un des meilleurs chefs de tous les consulats new-yorkais.

Nous avons trouvé un magnifique appartement dans un vieil édifice prestigieux, récemment rénové, de l'Upper West Side, à l'angle de Broadway et de la 86e Rue. Il comprenait un studio-terrasse facilement accessible depuis le logis principal. Les meubles de notre résidence montréalaise pouvaient garnir environ la moitié de l'espace disponible, mais il nous fallait du nouveau mobilier pour le salon et pour la salle à manger. Nous avons orné les murs d'œuvres d'art québécoises prêtées par le Musée national des beaux-arts du Québec. Quand les membres de ma famille sont arrivés, ils ont eu l'impression de s'installer dans un palace. Nous pouvions accueillir dix-huit personnes autour de la table de la salle à manger, où nous avons organisé plusieurs réceptions pour des diplomates, des artistes québécois souhaitant accroître leur rayonnement ainsi que des ministres du gouvernement du Québec venus rencontrer des représentants de l'industrie et des leaders de la ville et de l'État de New York. Nos filles ont fréquenté d'excellentes écoles secondaires et notre fils a été accepté à l'Université de New York. Ma conjointe était une hôtesse charmante et, au fil des mois, elle s'est beaucoup impliquée dans les activités de la délégation.

J'étais bien connu au Québec : j'avais fait en sorte de gagner le respect de toutes les personnes avec qui j'avais travaillé au sein des hôpitaux que j'avais dirigés et je jouissais d'un certain renom médiatique dans le milieu de la santé. À New York, toutefois, je suis devenu complètement anonyme. Je recevais sans arrêt du courrier adressé à David Levine mais qui, étrangement, ne m'était pas destiné. Après quelque temps, je suis allé au bureau des gérants de l'immeuble pour comprendre l'origine de ces erreurs. On m'a informé qu'il y avait quatre David Levine dans l'édifice et que le problème se posait chaque fois qu'un expéditeur omettait d'inscrire le numéro de l'appartement sur l'enveloppe ! Un tel anonymat est à la fois source de réconfort et de frustration, et c'est là que j'ai commencé à me rendre compte à quel point la reconnaissance publique peut contribuer à l'estime de soi. J'ai plus tard appris son importance pour les politiciens : être reconnu est l'un des principaux atouts d'une carrière politique.

Le rôle du délégué général : l'apprentissage du métier de diplomate

Plusieurs années auparavant, le Québec avait décidé de se doter d'une présence dans un certain nombre de pays pour favoriser le commerce et l'immigration. En tant que province, il ne dispose d'aucun statut légal en pays étranger. Les relations étroites qu'il entretient avec la France lui permettent cependant de maintenir une importante délégation à Paris, à laquelle le gouvernement français a conféré un véritable statut diplomatique, assorti de tous les privilèges consentis à un chef de délégation et à ses employés. Ailleurs, toutefois, le Québec et les autres provinces ne jouissent d'aucun statut officiel, ce qui fait en sorte que leurs délégations ou leurs bureaux commerciaux n'ont aucun lien formel avec les gouvernements des pays hôtes, sinon en tant qu'antennes des ambassades canadiennes.

On peut comparer le rôle de la délégation du Québec à celui des consulats ouverts par les ambassades dans les principales villes des pays où elles ont leurs bureaux. Les consulats s'occupent de différents dossiers commerciaux et d'immigration et entretiennent des contacts avec les politiciens et les leaders municipaux, régionaux et nationaux. Les consuls sont aussi responsables des relations avec leurs homologues installés sur leur territoire.

New York compte le plus grand nombre de consulats au monde. Presque tous les pays y étant représentés, un délégué général doit donc s'y créer un vaste réseau de contacts. Établir et maintenir ces relations constitue une part non négligeable de son travail, à laquelle il doit se consacrer de diverses manières. Je pouvais par exemple commencer par inviter le consul général d'un autre pays, disons l'Australie, à déjeuner à l'appartement, ce qui me donnait l'occasion d'apprendre à le connaître et de découvrir les domaines d'intérêt et les principales préoccupations de son pays. Nous pouvions ensuite passer une soirée avec nos épouses, par exemple en assistant au concert d'un artiste québécois invité à New York. Cela entraînait une invitation en retour qui cimentait la relation et confirmait l'existence de ce nouveau contact.

Parallèlement, la délégation devait aussi organiser des activités de diverse nature afin d'augmenter la visibilité du Québec auprès des New-Yorkais et de stimuler le tourisme, le commerce et l'immigration. Nous aidions des entreprises québécoises à explorer de nouveaux marchés, cherchions d'éventuels investisseurs américains au Québec et faisions la promotion de la culture québécoise.

La culture constitue le principal atout du Québec à l'étranger, et nous avons organisé plusieurs activités pour des compagnies de danse contemporaine réputées, l'Orchestre symphonique de Montréal, le Cirque du Soleil ainsi que des interprètes et des artistes connus, comme Robert Lepage. Nous donnions des réceptions en l'honneur des artistes, invitions les médias et les producteurs et faisions tout notre possible pour susciter l'engouement. Ce n'est jamais chose facile à New York, car la métropole américaine foisonne toujours d'activités et il faut livrer bataille pour attirer l'attention. Heureusement, les productions culturelles québécoises ont acquis une telle réputation et une telle reconnaissance que nos événements étaient toujours très appréciés et très courus.

La gestion de la délégation

J'avais quarante-huit ans à mon arrivée à la délégation, et il m'apparaissait évident que l'obtention de ce poste n'avait jamais fait partie de mon plan de carrière. À l'époque, je ne savais pas qu'il y avait d'autres raisons pour lesquelles le gouvernement du Québec m'avait envoyé à New York, ni que les événements de ma vie professionnelle allaient prendre une tout autre tournure. Mais j'étais avant tout un administrateur : j'ai donc géré la délégation en ayant recours à la même approche que celle que j'avais utilisée à la tête d'un hôpital ou de n'importe quelle autre organisation. J'ai ainsi créé un comité de gestion formé de mes directeurs, qui se réunissait une fois par semaine, où nous avons élaboré une vision commune assortie d'objectifs précis pour chacun des services. Je rencontrais régulièrement leurs membres pour discuter de leurs projets, de leurs stratégies et des activités qui devaient leur permettre d'atteindre leurs objectifs. Je me suis impliqué beaucoup plus directement que mes prédécesseurs, mais j'ai bien pris soin de ne pas saper l'autorité ou l'esprit d'initiative des membres du personnel. Disons qu'ils n'étaient pas habitués à cette façon de gérer une délégation, mais que, peu à peu, ils ont commencé à sentir qu'ils formaient vraiment une bonne équipe et qu'ils jouissaient d'un appui solide de la part de leur gestionnaire.

Au cours d'une discussion avec l'équipe chargée du développement économique, quelqu'un a un jour mentionné les foires alimentaires de New York. La James Beard Foundation est une importante association de promotion des arts culinaires, qui organise régulièrement des rencontres gastronomiques dans ses locaux afin de mettre en vedette des chefs, de nouveaux livres de cuisine, des aliments ou des vins. Nous avons donc organisé une activité conjointe à l'occasion de laquelle le chef du Casino de Montréal et son équipe sont venus préparer un repas pour soixante-quinze invités, notamment des critiques culinaires de plusieurs médias, des représentants d'agences de voyages, des politiciens locaux, des délégués généraux et des artistes. Les plats ont été préparés avec des ingrédients du Québec, mais c'est vraiment la créativité du chef et de son équipe qui a fait sensation ce soir-là. La couverture médiatique a été excellente et l'initiative a contribué à promouvoir tant le Casino de Montréal que le Québec en général comme destination touristique.

New York regorge de camions de cuisine de rue. Un jour où je me rendais à pied au travail, j'ai remarqué que l'un d'eux arborait le slogan « Nous répondons à une autorité supérieure », une allusion au fait qu'on y vendait des hot-dogs casher. Cela m'a rappelé que New York compte la population juive la plus nombreuse du monde après Israël. Bien que je ne sois pas convaincu que cette croyance repose sur des bases solides, l'étiquette « casher » véhicule l'image d'un produit plus sain ; on l'utilise d'ailleurs comme argument de vente. J'ai commencé à songer à divers produits québécois susceptibles de pouvoir être considérés comme casher et sur lesquels on pourrait apposer cette étiquette. Par exemple, afin d'obtenir le droit d'utiliser cette appellation, la compagnie Coke doit passer par un organisme d'accréditation qui évalue l'usine de fabrication, les processus de production et les ingrédients utilisés. Dans le cas de Coke, les ingrédients ne posent aucun problème, mais on doit adapter les procédés de fabrication pour répondre aux normes. J'ai soudain pensé au sirop d'érable et me suis dit que si on obtenait le droit d'apposer une étiquette « casher » sur nos boîtes de sirop, cela pourrait contribuer à élargir considérablement notre marché, à New York et ailleurs aux États-Unis. J'en ai parlé aux membres de l'équipe, qui ont immédiatement effectué les recherches nécessaires, communiqué avec les organismes d'accréditation et les associations de producteurs de sirop d'érable du Québec et commencé à obtenir les autorisations requises. C'est là un bon exemple du type de travail qu'un délégué général peut faire, et je pense qu'il est très important pour le développement économique, culturel et politique du Québec.

J'étais de plus en plus absorbé par mon travail, mais je n'étais pas pleinement satisfait. New York n'est pas avare d'activités excitantes ou de stimuli intellectuels, et je ne m'ennuyais jamais parce que j'étais toujours très occupé. Mais peu importe : j'avais une impression de manque.

En février 1998, j'ai reçu un coup de fil de Mike Moga, un chasseur de têtes qui était à la recherche d'un nouveau PDG pour l'hôpital d'Ottawa, récemment fusionné. Il m'a demandé si ce poste m'intéressait. Ma première réaction a consisté à refuser. Je venais d'arriver à New York, ma conjointe et mes enfants avaient trouvé leur rythme de croisière et je savais qu'ils ne voudraient pas déménager à Ottawa. Il m'a demandé s'il pouvait faire un saut à New York et m'inviter à déjeuner, simplement pour discuter des questions entourant les soins de santé, les fusions et les centres hospitaliers universitaires. Je n'avais aucune objection à l'idée d'un repas avec lui et nous avons pris rendez-vous la semaine suivante.

Le déjeuner a duré plus de deux heures, durant lesquelles j'ai longuement parlé du système de santé. Après son départ, j'ai compris à quel point j'étais toujours passionné par ces questions et combien les interactions avec les médecins, les infirmières et les membres de la faculté de médecine me manquaient, tout comme le fait d'entendre parler des patients. Puis, à la mi-mars, j'ai reçu un nouvel appel de Mike, qui m'a alors demandé si je serais prêt à aller rencontrer les membres du comité de sélection et à discuter avec eux des fusions et de la façon dont on dirige un hôpital. Toutes mes dépenses seraient payées ; je me suis donc dit que je pourrais profiter de l'occasion pour passer par Montréal et aller voir ma mère.

J'ai été agréablement surpris par les membres du comité, tout particulièrement par le doyen de la faculté de médecine de l'Université d'Ottawa, le docteur Peter Walker, et j'ai pris un réel plaisir à expliquer mes stratégies de gestion. Il y a ensuite eu une seconde réunion en avril, à l'occasion de laquelle j'ai eu ma première rencontre avec le tout nouveau président du conseil d'administration de l'Hôpital d'Ottawa, Nick Mulder, qui avait été sous-ministre au sein de plusieurs ministères fédéraux, y compris aux Transports, où il avait piloté la privatisation des aéroports canadiens. À l'époque, il dirigeait Stentor politiques publiques Télécom inc., un regroupement des plus grandes entreprises de télécommunications au Canada. C'était un homme dynamique et très respecté, et il m'a plu immédiatement. À ce stade, j'avais fini par m'avouer que j'étais de plus en plus intéressé par ce poste, même si je n'avais pas encore soufflé mot de mes rencontres à qui que ce soit.

J'ai eu une longue discussion avec les membres du comité au sujet de mes activités politiques antérieures parce que je craignais qu'elles ne constituent un obstacle et voulais qu'ils soient au courant de tous les faits. Après m'avoir posé plusieurs questions, ils ont compris que la santé m'intéressait avant toute chose et que mon implication en politique remontait à vingt ans, alors que j'avais été candidat du Parti québécois à Montréal lors de l'élection partielle de 1979.

Quelques jours après cette seconde entrevue, j'ai donné une conférence devant des gens d'affaires à Rochester, dans l'État de New York, à laquelle participait également Raymond Chrétien, alors ambassadeur du Canada aux États-Unis. Durant le repas, j'ai reçu un coup de fil d'un membre du conseil d'administration, qui m'a informé qu'on m'offrait le poste de PDG de l'Hôpital d'Ottawa. Il m'a demandé d'y réfléchir et de donner ma réponse après la fin de semaine.

Ma famille ne voulait pas que je quitte mon poste à New York, soutenant qu'il s'agissait d'une occasion unique à laquelle je serais bien mal avisé de renoncer. Je savais aussi que mes amis et mes collègues du Québec réagiraient mal à ma décision de déménager à Ottawa et que le gouvernement du Québec ne serait pas ravi lui non plus, compte tenu des sommes importantes qui avaient été dépensées pour assurer le déménagement et l'installation de ma famille à New York. Même ma mère pensait que je serais fou de ne pas finir mon mandat !

Au même moment, une autre question a surgi, ce qui a rendu ma décision encore plus difficile. Bernard Landry, alors ministre des Finances du Québec, était passé à New York dans le cadre d'une mission économique. Lorsque nous nous sommes retrouvés en tête-à-tête, il m'a demandé si le poste de ministre de la Santé du Québec pouvait m'intéresser. Lucien Bouchard était alors premier ministre ; Bernard, qui avait discuté de cette possibilité avec lui, m'a dit qu'il était d'accord. Je lui ai répondu que je n'envisageais pas de retour en politique, mais l'idée de devenir ministre de la Santé était incroyablement tentante et je n'arrêtais pas de penser à tout ce que je pourrais accomplir.

Ce ne fut pas une fin de semaine facile : j'étais vraiment déchiré. D'un côté, accepter le poste à Ottawa pouvait fortement influer sur la vie de tous ceux que j'aimais et dont je me souciais, sans compter les répercussions négatives sur mes relations avec des gens pour qui j'avais le plus grand respect. De l'autre, j'étais tenaillé par l'envie de pouvoir utiliser toutes mes compétences et toute l'expérience acquise au fil des ans pour gérer avec succès une situation extrêmement complexe et construire un nouveau centre hospitalier universitaire.

Je ne m'étais pas encore remis du fait qu'on ne m'avait pas offert la possibilité de devenir le directeur général du nouveau CHUM à Montréal et je ne pouvais pas résister à un tel défi professionnel, c'est-à-dire savoir si j'étais ou non capable de gérer une fusion difficile et litigieuse. Même si ma famille n'était pas d'accord avec ma décision, elle a compris les motifs qui la sous-tendaient. Lorsque j'ai appelé Bernard et Lorraine, son épouse, pour leur annoncer que j'avais décidé d'accepter l'offre d'Ottawa et pour leur expliquer les raisons de mon choix, ils ont réagi avec froideur et amertume. Je me sentais mal à l'aise, parce que j'admirais leur passion et leur engagement pour le Québec. J'avais l'impression de les laisser tomber.

Ma famille et moi-même avons donc fixé la date de notre départ pour Ottawa au mois de juin 1998. Mais aucun d'entre nous n'aurait pu s'attendre à ce qui allait se passer.

CHAPITRE **6**

Un retour-surprise : l'Hôpital d'Ottawa

M a nomination au poste de président et chef de la direction de l'Hôpital d'Ottawa devait être annoncée le 1ᵉʳ mai 1998 et je devais entrer en fonctions à la fin de juillet. Mais avant même l'annonce officielle, l'*Ottawa Citizen,* le principal quotidien anglophone d'Ottawa, a publié la nouvelle coiffée du titre « Un envoyé du PQ à la tête de l'hôpital ». Ce fut le début d'une tempête que personne n'avait prévue. L'article rappelait que j'avais été candidat du Parti québécois vingt ans auparavant et affirmait que j'étais un séparatiste qui voulait disloquer le Canada. Le texte contenait des déclarations selon lesquelles je me préparais à n'engager que des francophones à l'hôpital et que les unilingues anglophones allaient perdre leur emploi.

Le sujet a fait la une des journaux d'Ottawa pendant un mois, a été repris par des quotidiens de partout au pays et a trouvé des échos jusqu'à New York et même jusque dans les pages du *Monde,* en France. Jean Chrétien, alors premier ministre du Canada, a émis un commentaire durant une visite en Italie, tout comme ses homologues québécois et ontarien, Lucien Bouchard et Mike Harris. Tous les médias d'Ottawa, y compris les émissions d'affaires publiques, n'en avaient que pour ma candidature pour le PQ lors de l'élection partielle de 1979 à Montréal et se demandaient comment on avait pu mettre un séparatiste à la tête de l'Hôpital d'Ottawa.

Personne ne tenait compte du fait que je n'avais pas fait de politique active depuis vingt ans, que j'avais été président de l'Association des directeurs généraux des services de santé et des services sociaux du Québec pendant plus de cinq ans ainsi que président de l'Association des hôpitaux d'enseignement pendant quatre ans, ni que j'avais dirigé l'hôpital Notre-Dame, l'hôpital universitaire le plus prestigieux du Québec, sous un gouvernement libéral et avec l'approbation du ministre de la Santé de l'époque, Marc-Yvan Côté. Rien de tout cela ne semblait pouvoir calmer la rage qui s'était emparée de plusieurs médias, du grand public et même de certains élus. Le premier ministre de l'Ontario, Mike Harris, a déclaré : « Il y a certainement des administrateurs compétents en Ontario et ailleurs au Canada, voire des non-Canadiens qui croient au Canada et en l'unité canadienne. »

Un scandale inattendu

La clameur médiatique était telle que le 20 mai suivant, le conseil d'administration de l'Hôpital d'Ottawa a organisé une rencontre pour répondre aux questions du public ; on m'a fortement suggéré de ne pas y assister. Je suivais les événements depuis mon appartement de New York tandis que Jean Piggott, une figure publique bien connue, animait la conférence à laquelle assistaient quelque 300 personnes dans un auditorium bondé. Cette rencontre, que plusieurs ont trouvée traumatisante, a ranimé les tensions qui sommeillaient encore chez de nombreuses personnes au Canada à propos de la souveraineté du Québec. La situation est devenue incontrôlable, ponctuée d'échanges violents, de cris et d'échauffourées, le tout devant les caméras de télévision, et des images ont été retransmises par tous les services d'information d'un bout à l'autre du pays. Ce n'est pas quelque chose que l'on voit fréquemment au Canada.

Les Québécois étaient outrés. Personne n'arrivait à croire ce qui se disait publiquement à propos du Québec. Le débat qui a lieu au Québec depuis l'arrivée du PQ au pouvoir en 1976 est ouvert, franc, honnête et totalement dépourvu de la haine qu'exprimait à Ottawa un segment de la population visiblement très en colère. Il existe des différences d'opinion dans toutes les couches de la population québécoise, mais les discussions n'y deviennent jamais haineuses. Après tout, deux frères ont été premiers ministres du Québec, un pour le PLQ et l'autre pour le PQ.

Je crois que ma nomination a servi d'exutoire à de nombreux problèmes latents. La communauté d'Ottawa se remettait à peine du choc causé par le résultat très serré du référendum de 1995, que le camp du oui avait perdu par 0,5 % des suffrages exprimés. Cet événement avait beaucoup troublé les résidents de la capitale canadienne, dont la vie est à de très nombreux égards étroitement imbriquée avec celle de leurs voisins québécois, que plusieurs côtoient quotidiennement au travail. La recommandation du comité de restructuration, qui proposait la fusion des hôpitaux anglophones et francophone d'Ottawa et la fermeture de deux établissements bienaimés du public, avait jeté de l'huile sur le feu. Il y avait de la tension dans l'air !

Les rumeurs et les conjectures se multipliaient. Certains craignaient même que l'Hôpital d'Ottawa ne devienne complètement bilingue. On m'a alors dit que les politiques de bilinguisme de l'ère Trudeau irritaient encore les membres de certains groupes à Ottawa, dont les enfants n'avaient pas pu accéder aux plus hauts postes dans la fonction publique parce qu'ils ne parlaient pas français. Un groupe de droite avait pris la tête des protestataires, dénonçant ma nomination avant même mon arrivée en ville. Les médias poursuivaient inlassablement leur campagne pour obtenir mon départ, et les gens de la communauté faisaient pression sur les membres du conseil, qui ont fait preuve de courage en maintenant fermement leur décision de me nommer PDG.

Avant même mon entrée en fonctions, j'étais devenu une personnalité publique, et les médias ne ménageaient pas leurs efforts pour dénicher de l'information à mon sujet. Des journalistes appelaient même chez moi à New York et parlaient à quiconque répondait au téléphone, y compris à mes enfants. Lorsque je passais à Ottawa, les reporters étaient toujours au courant de mon arrivée et m'attendaient à l'aéroport avec des questions au sujet de mes sympathies politiques.

Le conseil a tenu une conférence de presse à Ottawa, durant laquelle on m'a demandé si j'étais prêt à couper tout lien avec le PQ et à réitérer mon allégeance envers le Canada. Je n'avais été membre d'aucun parti et n'avais participé à aucune activité politique depuis que j'avais quitté le gouvernement, vingt ans auparavant. J'ai refusé de commenter quelque enjeu politique que ce soit ou de faire une déclaration au sujet de mes préférences politiques passées ou actuelles. J'ai insisté sur le fait que le passé politique d'une personne ne devait pas entrer en ligne de compte si on la jugeait compétente pour effectuer un travail et que ce travail n'avait rien à voir avec la politique. J'étais engagé pour diriger un hôpital, un point, c'est tout. J'ai précisé que j'avais déjà dit tout cela aux membres du conseil, qui avaient confiance en ma capacité de faire le travail pour lequel ils m'avaient embauché. J'ai assuré les médias et le public que je ne m'impliquerais pas dans les questions politiques et demandé qu'on me juge selon le travail que j'accomplirais à l'hôpital[1].

J'avais brutalement acquis une grande visibilité, non seulement à l'intérieur de l'hôpital, mais aussi dans toute la région d'Ottawa. J'avais appris de mes expériences antérieures qu'un PDG devrait toujours entrer en fonctions le plus discrètement possible et construire graduellement sa crédibilité et sa renommée, et il était clair que je n'entamais pas ce mandat du bon pied. Mais il y avait un bon côté à ce scandale qui avait entouré mon embauche : son effet sur le conseil et sur les employés de l'hôpital. En principe, dans un hôpital né d'une fusion et dont certains membres du conseil proviennent des établissements fusionnés, il faut un délai considérable avant que tous tirent un trait sur le passé et se concentrent sur l'avenir de la nouvelle organisation. Au CHUM, à Montréal, ce change-

---

1. Randal Marlin, un spécialiste de l'histoire de la propagande qui enseigne la philosophie à l'Université Carleton, a écrit un livre sur ce tollé, dans lequel il documente la couverture médiatique et tente de décrypter cette controverse extrêmement vive et passionnée. Randal Marlin, *The David Levine Affair: Separatist Betrayal or McCarthyism North?*, Winnipeg, Fernwood Publishing, 1998.

ment de cap a pris plusieurs années, et la lenteur du processus a constitué un obstacle majeur au redéploiement de l'hôpital.

L'obligation pour les membres du conseil de faire bloc contre une menace extérieure est devenue un catalyseur qui a facilité la création d'un esprit d'équipe et les a aidés à canaliser leur énergie vers le choix des meilleures orientations pour l'hôpital. Des membres issus des établissements fusionnés ont continué à prendre certaines de leurs décisions en tenant compte des avantages ou des inconvénients qui pouvaient en découler pour leur campus d'origine, mais, grâce au leadership fort de leur président, Nick Mulder, les intérêts de l'hôpital fusionné ont toujours prévalu.

En plus de donner au conseil un fort sentiment d'unité et un but bien précis, cette tempête médiatique a galvanisé leur volonté de démontrer que cette fusion pouvait fonctionner. J'ai reçu un appui solide de la part du personnel de l'hôpital qui, j'en suis convaincu, a saisi le caractère injuste et inapproprié des critiques et de l'attention médiatiques. Cela m'a grandement aidé lors de mes premiers contacts avec l'établissement, les médecins et les employés, et a contribué à instaurer le climat de confiance et de crédibilité nécessaire pour qu'un nouveau leader puisse faire progresser une organisation.

Un groupe de résidents d'Ottawa dont l'unique objectif était de nous harceler le plus possible, le conseil et moi, venait assister à toutes nos réunions et tentait chaque fois d'utiliser tout le temps réservé aux questions du public pour proférer des remarques abusives et dénigrantes. On a dû expulser certains d'entre eux en raison de leur comportement perturbateur, et l'hôpital a même dû faire émettre des ordonnances de non-communication. Des membres du conseil et moi-même recevions des appels téléphoniques menaçants à toute heure de la nuit et, à plusieurs reprises, on a planté des drapeaux canadiens devant chez moi. Ma femme et mes enfants étaient préoccupés. Nos adolescents étudiaient au cégep, où ils avaient retrouvé tous leurs amis. Nous avons décidé qu'il était préférable que ma famille demeure à Montréal et que j'achète une maison à Ottawa.

Mes premiers mois

Rares sont les personnes qui ont la chance de pouvoir créer un nouvel hôpital et un nouveau centre hospitalier universitaire. Le conseil d'administration de l'Hôpital d'Ottawa avait été mis en place le 1er avril 1998 et, à cause de la controverse, j'étais entré en fonctions le 15 juin, un mois et demi plus tôt que prévu. La situation était bien différente de celle que j'avais vécue durant mes premiers mois à Verdun et à Notre-Dame, et je savais qu'il fallait que les choses bougent beaucoup plus rapidement. Mes décisions et celles du conseil étaient toutes passées au crible par les médias, la communauté, le corps médical et les employés. J'avais l'impression qu'on scrutait le moindre de mes mouvements.

La fusion

Pour bien comprendre ma stratégie et ma méthode de travail au cours de ces premiers mois, il est important de connaître la façon dont la fusion avait été planifiée et les principaux enjeux qui en découlaient. En 1996, le gouvernement de l'Ontario avait mis sur pied une commission de restructuration chargée de proposer une réorganisation du système de santé de la province. Cette décision faisait suite à des compressions décidées par le gouvernement, dont l'objectif était de revenir à l'équilibre budgétaire. En 1995 et 1996, il avait successivement coupé 6 % et 5 % de l'enveloppe allouée à la santé. La commission avait pour mandat de réduire les coûts en fermant des hôpitaux, en regroupant les activités de certains autres établissements et en fusionnant des hôpitaux au sein d'organisations plus grandes afin de réaliser des économies d'échelle.

Cette manie des fusions, comme l'ont appelée certains de mes collègues, était née de la conviction – qui ne reposait sur aucune preuve ni aucune donnée probante – que de grands hôpitaux fusionnés allaient permettre d'économiser de l'argent. L'idée était la suivante : si le secteur privé se lançait dans les fusions et dans les conso-lidations, le secteur public devait faire de même. Les résultats d'études sur des centaines de fusions d'hôpitaux aux États-Unis nous ont appris, depuis lors, que les seuls cas couronnés de succès sont ceux qui permettent de regrouper tous les services médicaux spécialisés sur un seul site afin de pouvoir offrir l'ensemble de ces soins de façon sécuritaire tout en maintenant la masse critique nécessaire au main-tien des activités d'enseignement. Les économies réalisées au moyen des fusions ne sont pas supérieures à celles qui peuvent être faites en recourant à des mesures comme le regroupement des achats, l'exter-nalisation et d'autres mesures administratives de réduction des dépenses. Les coûts des fusions ont été de loin supérieurs à toutes les estimations, tandis que les délais dans les investissements se sont invariablement traduits par une détérioration de la qualité des soins dans les hôpitaux fusionnés.

La Commission de restructuration s'est rendue dans des com-munautés de toutes les régions de l'Ontario et, après une analyse rapide, a formulé ses recommandations. À Ottawa, après moult débats et dans un tollé général, elle a suggéré la fusion des hôpitaux General, Civic, Riverside, Grace et Montfort et de l'Institut de car-diologie d'Ottawa sur un seul site ainsi que la fermeture des hôpitaux Riverside, Grace et Montfort. Les implications étaient énormes et laissaient augurer une transformation radicale non seulement des dynamiques entre les hôpitaux, mais aussi de la façon dont les soins allaient être offerts à la population. Le Civic était l'hôpital universi-taire anglophone d'Ottawa, et le General, l'hôpital bilingue qui offrait les services de troisième ligne aux membres de la communauté fran-cophone. L'hôpital Grace, créé par l'Armée du Salut, était un petit hôpital communautaire efficace qui regroupait essentiellement des services d'obstétrique, d'ophtalmologie, de médecine générale et de chirurgie. Le Riverside était un hôpital communautaire de 200 lits dont l'urgence offrait tous les soins de première et de deuxième ligne ainsi qu'une bonne gamme de services spécialisés en médecine et en chirurgie. Le Montfort était l'hôpital de la communauté franco-phone, tout en étant complètement bilingue. L'Institut de cardiologie était un centre spécialisé de renommée internationale dirigé par le docteur Willie Keon, un homme très apprécié.

Les premières protestations sont venues de l'hôpital Montfort. Une campagne publique particulièrement efficace a été lancée pour protester contre la menace de fermeture, tandis qu'une action en justice a été intentée contre le gouvernement de l'Ontario. Cette question, une fois de plus, ramenait à l'avant-scène les tensions linguistiques latentes entre les francophones et les anglophones d'Ottawa. Pour la communauté francophone, la fusion soulevait la question de la survie même de la langue française et de l'offre de services en français aux francophones hors Québec. La campagne visant à sauver l'hôpital Montfort a été couronnée de succès, et la mise en œuvre de cette partie des recommandations de la Commission de restructuration a été suspendue, tandis que les autres aspects du projet sont allés de l'avant. Plus tard, après avoir entendu cette cause, les tribunaux ont rejeté le projet de fusion, garantissant la survie de Montfort en tant qu'hôpital francophone indépendant[2].

Certains médecins de l'hôpital Civic, craignant que toutes les activités spécialisées et universitaires soient transférées au General, plus moderne, ont contribué à mettre sur pied un groupe appelé Patients First (« Les patients d'abord »), dont étaient membres certains citoyens influents d'Ottawa, pour lutter contre une éventuelle fermeture ou un déclassement du Civic.

Le Civic et le General étaient à couteaux tirés depuis des années, au point où leurs directeurs généraux refusaient de se trouver ensemble dans la même pièce. Les médecins des deux établissements parlaient encore de la « guerre des bébés » survenue lorsque les hôpitaux s'étaient battus pour obtenir le contrôle de l'unité de néonatalité de troisième ligne, le service de soins intensifs pour les nouveaux-nés. La plupart des gens croyaient que le regroupement de

---

2. L'hôpital Montfort, complètement rénové et agrandi depuis lors, continue de jouer un rôle de tout premier plan parmi les établissements de soins de santé à Ottawa.

ces deux hôpitaux au sein d'une même organisation était un défi impossible à relever.

La fermeture du Riverside faisait aussi l'objet de nombreuses critiques dans la mesure où cet hôpital de 200 lits, efficient à moindres frais, offrait d'excellents services à la communauté. Il avait été construit dans les années 1970, puis agrandi et rénové au début des années 1990. Sa fermeture allait entraîner l'élimination de plus de 26 000 mètres carrés d'installations en excellent état. Je me souviens d'être passé devant le Riverside en auto lors de l'une de mes premières visites, avant mon entrée en fonctions. J'avais remarqué l'allure moderne de l'édifice, son excellente localisation et les autobus municipaux qui, passant directement sous le bâtiment, déposaient les passagers dans une aire protégée. Un ascenseur à proximité amenait les visiteurs au rez-de-chaussée de l'hôpital. J'ai immédiatement compris qu'il fallait faire quelque chose pour empêcher la fermeture du Riverside. L'une des solutions que j'avais vigoureusement appuyées au CHUM de Montréal prévoyait la construction d'un centre de soins ambulatoires autonome à l'Hôtel-Dieu et l'utilisation des hôpitaux Saint-Luc et Notre-Dame comme campus de soins actifs. Si on avait immédiatement mis ce plan à exécution, la dynamique de la fusion du CHUM aurait été complètement différente, tandis que la tourmente et la détérioration consécutive des services auraient été grandement minimisées. Au lieu d'un projet de plus de 2,5 milliards de dollars assorti d'une dette dont le coût annuel s'élève à quelque 125 millions, nous aurions pu ne dépenser qu'1 milliard de dollars, gagner dix ans et n'avoir à rembourser que 50 millions chaque année. Pour éviter les conséquences de ce genre de décision coûteuse et malavisée, il m'apparaissait évident que le Riverside devait être transformé en centre de soins ambulatoires autonome et que cela pouvait se faire facilement.

Il fallait que je fasse valider l'idée par les médecins, qui allaient être les plus touchés par les changements envisagés. J'ai alors demandé au doyen de la faculté de médecine de l'Université d'Ottawa, le docteur Peter Walker, s'il pouvait organiser un souper afin de me permettre de rencontrer tous les chefs de département de l'hôpital. La soirée m'a rappelé mon repas avec les chefs de département de l'hôpital de Verdun au restaurant Les Halles, à Montréal, auquel m'avait convié Georges Bélanger seize ans auparavant. Cette fois-ci, cependant, je n'étais plus un directeur général naïf à l'orée de sa carrière dans le monde hospitalier. Durant le repas, alors que nous échangions sur une foule de sujets concernant l'hôpital, je leur ai demandé ce qu'ils pensaient de l'idée de garder le Riverside ouvert en tant que centre de soins ambulatoires.

Ils m'ont répondu que l'idée n'était pas nouvelle et avait même été soumise à la commission de restructuration, qui l'avait rejetée. Je leur ai dit que leur propre opinion sur cette idée m'intéressait s'il advenait que les directives de la commission puissent être changées. Leur réponse a été très positive, et j'ai vu que chaque chef de département réfléchissait déjà à la façon dont il pourrait utiliser les installations. Fort de l'appui des médecins, j'ai entrepris de présenter l'idée à certains membres du conseil. Eux aussi pensaient qu'il valait la peine de tenter le coup, même si la majorité d'entre eux croyaient que nous n'arriverions pas à convaincre la commission ni le gouvernement.

Tenu de se conformer aux directives de la commission, qui avait recommandé la fermeture des sites Riverside et Grace, l'hôpital a entrepris un processus de planification multi-niveaux auquel ont participé plus de 600 membres du personnel. Une analyse préliminaire indiquait que la fermeture de ces deux sites sur les campus du Civic et du General, essentiellement à cause des projets de rénovation et de construction de nouveaux bâtiments qu'elle rendait nécessaires, allait se révéler beaucoup plus coûteuse que ce que la commission avait envisagé. Plus encore, l'achèvement des travaux pourrait prendre jusqu'à quatre ans.

Les délais de mise en œuvre peuvent sérieusement compromettre le succès d'une fusion. Plus il faut de temps avant de pouvoir aller de l'avant, plus les chances de succès sont minces, tandis que s'accroissent les risques de détérioration des services existants et du moral au sein de l'organisation. Les coûts de fermeture des sites Grace et Riverside et de reconstruction des installations de soins et de formation nécessaires avaient été évalués à 166 millions de dollars. L'analyse de l'option du maintien du site Riverside en tant que centre ambulatoire autonome menée par notre équipe de planification ramenait ces coûts à 122 millions. Elle a constitué la base de l'argumentaire que j'ai élaboré pour justifier le changement de vocation du Riverside. Nous avons aussi été en mesure de démontrer que le coût par cas au Riverside serait moins élevé que dans les environnements plus complexes des campus du Civic et du General. L'Hôpital d'Ottawa était responsable d'un volume élevé d'activités cliniques. Le regroupement de toutes ces interventions dans un environnement universitaire réduirait la productivité, en raison des activités d'enseignement, et exigerait plus de personnel.

J'ai étayé mon argumentaire en utilisant l'exemple des chirurgies de la cataracte. Le General hébergeait l'Institut de l'œil, qui offrait aussi des activités d'enseignement et de recherche en ophtalmologie. Il s'y pratiquait environ 2 000 chirurgies de la cataracte par année, un nombre considéré comme suffisant pour répondre aux besoins de recherche et de formation. Le Grace avait pour sa part une équipe d'ophtalmologistes qui multipliaient les opérations de ce type, qui étaient au nombre de 6 000 par an. La fermeture du Grace allait entraîner le déménagement de ses activités dans ce domaine au campus du General et l'agrandissement de l'Institut de l'œil, créant de ce fait une dynamique entre deux groupes de médecins, universitaires ou non, ayant chacun une série d'objectifs bien différents. La proposition de création d'un centre ambulatoire au Riverside me permettait d'y intégrer l'ouverture d'un centre de chirurgies de la cataracte capable à la fois d'accueillir un nombre élevé de patients et d'offrir, selon des recherches récentes, des services de meilleure qualité à des coûts moins élevés, grâce à la concentration de ces activités dans un environnement spécialisé. À terme, ce nouveau centre a pu effectuer 10 000 chirurgies de la cataracte par année, répondant ainsi aux besoins de presque toute la population de l'Est de l'Ontario, à un coût par habitant et avec le taux d'infections les moins élevés.

La nouvelle proposition permettait aussi de fermer l'hôpital Riverside beaucoup plus rapidement que prévu, puisque sa salle d'urgences demeurerait ouverte et que nous n'aurions plus besoin d'agrandir les urgences du Civic et du General. De plus, le transfert d'une plus grande partie des chirurgies ambulatoires au Riverside allait permettre de libérer l'espace dont le Civic et le General avaient besoin pour accueillir le nombre plus élevé de cas de chirurgies lié à la fermeture des lits de soins actifs du Riverside. Le projet a rapidement suscité beaucoup d'enthousiasme chez les médecins, le personnel et la communauté, tout en me permettant de rallier toutes les parties prenantes de l'hôpital autour d'une cause commune qui ne menaçait personne et sauvait le Riverside de la fermeture. Le projet était une source de satisfaction pour tout le monde.

Je prenais quand même un risque énorme : en effet, après avoir suscité autant d'espoir au sein de l'hôpital, mon autorité allait être sérieusement affaiblie si ma tentative visant à convaincre la commission et le gouvernement de changer d'avis devait échouer. Il fallait maintenant que je persuade la commission de revenir sur sa décision et d'opter pour cette nouvelle orientation. Comme des demandes similaires émanaient de presque toutes les communautés, la commission était très réticente à modifier quoi que ce soit par crainte de créer un précédent et de déclencher une réaction en chaîne à l'échelle de la province. Les arguments de l'hôpital étaient solides, tant en matière de finances que d'échéanciers, et j'ai multiplié les rencontres, que ce soit à Toronto ou avec des politiciens locaux, pour exercer autant de pressions politiques que possible sur la commission. Ses membres ont finalement convenu que les économies potentielles justifiaient cette réorientation. Les journaux ont repris une phrase que j'avais prononcée durant l'une de mes présentations, et le Riverside est devenu « la clinique Mayo du Nord ».

Aujourd'hui, le Riverside est une composante essentielle de l'Hôpital d'Ottawa. La création du centre d'ophtalmologie a permis de fermer le Grace plus tôt que prévu. Le Riverside est devenu un environnement spécialisé dans les soins ambulatoires, doté de quatre salles d'opération où on effectue chaque année dix mille chirurgies de la cataracte et bien d'autres chirurgies de l'œil. Ce volume élevé a permis de mettre en place un service extrêmement efficace, et je suis convaincu qu'il n'existe nulle part ailleurs au Canada, que ce soit dans le secteur public ou dans le secteur privé, un service aussi rentable, d'aussi grande qualité et avec un taux d'infections aussi faible. Cette expérience m'a prouvé que des centres spécialisés, qui effectuent un nombre élevé de différents types de chirurgies pour lesquelles l'hospitalisation dans un centre de soins actifs n'est pas nécessaire, constituent la façon la plus efficace d'offrir des soins de la meilleure qualité possible au moindre coût.

Le Riverside allait aussi héberger le Centre de santé des femmes, le centre de dialyse, presque toutes les chirurgies ambulatoires ainsi qu'une importante clinique sans rendez-vous qui allait permettre de désengorger les urgences des campus du Civic et du General. Il était destiné à devenir un centre de diagnostic de tout premier plan, équipé des technologies les plus récentes et centré sur un accès rapide aux services diagnostiques et aux décisions médicales.

Ce projet avait un fort potentiel de réussite et a eu un impact très positif sur le moral au sein de l'hôpital. Nous commencions à construire quelque chose de nouveau ; c'était passionnant. Ce résultat remarquable a préparé le terrain en vue d'une bataille beaucoup plus difficile autour de la répartition des différents services entre les campus de l'hôpital.

L'équipe de direction

Dans chaque hôpital que j'ai dirigé, le rôle de l'équipe de direction s'est toujours révélé essentiel pour les activités du directeur général et de l'établissement. Choisir les membres de cette équipe peut poser un défi et, à Ottawa, ce défi était d'autant plus grand qu'il fallait que mon équipe de vice-présidents soit représentative de tous les campus de l'établissement. Une surreprésentation de l'un d'entre eux aurait été mal accueillie. En la bâtissant, j'ai aussi compris une des différences fondamentales dans la gestion d'un hôpital au Québec et en Ontario. En Ontario, chaque vice-président signe un contrat qui précise son rôle, ses responsabilités, son salaire et ses avantages sociaux. Au Québec, ces conditions d'emploi sont fixées par un décret gouvernemental qui ne laisse aucune place à la négociation. Mes vice-présidents à Ottawa ont fait vérifier leur contrat par leur avocat et en ont renégocié quelques clauses. Je n'avais jamais fait face à de telles situations auparavant, et c'était pour moi une façon complètement différente d'aborder la gestion d'un hôpital : elle m'apparaissait beaucoup plus saine, davantage inspirée des modèles du secteur privé, et n'avait pas grand-chose à voir avec le modèle du secteur public québécois.

Les salaires en Ontario sont considérablement plus élevés qu'au Québec. Si on exclut ceux des directeurs généraux d'hôpitaux – qui représentent au minimum le double de ceux offerts au Québec –, ceux de mes vice-présidents étaient au moins 50 % plus élevés que ceux de leurs homologues québécois. Les avantages sociaux étaient aussi beaucoup plus généreux, bien plus proches de ce qui était offert dans le privé que de ce qu'on obtient généralement dans le secteur public.

Les cadres supérieurs sont mieux payés en Ontario, mais peuvent perdre leur emploi beaucoup plus facilement qu'au Québec. Chaque contrat est assorti d'une clause d'indemnisation de départ, et le directeur général n'a pas à se justifier s'il décide qu'il n'est plus satisfait du travail accompli. En principe, cette indemnité représente une année de salaire, plus un mois par année d'emploi. La même clause s'applique en cas d'abolition de poste ou si une fusion a pour conséquence une révision majeure des fonctions de son titulaire.

La fusion, qui entraînait la réduction du nombre de vice-présidents et modifiait leurs descriptions de tâches, les rendait tous admissibles à un départ assorti d'une prime. La plupart d'entre eux étaient à l'emploi de leur hôpital depuis cinq ou dix ans ; je les ai tous rencontrés pour dresser le tableau de leurs champs d'intérêt et de leurs compétences avant de décider si j'avais un poste à leur proposer au sein de la nouvelle organisation. J'ai découvert que la plupart d'entre eux avaient l'intention de se prévaloir de leur clause d'indemnisation et de quitter leur emploi. Une des raisons qui les motivaient était que, contrairement à l'usage au Québec, rien ne les empêchait de se faire réembaucher par un autre établissement de soins de santé, sans perdre d'avantages. Au Québec, si un poste est aboli, une clause garantit trois ans de salaire à son titulaire jusqu'à ce qu'on lui trouve un nouvel emploi, ce qui met alors un terme à cette compensation. Toujours en cas d'abolition de poste, un employé qui opte pour une indemnité de départ – qui, au Québec, représente l'équivalent de deux ans de salaire – ne peut pas travailler dans le domaine de la santé pendant une période égale au double de celle prévue dans la clause fixant l'indemnité de départ.

Les pratiques en vigueur au Québec sont plus logiques en cas d'abolition de postes dans la mesure où elles garantissent un salaire au gestionnaire pendant qu'il cherche un autre emploi. L'approche ontarienne est toutefois plus généreuse et plus flexible ; elle permet aux établissements de fixer eux-mêmes les salaires offerts aux gestionnaires, assortis de clauses de cessation d'emploi qui donnent toute la latitude voulue à l'organisation ou au PDG lorsqu'ils décident que l'heure est venue d'effectuer des changements.

C'est dans ce contexte que j'ai pu élaborer mon organigramme et mettre ma première équipe en place, un mois et demi après mon arrivée. Au cours des douze mois suivants, j'ai demandé à deux membres de mon équipe de partir parce que je n'étais pas satisfait de leur travail. C'est une des choses les plus difficiles à faire pour un PDG et il s'agit toujours d'un moment crucial étant donné qu'il cesse d'être uniquement un membre de l'équipe et doit affirmer son leadership et assumer ses responsabilités.

Dans le contexte de cette fusion, il était plus urgent que d'habitude de souder les membres de l'équipe de direction. Ils provenaient de différentes organisations et éprouvaient toujours de vieilles allégeances envers des médecins et des membres du personnel des hôpitaux où ils avaient travaillé. Au début de l'automne 1998 – trois mois à peine après mon arrivée –, j'ai emmené mon équipe de dix-sept vice-présidents à ma maison de campagne dans les Laurentides pour une session de planification de trois jours et deux nuits, durant laquelle nous avons cuisiné, rangé nos chambres, nettoyé la maison et travaillé très fort et de façon très structurée pour en arriver à une vision commune du nouvel hôpital. Cet exercice a enthousiasmé tout le monde, et je crois que la tenue de cette activité, à ce moment précis, a été essentielle à la formation de l'équipe de gestion la plus solide avec laquelle il m'ait été donné de travailler. Cette retraite à la campagne est devenue une activité annuelle qui a perduré jusqu'à la fin de mon mandat à la tête de l'hôpital, et tous les participants l'attendaient avec grand intérêt.

La communication est toujours essentielle

Parce que les communications m'apparaissaient fondamentales, j'ai créé un poste de vice-président aux communications, amenant ainsi une nouvelle ressource au sein du comité de direction. Je n'insisterai jamais assez sur l'importance du rôle des communications internes dans le succès d'une fusion, et plus le projet est ambitieux, plus les communications sont importantes. Nous avons rapidement mis en œuvre un nouveau programme qui incluait un nouveau logo, un journal, un site Internet, un message hebdomadaire de l'équipe de direction, une lettre du PDG, une ligne téléphonique qui permettait au personnel de faire des commentaires et de soumettre des idées, des rencontres mensuelles avec tous les directeurs, des forums ouverts sur tous les campus et un programme de petit déjeuner ou de thé avec le PDG.

Cette dernière initiative était la plus stimulante de toutes parce qu'elle me permettait, tous les mois et sur chaque campus, de rencontrer et de discuter avec environ quinze membres du personnel à la fois, pendant environ une heure et demie, et de prendre le pouls de ce milieu de travail complexe. À mon grand étonnement, il y avait une question, toujours la même, qui émergeait invariablement durant chaque rencontre, ce qui m'a appris l'importance de résoudre des problèmes qui sont au cœur des préoccupations des employés. C'était le stationnement. Oui, le stationnement ! Les employés étaient sur des listes d'attente pour obtenir une place ; certains des espaces étaient si loin des bâtiments qu'il avait fallu mettre en place un système de navettes. Certains terrains n'avaient pas été pavés et le chemin jusqu'à l'hôpital devenait boueux lorsqu'il pleuvait. L'éclairage était insuffisant et les employés de nuit étaient très nerveux lorsqu'ils devaient se rendre seuls jusqu'à leur voiture. Notre capacité à gérer les problèmes liés au stationnement est devenue un test de notre compétence dans d'autres dossiers. J'ai immédiatement mis une équipe au travail.

La propreté de l'hôpital suscitait également de nombreuses réactions de la part des employés, des patients et des médecins. Ce dossier est vite devenu emblématique de beaucoup d'autres choses : la qualité des soins offerts, le contrôle des infections, la sécurité de l'environnement et la qualité de la gestion de l'organisation. J'ai abordé le sujet avec l'équipe de direction et nous avons rapidement entrepris une campagne de propreté de grande envergure et extrêmement visible sur tous les campus de l'hôpital. Nous avons acheté du nouveau matériel et adopté de nouvelles techniques de nettoyage, refait des salles de bains et repeint des murs. La propreté est devenue l'affaire de tous. Je mentionnais ce sujet dans toutes mes lettres, mes rencontres et mes présentations aux employés. Nous avons réduit les opérations de nettoyage des locaux occupés par l'administration pour concentrer nos efforts sur les secteurs où circulaient le plus grand nombre de patients. Toutes les coupes effectuées avant la fusion avaient ciblé les services qui ne touchaient pas directement les patients ; les services d'entretien avaient été parmi les plus durement touchés et cela se voyait. Au fur et à mesure que l'hôpital est redevenu plus propre et que les salles de bains ont été refaites, les attitudes ont commencé à changer et le personnel a retrouvé sa fierté. Nous avons fait poser des affiches avec des slogans comme « La propreté, ça compte : ramassez vos déchets, S.V.P. » et « J'aime mon hôpital ». En peu de temps, tout le monde a pris conscience de l'importance de cette question et s'est mis à contribuer à la propreté de l'hôpital.

Y2K : le passage à l'an 2000

Le terme *Y2K* ne faisait pas partie de mon vocabulaire lorsque je suis arrivé à l'Hôpital d'Ottawa, mais il est vite devenu un important sujet de discussions durant ma première année là-bas. Ce non-événement, comme nous l'avons appelé par la suite, a en fait constitué une préoccupation majeure dans les mois qui ont précédé le 31 décembre 1999. C'était tout particulièrement vrai dans un hôpital : les risques d'interruption du fonctionnement des systèmes informatiques et des appareils médicaux contrôlés par ordinateur étaient pris très au sérieux. La plupart des membres de l'équipe étaient prêts à intervenir ce soir-là. Nous avons consacré un an de préparatifs et plusieurs millions de dollars pour s'assurer, dans la mesure du possible, que tout se déroule sans anicroche. Chaque mois, nous faisions le point avec des membres du conseil venus du secteur privé, eux aussi très préoccupés par cette question.

À compter de mon entrée en fonctions, nous disposions de dix-huit mois avant le jour fatidique, qui survenait en plein processus de fusion de cinq hôpitaux en un seul établissement doté d'un système de gestion financière unique, d'un seul système de paye et d'un système relativement intégré de gestion des dossiers médicaux. Nous avons dû tester tous ces éléments au moyen de simulations, suivre toutes les recommandations des fournisseurs… et attendre en croisant les doigts. Tout le monde a poussé un grand soupir de soulagement lorsque le passage à la nouvelle année s'est fait sans histoire, mais pour l'hôpital, cet exercice avait représenté tout un défi. La leçon résidait ici dans l'importance des résultats que peut atteindre une équipe dotée d'un objectif clair : dans ce cas, faire en sorte que le passage à l'an 2000 soit un véritable non-événement.

Le PDG et la politique

Quelques mois après mon arrivée à l'Hôpital d'Ottawa, on m'a demandé de prononcer une allocution devant les membres d'une association de gestionnaires de la santé sur le thème « Le PDG et la politique ». Je croyais que cette requête était liée aux incidences politiques de mon arrivée à Ottawa et à la façon dont j'avais géré la situation. Mais plus je fouillais le sujet et le véritable sens du mot *politique,* plus je me rendais compte qu'une perspective politique était une façon complètement nouvelle d'aborder l'administration, particulièrement dans le domaine de la santé.

D'un point de vue sociologique, la politique est une question de relations de pouvoir. Dans une famille, la politique tourne autour des relations de pouvoir entre ses membres. Le terme recouvre plusieurs dimensions : on parle de systèmes, de partis, d'intrigues, de joutes, de dynamiques politiques. Toutes renvoient aux relations de pouvoir. « Le PDG et la politique » est en fait une analyse des relations de pouvoir existantes dans lesquelles un PDG est constamment impliqué tandis qu'il tente de mener à bien son mandat. Dans quelles situations politiques un PDG est-il susceptible de se retrouver ? Quelles sont les stratégies qui peuvent l'aider à naviguer dans ces eaux souvent troubles ?

Les zones internes de pouvoir

Si la politique est affaire d'interactions entre différentes zones de pouvoir, pouvais-je concevoir un modèle susceptible d'en faciliter la gestion dans un environnement aussi complexe qu'un hôpital ? J'ai d'abord divisé les zones de pouvoir en deux catégories : celles qui sont internes et celles qui sont externes à une organisation.

Le corps médical

Les médecins forment l'un des cercles de pouvoir les plus influents à l'intérieur d'un hôpital. Leur droit de pratique leur est conféré par un organisme d'accréditation, et ils reçoivent un numéro de facturation de la part du gouvernement de la province où ils travaillent. En vertu du système canadien, les praticiens sont rémunérés directement par le gouvernement, sur la base d'un paiement à l'acte, et une vaste proportion de leurs activités est influencée par la recherche de volume et de revenus. Ce groupe forme une association au sein de chaque établissement de soins et délègue des représentants élus au conseil d'administration de l'hôpital. Le rôle de ces délégués est très politique et ils y représentent les intérêts des médecins. Dans certaines provinces, la loi leur donne aussi la responsabilité de garantir la qualité et la disponibilité des soins offerts par l'hôpital. D'autres provinces ont créé un conseil consultatif médical (CCM) et nommé un médecin chef qui siège aussi au conseil d'administration, auquel il rend compte directement, plutôt qu'au PDG, de la qualité et de la gamme des soins fournis par l'hôpital. Le CCM est formé des chefs de département, qui disposent chacun d'un certain pouvoir politique dont le poids est fonction de la taille et de l'importance de leur unité. Le vice-président aux affaires médicales représente l'administration au sein des différents groupes de médecins de l'hôpital et constitue le lien formel entre le PDG et les médecins.

J'ai découvert que la fusion d'hôpitaux ajoute plusieurs dimensions au pouvoir des médecins dans la mesure où chacun des établissements concernés possède sa propre structure médicale chargée de défendre leurs intérêts à chaque étape du processus. Même si ces structures sont fusionnées au sein de nouvelles entités, la perception selon laquelle la fusion a créé des gagnants et des perdants est très forte parce que le corps médical a consacré sa vie au développement de l'hôpital et des programmes dont il était responsable. Il faut donc tenir compte d'une multitude de droits acquis, qui vont des plans de pratique à la recherche en passant par les ententes en matière d'enseignement.

Par exemple, à Ottawa, les médecins du General voulaient que leur campus devienne le principal centre d'enseignement et étaient convaincus que leur interprétation des directives de la Commission de restructuration leur donnait raison. Les médecins du Civic n'entendaient pas se laisser faire ; leur premier objectif a donc consisté à contrôler le corps médical au sein du nouvel hôpital. Ils y sont parvenus au moyen de l'élection de leurs représentants aux différentes instances. Il avait été convenu que le General et le Civic seraient tous deux représentés au sein de l'exécutif : si le président venait d'un des deux campus, le vice-président devait provenir de l'autre. Tous les médecins devaient voter en même temps et, comme ils étaient plus nombreux au Civic, leur candidat a été élu président. Devant cette situation, leurs homologues du General ont formé un regroupement informel, l'Association des médecins du campus du General, qu'ils ont présenté comme une instance formelle au nouvel hôpital. Ce faisant, ils avaient créé les conditions d'un affrontement direct entre deux groupes, l'un formel, l'autre informel. D'après l'expert en management Henry Mintzberg, le premier des trois rôles qu'un PDG doit bien jouer pour gagner la crédibilité et le respect nécessaires à son travail consiste à gérer les conflits de façon équitable et honnête. Dans une fusion contestée, les difficultés se multiplient, particulièrement avec le corps médical. Cela rend d'autant plus importante l'élaboration d'une vision partagée afin de faciliter la prise de certaines décisions dans un environnement conflictuel.

Les professionnels

Les professionnels d'un hôpital (infirmières, thérapeutes, psychologues, etc.) forment une autre constellation de pouvoir, dont la structure s'apparente à celle des médecins, mais qui dispose de beaucoup moins de pouvoir politique. Ces professionnels sont des employés de l'hôpital et sont moins bien représentés au sein du conseil d'administration. Cette catégorie compte plusieurs groupes, mais les infirmières et infirmiers sont de loin le plus important et le plus connu de la population. Ils sont en contact direct et continuel avec les patients et leurs familles. Ils sont les plus touchés par les contraintes budgétaires et la fusion de services, et on leur demande constamment d'en faire plus avec moins de ressources. Ils sont les premiers à noter la diminution de la qualité des soins offerts aux patients qu'entraîne une restructuration. Cette question de la qualité constitue l'enjeu prépondérant à leurs yeux, et le PDG doit s'assurer d'en faire une composante clé de sa vision, assortie d'investissements et d'instruments de mesure très concrets.

Le conseil

Dans un hôpital fusionné, le conseil d'administration est aussi important que le groupe des médecins. Même s'il est formé d'une majorité de nouveaux membres qui n'avaient aucun lien avec les hôpitaux fusionnés, il compte inévitablement quelques représentants de ces derniers, dont la présence est prévue dans l'entente de fusion. Ces membres ont généralement de fortes personnalités, sont bien informés et ont souvent tout intérêt à défendre l'établissement, les médecins et les membres du personnel avec qui ils travaillaient jusqu'à tout récemment. Il est vital de collaborer étroitement avec le président et l'exécutif du conseil, et d'ouvrir d'excellents canaux de communication afin que les membres du conseil soient toujours les premiers à être informés des nouveaux enjeux et des projets du PDG. Le soutien du conseil est essentiel au succès d'une fusion et au déploiement d'une nouvelle vision pour l'hôpital. Si cet appui n'est pas solide et constant, les eaux seront nécessairement plus agitées.

Les sites fusionnés

Lors d'une fusion, chaque site devient une zone de pouvoir et d'influence. La haute direction doit donc apporter un soin particulier à bien reconnaître la contribution de chacun d'eux et à faire en sorte que le sentiment de perte soit réduit au plus strict minimum. Le sauvetage du Riverside est un bon exemple de la façon dont une défaite peut être transformée en victoire. Compenser la fermeture du Grace par l'ouverture d'un nouveau centre d'ophtalmologie au Riverside pour héberger cette ancienne activité du Grace a aussi constitué une victoire. Parfois, il vaut mieux procéder très lentement et laisser le temps faire le reste, par exemple avec le départ de certaines personnes. Ce fut le cas à l'Institut de cardiologie d'Ottawa. Il avait été fondé par le cardiologue William Keon, que tous considéraient comme le père des soins cardiaques dans cette ville. Ce dernier avait été nommé sénateur et cumulait ces fonctions avec celles de directeur de l'Institut de cardiologie ; il était donc farouchement opposé à la fusion au sein de l'Hôpital d'Ottawa. Puisque c'était une situation très délicate, j'ai fortement recommandé au conseil que l'intégration, au point de vue de la gestion, soit reportée jusqu'à ce que les autres exigences de la fusion aient été remplies et qu'on crée un comité de négociation à ce moment-là seulement pour discuter de sa nature et de sa portée.

Les syndicats

L'environnement syndical ontarien était bien différent de celui auquel j'étais habitué au Québec. En Ontario, il n'existe pas d'ententes salariales globales entre le gouvernement et les syndicats. Chaque hôpital négocie ses propres échelles salariales et compte plusieurs syndicats accrédités. En cas de fusion, dans chaque catégorie d'emploi, l'échelle salariale la plus élevée devient l'échelle de référence pour tout le personnel concerné. Dans la mesure où la création de l'Hôpital d'Ottawa entraînait la fusion d'hôpitaux universitaires avec des hôpitaux non universitaires où les salaires étaient moins élevés, il en a résulté une augmentation de la masse salariale de plus de 30 millions de dollars, une réalité difficile à accepter lorsque le gouvernement vise et exige des réductions de coûts. Mais le véritable point de friction était l'ancienneté : en effet, le nouvel établissement devait tenir compte de celle de chacun de ses employés. L'expertise et la compétence demeuraient les principaux critères d'attribution des postes, mais l'ancienneté créait de graves risques de supplantation, ce qui entraîne toujours des perturbations au sein d'une organisation. Les indemnités de départ et les départs anticipés à la retraite représentent toujours une option mais, dans le secteur des soins infirmiers, nous manquions d'employés qualifiés et il fallait prévoir des programmes de formation pour rehausser le niveau de compétences des infirmiers qui provenaient des hôpitaux non universitaires. Ces programmes de formation augmentaient donc les coûts de fonctionnement de l'hôpital.

Les zones externes de pouvoir

Il me semble superflu de revenir sur l'influence des médias parce qu'après leur mobilisation et le traitement journalistique qu'ils avaient accordé à ma nomination à l'Hôpital d'Ottawa, ils jugeaient avoir non seulement le droit, mais aussi la responsabilité de rendre compte de tout ce qui se passait à l'hôpital. Chaque changement, chaque nouvelle embauche, chaque transformation des services devenait une occasion d'obtenir des commentaires de la part du personnel, des médecins et de ceux qui, parmi les membres du conseil, n'étaient pas satisfaits de la fusion ou des nouvelles orientations de l'hôpital. Je gérais cette situation en étant toujours disponible pour les médias, en accueillant toutes leurs questions avec des réponses soigneusement préparées, en acceptant de participer aux émissions d'affaires publiques et de donner des entrevues à la télévision, en tenant régulièrement des conférences de presse pour informer le public des progrès de la fusion et en fournissant de nombreuses preuves des efforts que nous consacrions aux soins et à ce que l'hôpital et son personnel faisaient pour les résidents d'Ottawa.

Nous portions une attention toute particulière aux politiciens provinciaux et municipaux et étions régulièrement en contact avec les politiciens fédéraux. Nous avons tissé des liens avec le ministère de la Santé ontarien, non seulement à Toronto mais aussi avec le directeur régional, qui était un ardent partisan de l'hôpital. L'université était un partenaire de la première heure, et, dès le départ, j'avais établi d'excellentes relations avec le doyen de la faculté de médecine. Les autres établissements régionaux de soins de la vallée de l'Outaouais jouaient aussi un rôle très important, et nous faisions des efforts constants pour les impliquer dans la planification et dans le développement de partenariats qui pouvaient nous être mutuellement bénéfiques en facilitant les transferts et la prestation de services à nos diverses clientèles.

Je participais à toutes les activités sociales et j'acceptais toutes les invitations à prendre la parole en tant que conférencier. Compte tenu de la controverse suscitée par mon arrivée, il était capital que je sois ouvert et très présent au sein de la communauté. Je suggérerais d'ailleurs à tous les directeurs généraux d'un établissement de santé de faire de même.

Définir une vision collective

L'une des démarches fondamentales qu'un leader doit entreprendre pour construire sa crédibilité et mériter le respect de son organisation est la définition d'une vision collective. C'est là l'exercice le plus important en vue d'imprimer sa direction; si celle-ci suscite un fort consensus, la santé et le bien-être de l'organisation seront acquis.

Pour définir une vision collective, le PDG doit instaurer et piloter un processus qui puisse garantir la participation de tous les acteurs clés. Il doit clarifier l'environnement, comprendre les joueurs principaux et leur rôle de leaders, définir les principaux enjeux, reconnaître les zones de pouvoir et d'influence et énoncer précisément la mission de l'organisation.

Avec cette démarche en tête, j'ai mis en place la structure de planification dont nous avions besoin pour mener à bien l'exercice. La définition d'une vision partagée dans le contexte d'une fusion détermine plusieurs des éléments prioritaires. Tous les services administratifs doivent être intégrés, et tous les services cliniques, rationalisés. La première de ces tâches est complexe mais relativement routinière; la seconde peut mettre en péril la fusion elle-même. La volonté de réussir était au rendez-vous, ce qui augurait bien pour le succès de la définition d'une vision collective. La stratégie pour le Riverside était bien reçue et considérée comme une formule gagnante, ce qui donnait de l'espoir à la communauté et me permettait d'établir une certaine crédibilité et de gagner l'appui de l'équipe de direction. Mais les rivalités de plus ou moins longue date entre le General et le Civic, entre le personnel médical de chaque établissement et entre certains individus constituaient autant d'obstacles au succès de l'entreprise.

J'ai très rapidement appris à quel point des rivalités entre des personnages influents peuvent avoir un impact sur tout un hôpital.

On m'a raconté l'histoire de deux condisciples francophones entre qui la compétition remontait à leurs années d'école et se poursuivait toujours. Ils avaient joué pour des équipes de football adverses, avaient tous deux fréquenté la même faculté de médecine et étaient tous deux devenus neurochirurgiens. L'un avait pris la tête du département de chirurgie au Civic, l'autre celle de la même unité au General. C'étaient d'habiles politiciens qui possédaient de fortes personnalités et d'indéniables talents de leader. Après la fusion, il est devenu clair qu'un affrontement était inévitable. Puisque la plupart des changements qui résultent d'une fusion concernent le regroupement des services médicaux, des lignes de bataille se sont vite tracées dans cette lutte qui visait à déterminer quel campus prendrait le contrôle de quelles spécialités ainsi que la façon dont ces décisions allaient affecter le personnel médical et l'endroit où ils allaient poursuivre leur pratique. Les deux hôpitaux devaient continuer à offrir l'ensemble des soins, mais la concentration de chaque spécialité devait se retrouver sur un des deux sites seulement, ce qui avait une incidence sur les programmes de formation et sur le placement des internes et des résidents.

La stratégie

La stratégie pour laquelle j'ai opté reposait sur trois axes majeurs : le regroupement des services, la construction de nouveaux bâtiments plus spacieux pour permettre le rassemblement de diverses activités ainsi qu'un effort concerté en vue de rehausser le statut de l'hôpital dans les domaines de l'enseignement et de la recherche. Après consultation et beaucoup de négociations, un plan a été élaboré et présenté au conseil d'administration. Je ne vais mentionner qu'une seule de ses composantes, qui a été une source de division parmi les médecins et, conséquemment, parmi les membres du conseil.

La « guerre des neurosciences », comme on en est venu à l'appeler, a fini par capter l'attention de tout le monde. Comme je l'ai indiqué ci-dessus, deux des principaux intervenants étaient neurochirurgiens. Le Civic avait développé une vaste pratique en neurochirurgie, tandis que le département de neurologie du General était dirigé par un chercheur reconnu dans le domaine des neurosciences. Le plan prévoyait la concentration des activités de cardiologie et de neurosciences au Civic, où se trouvait déjà l'Institut de cardiologie, et celle des activités en oncologie, en chirurgie du cancer et en orthopédie au General, qui hébergeait l'Institut de cancérologie. Cette répartition allait permettre le développement complémentaire des forces de chaque campus tout en créant, dans chaque discipline, la masse critique nécessaire à la mission d'enseignement qui était au cœur de cette vision. Les médecins du General ont réagi avec rapidité et colère. Le General avait investi dans de nouvelles installations en neurologie et le chef de ce département refusait d'en autoriser le déménagement au Civic, invoquant l'impact de cette décision sur le rôle de la neurochirurgie et le déménagement inévitable de ce service sur le campus du Civic. Comme le dossier devait être soumis au conseil afin que celui-ci puisse prendre une décision, ses membres ont reçu de nombreux coups de fil et l'atmosphère est devenue de plus en plus tendue. C'était une véritable épreuve de force et un test de ma capacité à faire prendre une nouvelle direction à l'hôpital. Cela revenait aussi à mettre à l'épreuve la capacité du conseil à gérer un conflit.

Le conseil, en particulier grâce au leadership de son président, Nick Mulder, avait déjà fait la preuve de son courage dans plusieurs dossiers, notamment ceux de la controverse qui avait entouré mon arrivée, de l'approbation du projet du Riverside contre l'avis de la Commission de restructuration ainsi que des interruptions constantes de ses rencontres par des protestataires en colère. Il devait maintenant faire face à l'enjeu le plus important de tous : le choix de l'orientation que devait prendre le nouvel hôpital fusionné. Une retraite du conseil avait été organisée pour permettre à ses membres de gérer les problèmes que cela soulevait, et j'avais rencontré le président et les membres du comité exécutif à plusieurs reprises avant la réunion devant servir à élaborer notre plan d'approche. Après de longues discussions et même quelques disputes, le conseil a décidé, par une forte majorité, d'accepter la vision et le plan stratégique du nouvel hôpital. Pour moi et pour l'équipe de direction, cela constituait le vrai test de notre capacité à atteindre nos objectifs. Ce plan est devenu l'ossature du nouvel hôpital et toutes ses composantes ont été mises en œuvre. On a regroupé les services, construit et rénové des installations, tandis que les ambitions universitaires et en recherche de l'hôpital commençaient à se déployer. Le docteur Michel Chrétien, frère du premier ministre de l'époque, Jean Chrétien, a quitté Montréal pour prendre la tête de l'institut de recherche et diriger les recherches en génétique et en protéomique. Malgré les dissidences en son sein, le conseil avait clairement indiqué qu'il avait la situation bien en main et qu'il pouvait faire entrer l'hôpital dans une nouvelle ère.

Fin de partie

En 2001, la fusion datait déjà de trois ans et l'impact financier de la fusion de grands hôpitaux, du regroupement des services, de la création de nouveaux systèmes de gestion de l'information et de la planification de nouvelles installations devenait de plus en plus évident. L'harmonisation des salaires des différents personnels sur la base des échelles les plus élevées avait ajouté des coûts récurrents annuels de plus de 30 millions de dollars ; s'ajoutaient des frais de 18 millions pour le nouveau système d'information, de même que ceux liés au regroupement des services et à la réorganisation de la prestation de soins pour intégrer des activités non universitaires dans un environnement universitaire plus coûteux. De nouveaux investissements pour de nouveaux programmes et des activités élargies se sont traduits par d'autres dépenses, d'un montant de 29 millions, qui allaient toutefois être récupérés grâce aux économies d'échelle que nous commencions à pouvoir faire. Le budget de l'hôpital à cette époque s'élevait à environ 700 millions de dollars et, sous la gouverne du directeur régional, le ministère a dépêché une équipe chargée d'évaluer la situation. Cette évaluation externe a confirmé que les hausses salariales et les investissements rendus nécessaires par la fusion entraînaient des coûts supplémentaires de 48 millions de dollars qui devraient être assumés par le ministère, le reste devant être récupéré par l'hôpital grâce aux économies d'échelle. Tout cela a été présenté au conseil d'administration, qui a approuvé le plan de réduction des dépenses.

Une fois le rapport déposé, l'hôpital, le conseil et moi-même avons attendu la réponse tout en mettant en œuvre le nouveau budget équilibré, en présumant que le ministère allait injecter les 48 millions supplémentaires requis. Quelques mois plus tard, j'ai reçu un appel du chef de cabinet du ministre, qui voulait me rencontrer. Au cours de cette réunion très privée, on m'a appris qu'à cause du déficit de l'hôpital, le ministre avait décidé de destituer le conseil et de le remplacer par un superviseur. J'étais sous le choc. J'ai immédiatement demandé pourquoi je n'étais pas remplacé si la crise était grave au point d'entraîner la destitution du conseil. On m'a répondu que le ministre souhaitait que je reste en poste dans la mesure où le gouvernement était très satisfait de mon leadership à la tête de l'établissement. C'était une situation sans précédent : le conseil était destitué mais on demandait au PDG de rester. De toute évidence, l'enjeu était d'ordre politique. J'étais prêt à partir immédiatement et j'ai dit que j'allais consulter le conseil avant de donner ma réponse.

Après la rencontre, j'ai essayé de comprendre les motifs qui soustendaient une décision à caractère aussi éminemment politique. Le gouvernement conservateur de Mike Harris avait dû accepter la décision du conseil de me garder en poste au début de mon mandat lorsque la controverse avait éclaté au moment de mon embauche. Le groupe de protestataires qui s'était fait entendre dès ma nomination provenait de la circonscription d'un des rares élus conservateurs et seul ministre de la région d'Ottawa du gouvernement de Mike Harris. L'hôpital était situé dans la circonscription de Dalton McGuinty, le leader de l'opposition libérale de l'Ontario, qui allait plus tard devenir premier ministre de la province. L'annonce du départ de Mike Harris et de la tenue d'une course à la direction de son parti avant l'élection suivante avait déjà été faite. Le conseil avait critiqué la gestion gouvernementale du dossier de la santé, les longs délais d'approbation des projets, à l'origine d'augmentations de coûts, et son refus d'accepter les frais entraînés par la fusion qui avait obligé l'hôpital à les assumer et à encourir un déficit. Au conseil siégeaient des responsables communautaires, des gens d'affaires, des PDG, d'anciens sous-ministres, le vérificateur général adjoint du Canada, des juges à la retraite, des professionnels et d'éminents citoyens respectés dans leurs domaines. Je savais qu'ils seraient scandalisés et fâchés.

J'avais tout cela en tête lorsque j'ai appelé le président du conseil pour lui relater ma conversation avec le chef de cabinet du ministre et pour convoquer une réunion d'urgence du conseil. Tous les membres étaient stupéfaits, et ont réagi comme je l'avais anticipé. À l'évidence, il s'agissait d'une décision politique. Ils étaient en colère, moi aussi, et j'ai indiqué très clairement que je n'avais aucune intention de rester en fonctions si le conseil était destitué. La discussion a rapidement bifurqué sur l'hôpital et sur la meilleure voie à suivre dans l'intérêt du personnel, des médecins et, bien sûr, de l'équipe de direction. Le conseil m'a demandé de rester en poste pour aider l'organisation à faire face à la crise. Deux semaines plus tard, le ministre annonçait la destitution du conseil, qui fut accueillie avec consternation par l'hôpital et par le public. J'avais accepté de rester pour continuer à fournir à l'organisation le leadership dont elle avait besoin, mais à certaines conditions que le ministre avait acceptées. La plus importante était que le superviseur aurait pour mandat de remplacer le conseil, mais que je demeurerais seul responsable de la gestion de l'hôpital. Cette condition n'a malheureusement pas été respectée, et le superviseur a entrepris d'embaucher son propre personnel et de s'impliquer dans la gestion de l'hôpital. J'ai alors négocié une entente et, trois mois après l'arrivée du superviseur, je quittais l'hôpital à mon tour. Une semaine après mon départ, l'hôpital recevait les 48 millions de dollars qui avaient été promis.

Du moment de mon arrivée – et même avant – jusqu'à mon départ, trois ans et demi plus tard, je n'ai jamais eu le temps de m'ennuyer ne serait-ce qu'une minute. Tous mes talents de leader ont été mis à l'épreuve, et je suis fier de la façon dont toute l'équipe, y compris les membres du conseil, a géré cette fusion difficile mais couronnée de succès, qui a permis la création de l'Hôpital d'Ottawa, reconnu aujourd'hui comme l'un des centres hospitaliers universitaires les plus importants au Canada.

Les leçons apprises

Mon expérience outaouaise m'a appris plusieurs choses et a consolidé d'autres apprentissages en gestation. On n'échappe jamais à son passé, et il faut toujours se souvenir que les actes que l'on fait pourront avoir des conséquences. Si on demeure fidèle à ses valeurs et si on croit à ce qu'on fait, on a de bonnes chances de réussir à traverser les moments difficiles. La politique et la santé ne font pas bon ménage, et pourtant, ils sont inséparables au sein du système de santé universel du Canada. Les médias utilisent les soins de santé comme un outil pour susciter la controverse, et ce, pas toujours pour le bien de la population, mais plus simplement dans l'intérêt d'un journal et pour appuyer ses efforts en vue d'attirer l'attention du public. Une fois en poste, le PDG d'un établissement public doit se tenir à bonne distance de la politique et s'abstenir de la commenter. Un PDG doit bien connaître la communauté où il travaille. Pour ce faire, il doit parfois chercher les motifs sous-jacents des problèmes qui semblent surgir de nulle part. Il est capital d'en comprendre les fondements pour pouvoir les gérer de façon efficace.

Dans une communauté, quelle que soit sa taille, les médias écrits ou électroniques sont toujours très présents. J'ai appris qu'il était essentiel de bien les connaître – les journalistes, les rédacteurs en chef, les animateurs d'émissions d'affaires publiques et les personnalités de la télévision – et de connaître leurs sujets de prédilection. Il faut comprendre ce qu'ils aiment, savoir qui sont leurs amis, quelles personnes ils appuient ou, au contraire, considèrent comme des adversaires. Armé de ces informations, soyez prêt à répondre à toutes les questions. Soyez disponible, ouvert, honnête et direct, et comprenez bien que tous les détails vont toujours finir par être publiés, peu importe ce que vous direz ou ferez. J'ai appris à rendre publics les dossiers importants avant que les médias ne le fassent, ce qui m'a permis de donner le ton. Cela signifie qu'il faut toujours être informé de ce qui se passe au sein de l'hôpital, de l'appareil gouvernemental et de la communauté. Constituez-vous un réseau de gens attentifs et informés qui vous permettront d'être au fait des problèmes dès leur émergence plutôt que d'être pris de court. Lorsque des erreurs sont révélées, assumez-les. Ne faites jamais rien que vous ne puissiez pas être en mesure d'expliquer sans détour à la une d'un journal, à côté d'une photo fort peu avantageuse de vous-même.

Trouver un dossier gagnant est toujours important si on veut consolider sa crédibilité, mais l'importance de la victoire doit être directement proportionnelle au déficit à combler. Sauver le Riverside en en faisant « la clinique Mayo du Nord » était le type de victoire dont j'avais besoin à Ottawa. Mais toute victoire d'envergure relève généralement d'un risque qui l'est tout autant. J'ai appris qu'il faut parfois prendre des risques considérables si l'on tient suffisamment à réussir.

Une des leçons les plus importantes que j'ai apprises à l'Hôpital d'Ottawa porte sur la grande différence entre le modèle de gestion de la santé de l'Ontario et celui du Québec, beaucoup plus centralisé. Les deux systèmes fonctionnent au sein du secteur public, mais les responsabilités de gestion en Ontario sont laissées à l'hôpital et un PDG bien rémunéré est entièrement responsable, avec son conseil d'administration, des résultats obtenus par son organisation. Au Québec, les innombrables interventions du gouvernement et des agences régionales dans la gestion quotidienne des établissements ne permettent pas de déterminer facilement qui en est véritablement responsable. Il en résulte une culture en vertu de laquelle rien ne peut être fait sans autorisation.

La cause première d'un conflit réside toujours dans les tensions entre les personnes concernées. J'avais déjà appris l'importance de bien comprendre les constellations de pouvoir et d'influence ainsi que leurs forces d'attraction respectives au sein d'une organisation.

À Ottawa, j'ai appris que les rivalités personnelles, individuelles, peuvent influencer les orientations de toute une organisation si les personnes en cause sont suffisamment puissantes.

J'ai aussi appris que des arguments solides, factuels, bien étayés et logiques sont capitaux, essentiellement parce qu'ils permettent aux politiciens de justifier les décisions qu'ils présentent au public, mais que les arguments les plus importants sont toujours d'ordre financier. Les gouvernements essaient constamment d'éviter les critiques du public et veulent toujours s'assurer de disposer d'arguments qu'ils peuvent présenter sans arrière-pensée avant d'approuver un projet ou un plan.

Une bonne vision résiste à l'épreuve du temps; à Ottawa, la stratégie de fusion de l'hôpital sur plusieurs sites mais en regroupant les services a été couronnée de succès et, à long terme, s'est avérée la solution la moins coûteuse.

Les centres ambulatoires permettent vraiment de mieux planifier l'offre de soins et d'en réduire les coûts, comparativement à un établissement plus complexe où se trouvent aussi des lits de soins de longue durée, souvent à la merci de situations inattendues. Chacun de ces deux environnements a aussi une fonction d'enseignement, mais il n'empiète pas pour autant sur les activités de l'autre.

Une des dernières leçons que j'ai apprises, c'est que des événements imprévus peuvent survenir à tout moment. Ni moi ni les administrateurs de l'hôpital n'avions vu venir la destitution du conseil d'administration. La chose la plus importante que j'ai apprise est peut-être qu'il ne faut jamais sous-estimer l'influence de la politique.

CHAPITRE 7

Un stage en politique : ministre délégué à la Santé et aux Services sociaux

M a nomination au poste de ministre délégué à la Santé et aux Services sociaux a été, et de loin, le chapitre le plus étonnant de ma vie professionnelle et est survenue de la façon la plus inopinée. En tant que gestionnaire d'hôpital, j'avais vu comment plusieurs décisions en matière de santé sont prises pour des raisons politiques, sans qu'on tienne nécessairement compte de l'intérêt des patients ou de la capacité du système à fournir les soins dont la population a besoin. J'étais convaincu qu'il fallait dissocier, d'une part, la prestation des soins et la gestion du système de santé et, d'autre part, la politique ; je réfléchissais à diverses façons d'aborder cette question et à de nouvelles approches en matière de gestion des soins de santé dans un système public. J'envisageais un système de soins géré par une agence autonome, elle-même financée au moyen de revenus fiscaux réservés. Dans mon esprit, cette agence devait avoir un conseil d'administration public, être ouverte, transparente, et recevoir le mandat d'administrer les soins et services offerts à la population. Le gouvernement conserverait la responsabilité de choisir l'éventail des soins et services offerts par le secteur public, de fixer le niveau de financement qu'il était prêt à offrir pour ces services et de mettre en place les outils de mesure nécessaires afin de garantir la qualité et l'efficience des soins. Cette idée fut présentée à la commission Clair, au Québec[1], et baptisée « Hydro-Santé » en référence à Hydro-Québec.

Fort de ces réflexions, j'avais sollicité une rencontre avec Bernard Landry, alors premier ministre du Québec. Je voulais lui proposer un projet de recherche qui se pencherait sur différents systèmes de soins de santé et sur les impacts de leurs modèles de gouvernance sur la livraison et les résultats atteints en matière de santé et de services sociaux. M. Landry s'est intéressé à cette approche et, après quelques discussions suivies d'un silence de sa part, j'ai su qu'il avait lui-même quelques idées sur la question. C'est alors qu'il m'a demandé si je voulais devenir ministre de la Santé au sein de son gouvernement. Il était en train de former un nouveau cabinet et croyait que je pourrais contribuer à améliorer la prestation des soins de santé au Québec. C'était la troisième fois qu'on me proposait ce poste et ma réaction initiale fut la même qu'auparavant : la politique ne m'intéressait pas. En effet, je me voyais comme un gestionnaire, pas comme un titulaire de ministère. M. Landry a été très convaincant. Il a insisté sur le fait qu'en tant que ministre, je pourrais mettre sur pied un groupe de travail qui examinerait de beaucoup plus près l'idée d'une agence de la santé, et que si les propositions s'avéraient intéressantes et réalisables, je pourrais les présenter au cabinet et essayer d'obtenir l'appui de mes collègues pour ce nouveau projet.

On me demandait donc si j'étais disposé à prêter main-forte au développement et à l'amélioration du système de santé du Québec et à m'attaquer à quelques-uns des problèmes les plus urgents auxquels il faisait face. Cela incluait l'accessibilité, la qualité des soins, les temps d'attente, l'articulation du travail des généralistes et des spé-

---

1. Nommée en juin 2000, la Commission d'étude sur les services de santé et les services sociaux, présidée par Michel Clair, a déposé son rapport au début de 2001. À ce sujet, voir : Ministère de la Santé et des Services sociaux, « Les solutions émergentes – Rapport et recommandation (Rapport Clair) », 17 janvier 2001, [msssa4.msss.gouv.qc.ca/fr/document/publication.nsf/0/6c397fad 530bc545852569d6006ef6ef?OpenDocument]. (N.d.T.)

cialistes, les débordements des salles d'urgence et l'inefficacité dans la gestion des systèmes, en plus des nombreux problèmes en matière de soins aux aînés, de maladie mentale et de soins à domicile. La commission Clair les avait tous soulevés, mais il fallait maintenant s'en occuper. Le public perdait confiance dans le système et se tournait de plus en plus vers le secteur privé pour obtenir un meilleur accès aux services de tests diagnostiques et même à certaines chirurgies (remplacement de la hanche ou du genou, notamment). Les contraintes financières et le déficit croissant du budget de la Santé pesaient de plus en plus lourd sur le Trésor québécois, tandis que le moral des employés du secteur de la santé était au plus bas.

Si le niveau de confiance de la population dans la capacité du secteur public à administrer correctement le système n'augmente pas, il faut s'attendre à ce que les citoyens exigent un accès aux soins de santé qu'ils veulent obtenir. Le système public de soins est fondé sur la conviction selon laquelle notre croissance économique permet de le financer adéquatement. Toutefois, la pression sur le financement du système ne cesse de croître, non pas parce que nous ne générons pas suffisamment de richesse pour en couvrir les frais, mais parce que cette richesse est de plus en plus concentrée et n'est pas distribuée équitablement parmi toutes les couches de la population. Sa concentration entre les mains de la classe moyenne supérieure et le fossé de plus en plus grand entre ceux qui disposent de revenus suffisants et ceux qui n'en ont pas assez est un problème majeur pour le système de santé : lorsque le système public n'est plus en mesure de répondre à la demande à cause de ressources limitées, ceux qui peuvent se payer un accès rapide à des services de qualité le font, laissant ainsi le reste de la population se débrouiller avec ce qui reste du système public. Le danger ici n'est pas que ceux qui peuvent débourser des sommes supplémentaires pour obtenir des services le fassent, libérant ainsi des places dans le système public, mais plutôt que ce groupe cesse un jour d'utiliser son influence pour assurer la solidité et la viabilité du système public. La très grave conséquence est évidente : au fur et à mesure que diminuera la pression exercée sur le gouvernement afin qu'il offre ces services, il y aura une tendance à réorienter les priorités ailleurs que vers le système public, entraînant ainsi sa lente mais inexorable détérioration.

Avec ces idées en tête, et aussi parce que j'étais bien conscient de l'importance de renforcer la confiance dans notre système de soins de santé, j'ai commencé à saisir l'immensité du défi qu'on m'offrait de relever et j'ai dit à Bernard que je devais y réfléchir et en parler avec mon épouse, mes collègues et mes amis. Jusqu'à présent, j'avais géré de grands hôpitaux, mais on me donnait là la possibilité de contribuer à gérer le système lui-même.

Je me tenais à distance de la politique depuis vingt ans, et lorsque je m'y était impliqué, à la fin des années 1970, ce n'était pas du tout en vue de faire de la politique active. Accepter un poste ministériel en tant que non-élu signifiait que je ne pourrais pas répondre aux questions de l'opposition à l'Assemblée nationale. Cela signifiait aussi que je devrais tenter de m'y faire élire dans un délai de six mois, comme le veut l'usage pour les ministres non élus.

Le premier ministre Landry m'a demandé d'aller le rencontrer chez lui le lundi 28 janvier 2002 à 10 h 30. Je suis arrivé à l'heure et, après avoir garé ma voiture à côté de celles de quatre autres personnes déjà sur place, je suis entré. J'étais souvent venu dans cette maison, pour des anniversaires et des mariages, mais c'était la première fois que je m'y trouvais à un titre autre que celui d'ami de la famille. M. Landry est allé droit au but et m'a demandé si j'accepterais le poste de ministre délégué à la Santé et la responsabilité de la gestion du système de santé. J'ai tout de suite su que quelque chose avait changé parce que nous n'avions discuté d'aucune autre option que de ma nomination à titre de ministre de la Santé, en chargeant un autre ministre de répondre pour moi aux questions à l'Assemblée nationale. J'ai dû avoir l'air très déconcerté, parce qu'il a immédiatement poursuivi en expliquant que le choix des membres d'un cabinet est très complexe et, en soi, un exercice à caractère hautement politique. Le gouvernement comptait alors deux ministres très puissants : Pauline Marois et François Legault. M. Landry avait besoin de M. Legault pour assurer l'équilibre des pouvoirs au sein du cabinet. Ce dernier avait récemment été ministre de l'Éducation et voulait un portefeuille de premier plan. Pas une journée ne passait sans que les médias mentionnent le ministère de la Santé et des Services sociaux, ce qui faisait en sorte que le ministre titulaire devenait immanquablement une figure publique très connue de tous les Québécois. J'ai répondu au premier ministre que je comprenais son besoin de former un cabinet équilibré, l'ai remercié de son offre et lui ai expliqué qu'un poste de ministre délégué ne m'intéressait pas. Ma réponse a suscité une longue discussion ; il était clair que M. Landry voulait que je fasse le saut en politique. Au cours des deux semaines précédentes, je n'avais pas cessé de réfléchir à toutes les choses que je pourrais faire en tant que ministre de la Santé et des Services sociaux. L'idée m'avait stimulé au plus haut point, et la tournure des événements me décevait vivement.

Après y avoir songé un peu plus, j'ai dit que j'aimerais rencontrer M. Legault, qui était dans la pièce contiguë, pour qu'il me fasse part de ses idées. Nous avons donc discuté de nos rôles respectifs. À l'évidence, il savait ce qu'impliquait le fait d'être un ministre alors que j'étais dans l'ignorance la plus complète. Mais je maîtrisais le dossier de la santé à fond alors qu'il n'en avait qu'une connaissance superficielle puisque c'était un domaine où il n'avait jamais travaillé. Je souhaitais gérer le système, et lui, être son ministre. Après notre échange, je n'étais pas aussi à l'aise que je l'aurais souhaité, mais j'ai accepté le poste en me disant intérieurement qu'il s'agissait d'une expérience que je ne pourrais jamais acquérir autrement. J'étais très sensible au fait que même si j'entrais en politique par la petite porte, j'y allais les yeux grands ouverts, animé d'une passion et d'un vif désir de transformer la façon dont les choses étaient gérées.

Plusieurs éléments dont je n'étais pas conscient à ce moment sont devenus clairs quelques mois plus tard, particulièrement les motifs qui poussent certaines personnes à faire le saut en politique et à vouloir devenir ministre. Plusieurs de ces raisons sont liées à leur volonté de bien représenter leur circonscription et d'être porteurs de changements, mais il y en a beaucoup d'autres qui ont à voir avec l'ambition, le besoin de notoriété, la soif de visibilité et les pouvoirs conférés à un ministre. Le rôle d'un député de l'Assemblée nationale est difficile, mais celui de ministre est beaucoup plus complexe. Les journées de travail d'un ministre commencent au saut du lit et se terminent souvent très tard. C'est un emploi qui exige de travailler sept jours sur sept et qui comporte des risques à chaque pas. Le public a de moins en moins confiance en ses leaders politiques et les médias ne sont pas très aimables avec eux. J'ai appris plusieurs de ces choses très rapidement après mon entrée en fonctions. Quelques jours après que j'eus accepté le poste, le nouveau cabinet était assermenté à l'Assemblée nationale et, dès lors, jusqu'à mon départ du gouvernement, chaque journée de ma vie a été totalement orchestrée. Cela ne m'a pas rendu particulièrement heureux.

La première tâche au programme était la nomination des chauffeurs qui allaient aussi devenir mes gardes du corps, mes assistants et même les facilitateurs de plusieurs des activités auxquelles je devais participer. Les relations entre un ministre et son équipe de chauffeurs deviennent très étroites au fur et à mesure qu'ils intègrent son quotidien, l'accompagnant à chaque repas et le conduisant partout, constamment à ses côtés tout au long de la journée. Je n'avais pas le droit de prendre ma propre voiture pour me rendre à ma maison de campagne ou même pour aller souper en ville avec mon épouse. Lorsque j'ai demandé pourquoi, on m'a répondu que c'était devenu la règle après l'accident d'automobile qu'avait eu René Lévesque au volant de sa propre voiture en 1977, alors qu'il était premier ministre. Cette pratique était devenue incontournable pour tous les ministres afin d'éviter d'autres incidents similaires.

Après la formation des équipes de chauffeurs et l'attribution des bureaux, à Québec et à Montréal, sont venues les séances d'orientation avec le personnel du sous-ministre. À chaque occasion, je posais de nombreuses questions et adoptais l'attitude d'un PDG en réunion avec son équipe de direction. Il est tout de suite devenu évident pour moi que M. Legault n'était pas à l'aise avec le fait que quelqu'un d'autre, qui à l'évidence connaissait très bien le système de santé, pose autant de questions pointues sur les enjeux, les problèmes et les diverses solutions qui étaient envisagées. Nous nous sommes donc partagé quelques-uns des principaux dossiers et, compte tenu de mon expérience, j'ai pris en charge ceux de la médecine et des hôpitaux universitaires.

Nous avons chacun choisi les membres de nos équipes respectives, un chef de cabinet et des conseillers politiques qui étaient responsables de la gestion de nos activités, de nos agendas ainsi que des relations entre les ministres et avec l'appareil gouvernemental. Dès le départ, les médias s'en sont donné à cœur joie : les journaux ont publié des caricatures dans lesquelles on nous voyait, M. Legault et moi, dans une même limousine avec deux chauffeurs qui essayaient tous deux de prendre une direction différente. Rares sont ceux qui comprennent l'importance des médias dans la vie d'un ministre.

L'impact des médias et de l'accoutumance à la notoriété

Si quelqu'un m'avait dit avant mon entrée dans l'arène politique que j'allais devenir accro aux médias et à ma visibilité médiatique, je n'aurais jamais compris ce qu'il entendait par là. J'avais souvent transigé avec les journalistes, avant et après mon expérience à Ottawa, mais sans y attacher de véritable importance. J'avais toujours trouvé valorisant qu'un ami ou un collègue me dise : « Je t'ai vu l'autre jour à la télé et j'ai aimé tes commentaires. » J'avais toujours été convaincu de l'importance des communications : les médias, quels qu'ils soient, sont d'importants outils de communication. Mais le rôle des médias dans la vie d'un politicien est beaucoup plus important et beaucoup plus intense que ce que la plupart d'entre nous pouvons imaginer. Une fois élus, les politiciens pensent constamment à leur réélection et plusieurs décisions du gouvernement sont fonction de cette préoccupation. L'image que le public se fait d'un premier ministre, d'un ministre ou d'un député est un souci incessant et cette image est principalement véhiculée par les médias. Chaque matin, assis à l'arrière de ma voiture de fonction, je trouvais tous les quotidiens et toutes les coupures de presse portant sur le gouvernement et sur le ministère de la Santé et des Services sociaux. Le scénario est le même pour tous les ministres, et l'on s'attend à ce que chacun d'eux soit bien au fait de toute la couverture médiatique. Tous les matins, chaque ministre vérifie en premier lieu s'il a été cité, comment ses apparitions publiques ou ses conférences de presse ont été rapportées et si les éditorialistes y sont ou non allés de commentaires à son sujet ou à propos de ses interventions et de son ministère. Dès le début de la journée, l'opposition élabore ses interrogations en vue de la période de questions à l'Assemblée nationale, et le personnel politique est à l'œuvre afin de préparer des réponses aux questions les plus vraisemblables. Le pouvoir et l'influence des médias sont énormes et il en est ainsi depuis bien longtemps. J'étais déjà au fait de cet état de choses et cet aspect du travail des médias ne me surprenait pas. Ce à quoi je m'attendais moins était l'impact des médias sur les ministres eux-mêmes. J'allais rapidement en faire l'expérience.

J'ai très vite appris que l'équipe des communications du cabinet du premier ministre avait mis en place un mécanisme de suivi du nombre et de la nature des apparitions de chaque ministre dans les médias. Le personnel passait en revue les journaux locaux et nationaux ainsi que les émissions de toutes les stations de radio et de télévision ; chaque fois que le nom d'un ministre était mentionné, ils évaluaient le contexte et l'ampleur de la couverture et lui attribuaient un score. Des rapports étaient ensuite remis à chaque ministre, lui indiquant sa position parmi ses collègues en matière de visibilité dans les médias. Au cours des premiers mois qui ont suivi l'entrée en fonctions du nouveau cabinet, j'ai obtenu des résultats très élevés, au grand dam de M. Legault. Je suis certain que cette situation n'a pas facilité nos relations ni celles de nos équipes respectives.

Tous les politiciens, et à plus forte raison les ministres, accordent la plus haute importance à leur notoriété personnelle ou simplement à leur présence dans l'arène publique, et ils s'y attachent encore plus qu'ils n'aiment à le croire. J'en ai moi-même fait l'expérience après seulement trois mois en tant que ministre délégué. Les médias avaient souvent parlé de moi par le passé, lorsque j'étais intervenu publiquement dans divers dossiers liés à la santé. Mais en tant que membre du gouvernement, ma relation avec eux revêtait une importance nouvelle. Je parcourais les journaux chaque jour, à l'affût d'un article dans lequel je serais cité, et j'étais satisfait de constater que la couverture était la plupart du temps positive. Un lundi matin, j'ai fini ma revue des médias sans y trouver la moindre mention à mon sujet. Le lendemain, à nouveau, je n'étais mentionné ni cité nulle part. Je ne m'y suis pas vraiment arrêté, mais le surlendemain, j'ai constaté après la rencontre régulière du cabinet que j'étais plus irritable qu'à l'habitude. Cet après-midi-là, j'ai eu des rencontres avec des membres de mon équipe qui m'ont à plusieurs reprises demandé ce qui n'allait pas. Je leur ai répondu que tout allait bien, mais je sentais que je devenais de plus en plus irascible. Le lendemain, c'était encore pire, et je n'avais aucune idée de ce qui m'arrivait. Le programme de la semaine était intéressant : nous devions visiter plusieurs hôpitaux et passer en revue le travail effectué concernant une partie de la réforme de la santé qui découlait du rapport de la commission Clair. Mon attaché de presse m'a alors dit une chose que j'ai trouvée absolument étonnante : « David, tu présentes tous les symptômes d'un sevrage. » Je n'ai jamais fumé, je bois beaucoup de café mais peu d'alcool, et pourtant, je venais de me faire dire que j'étais en état de manque. Lorsque je lui ai demandé de quoi je pouvais bien être en train de me sevrer, il m'a répondu qu'il s'agissait de ma dose de présence quotidienne dans les médias. Je n'arrivais pas à croire qu'en si peu de temps j'avais été affecté par une chose que la plupart des ministres doivent apprendre à gérer d'une façon ou d'une autre. Les poussées d'adrénaline causées par la visibilité dans les médias ou par une certaine reconnaissance créent une forme d'accoutumance ; il fallait donc que j'apprenne à en contrôler les effets. Lorsqu'on se demande ce que procure l'entrée en politique, l'une des réponses est le sentiment d'ébriété que donnent la visibilité et la notoriété, de même que la satisfaction d'effectuer un travail très difficile mais important.

Un ministre n'est pas un PDG

Jusque-là, mon expérience de gestion avait été celle d'un PDG à la tête d'une organisation. J'abordais le ministère de la Santé comme ma nouvelle organisation et je supposais que j'étais responsable de veiller à ce qu'il fonctionne bien et réponde adéquatement aux besoins de la population. Dès les premières séances d'information, j'avais assumé cette position de PDG et mes questions révélaient clairement que j'avais d'abord et avant tout la volonté de gérer le système. Environ deux semaines après mon arrivée, mon sous-ministre, Pierre Gabriel, est venu me voir et a demandé à me parler seul à seul. Son ton était poli mais ferme. Il m'a dit : « Monsieur le ministre, vous avez été PDG tout au long de votre vie professionnelle et vous avez effectivement la réputation d'être un excellent gestionnaire dans le domaine de la santé. Mais en ce moment, vous avez un nouveau poste, celui de ministre, et votre description de tâches a changé. Vous n'êtes plus PDG. Il faut que vous cessiez d'essayer de gérer des activités de fonctionnement et que vous travailliez à l'intérieur du gouvernement pour définir les politiques qui vont permettre au système d'être plus efficient. Votre tâche consiste à obtenir du Conseil du trésor les ressources qui vont permettre de développer les services les plus demandés partout au Québec. » Il a continué en m'expliquant que si j'essayais de gérer le système, je court-circuiterais les voies hiérarchiques traditionnelles et affaiblirais l'autorité et les capacités d'initiative de l'équipe de sous-ministres et de sous-ministres adjoints, ainsi que celles des directeurs généraux et des gestionnaires des établissements. J'étais maintenant en politique : il fallait donc que j'apprenne à penser comme un politicien, dont la priorité absolue est d'être élu, puis réélu, et que je me souvienne que les décisions sont prises en fonction de cette priorité. En mettant les gestionnaires du réseau de son côté et en gagnant le respect et la confiance des médias et du public, on peut en faire davantage en tant que ministre que si on essaie de gérer n'importe quel problème ou enjeu managérial précis.

Ses commentaires et l'interprétation que j'en ai faite m'ont permis de mieux comprendre les dynamiques du monde politique.

La santé est politique

Le Parti québécois avait indiqué son intention de réduire les impôts, une décision politique toujours populaire, et le ministre des Finances avait annoncé que ce serait chose faite avant les prochaines élections. Après quelques mois à peine, il était devenu clair pour moi que le système de santé avait besoin d'environ 500 millions de dollars supplémentaires pour pouvoir répondre aux besoins de la population, surtout en matière de soins à domicile et aux personnes âgées. J'ai suggéré qu'au lieu de diminuer les impôts, ce qui représentait une facture de près de 500 millions ou d'environ 100 $ par contribuable, on pourrait suspendre la réduction envisagée et investir les sommes correspondantes dans les soins de santé. J'ai fait remarquer que cela serait plus apprécié du public et pourrait nous valoir encore plus d'appuis qu'un crédit d'impôt si la décision était bien présentée. Le gouvernement a choisi de réduire les impôts plutôt que d'investir l'argent dans les soins de santé. C'était une décision politique, et je ne considère pas que c'était celle qui répondait le mieux aux besoins de la population.

Le ministère avait travaillé sur les recommandations de la commission Clair et avait déjà soumis le concept de groupes de médecine familiale (GMF) pour répondre à celle qui portait sur le développement des soins de première ligne. Cela était aussi lié à la décision prise par le gouvernement fédéral en 2000 d'investir dans le développement des soins de première ligne partout au Canada. La réforme en cours d'élaboration allait être de grande envergure ; elle prévoyait la création de territoires géographiques basés sur une population ainsi que la fusion de presque tous les établissements publics présents sur un même territoire au sein d'une seule organisation. Ce modèle de soins était conçu pour répondre aux enjeux d'accessibilité, de continuité des soins, des dossiers médicaux uniques et d'une meilleure gestion des soins des patients. En tant que ministre, j'appuyais ce modèle et j'ai travaillé très fort à sa mise en œuvre. Il était évident que la fusion des CLSC (responsables des soins et des services sociaux et communautaires de première ligne) et des hôpitaux au sein d'une même structure allait susciter une forte opposition de la part des CLSC, qui concluraient inévitablement à une prise de contrôle de leurs activités par le secteur hospitalier. Puisque les élections étaient imminentes, on a décidé, au niveau politique, de reporter la mise en œuvre de quelque changement que ce soit, même si tous s'entendaient sur le fait que c'était la voie à privilégier, parce que cela entraînerait des résistances au sein de l'une des bases politiques traditionnelles du Parti québécois. En effet, celui-ci bénéficiait de l'appui des CLSC et du secteur communautaire depuis plusieurs années.

Ces exemples illustrant la façon dont la politique partisane et les considérations stratégiques influencent la prise de décisions dans le domaine des soins de santé m'ont ouvert les yeux et m'ont fait réfléchir sérieusement à mon rôle en politique.

Le dossier des hôpitaux universitaires

En 2002, à titre de ministre délégué, j'étais responsable des dossiers du Centre hospitalier de l'Université de Montréal (CHUM) et du Centre universitaire de santé McGill (CUSM). J'ai pris la décision de rencontrer régulièrement les dirigeants des deux futurs hôpitaux pour suivre leurs progrès et pour gérer les nombreux problèmes qui allaient immanquablement se poser. J'ai rencontré les membres des conseils d'administration et les directeurs généraux pour discuter du financement et de la mise en œuvre de leurs chantiers respectifs. Je m'étais rallié à l'idée que les fusions de l'Hôtel-Dieu et des hôpitaux Saint-Luc et Notre-Dame pour former le CHUM, d'une part, ainsi que des hôpitaux affiliés à l'Université McGill au sein du CUSM, d'autre part, étaient la voie à suivre, non seulement pour créer la masse critique nécessaire aux activités d'enseignement et de recherche, mais aussi pour réduire la prépondérance d'un système centré sur les hôpitaux et offrir davantage de soins de première ligne à la population.

Un plan de pratique pour la rémunération des médecins était une exigence absolument essentielle au développement des hôpitaux d'enseignement universitaire. Un plan de pratique a pour objectif de rémunérer les médecins tant pour leurs activités d'enseignement et de recherche pour que leurs activités cliniques. C'est aussi une façon de mettre en commun les ressources pour que les médecins qui font plus de travail clinique appuient leurs collègues qui se consacrent davantage à l'enseignement et à la recherche. Dans un centre hospitalier universitaire, une telle approche est essentielle. Au Québec, la rémunération se fait à l'acte et les médecins ne reçoivent aucune somme supplémentaire pour l'enseignement ou la recherche. Après avoir mené une évaluation afin de déterminer les montants qui seraient nécessaires au financement des activités universitaires, il s'est avéré qu'elles exigeraient une hausse d'environ 17 % du taux de paiement à l'acte en vigueur à l'époque. Le gouvernement a rejeté cette approche, avec pour conséquence que l'une des composantes les plus essentielles à la création de véritables hôpitaux universitaires n'a jamais été mise en œuvre. Québec a investi cinq milliards de dollars dans la construction de deux nouveaux centres hospitaliers universitaires, le CHUM et le CUSM, et alloué un autre milliard de dollars à l'hôpital universitaire Sainte-Justine, à Montréal, mais sans résoudre la question d'une rémunération appropriée pour la médecine universitaire que l'instauration d'un plan de pratique aurait permise.

Le paiement à l'acte ou au volume sans tenir compte d'une composante vouée à l'enseignement a poussé les médecins davantage impliqués dans ce domaine à demander des volumes d'activité très élevés pour leur permettre de générer les fonds nécessaires à la poursuite de leurs activités universitaires. Cela a mené à la situation actuelle, où seulement 15 à 20 % de l'ensemble des activités des hôpitaux universitaires sont de niveau tertiaire, tandis que plus de 50 % de leurs activités pourraient être réalisées dans un hôpital sans vocation d'enseignement ni de recherche, à un coût par cas moins élevé.

Déjà en 2002, les coûts liés à la désignation et à l'achat des sites pour les nouveaux hôpitaux et l'augmentation constante, au fil des semaines, du coût des travaux de construction commençaient à grever les budgets et suscitaient de nombreuses inquiétudes au sein du gouvernement, qui craignait que les coûts projetés de 800 millions de dollars pour chacun des projets soient très vite largement dépassés. Seize ans plus tard, alors qu'ils sont presque terminés, on estime ce coût à plus de 2,5 milliards de dollars pour chaque hôpital, sans une véritable idée des nouveaux coûts de fonctionnement qu'il faudra assumer.

Un hôpital universitaire se définit en fonction de son nombre de lits et de la qualité de l'enseignement dispensé. Le CHUM s'était vu octroyer 1 000 lits, et le CUSM, 832, compte tenu de la capacité existante des hôpitaux fusionnés, de la réduction des séjours moyens en milieu hospitalier ainsi que du transfert de certains cas aux hôpitaux communautaires. L'analyse des cas traités dans les hôpitaux universitaires a révélé que seuls 15 % d'entre eux requéraient des soins de troisième ligne. L'objectif des nouveaux établissements consistait à atteindre une moyenne de 50 % de cas de troisième ligne et de réacheminer ceux nécessitant des soins moins intensifs vers les hôpitaux communautaires de Montréal et des régions environnantes de la Montérégie, de Laval, de Lanaudière et des Laurentides.

Lors de mes discussions avec les dirigeants des deux hôpitaux, et ce, dans le contexte d'une stratégie de contrôle des coûts de construction, j'ai suggéré que chaque hôpital conserve deux sites. Tous deux auraient une vocation universitaire, l'un en tant que site spécialisé doté d'un petit service d'urgence qui recevrait essentiellement des cas référés par les autres hôpitaux, l'autre en tant que site communautaire doté d'un service d'urgence très actif, capable d'accueillir un volume élevé de patients. Avec cette idée en tête, j'ai entrepris des discussions avec les directeurs généraux et leurs conseils d'administration. Elles n'ont été menées à terme que plus tard, alors que j'étais devenu président-directeur général de l'Agence de la santé et des services sociaux de Montréal. Au bout du compte, le CUSM a accepté le principe des deux sites, conservé tous ses lits, mais choisi de maintenir le statut d'hôpital spécialisé de chacun de ses campus en partageant entre eux ses principales activités universitaires. Le CHUM, de son côté, a décidé de réduire son nombre de lits à sept cents afin de pouvoir maintenir les trois établissements sur un seul site. Le CHUM sera donc le seul grand hôpital universitaire au Canada à ne disposer que d'un seul site, doté d'une très grande salle d'urgence qui risque d'engorger tout l'hôpital et de l'obliger à prendre en charge un grand nombre de patients, certes malades, mais qui n'auront pas besoin des soins de troisième ligne que seul un hôpital universitaire spécialisé peut offrir.

L'élection partielle dans Berthier

Le temps filait, et mon statut de ministre non-élu ne pouvait plus être prolongé davantage. La question avait été éludée, Bernard Landry n'ayant pas pu trouver un député prêt à me céder une circonscription sûre, mais elle devenait gênante pour le gouvernement. Durant cette période, le Québec avait été frappé par un scandale dans lequel un ministre du gouvernement avait joué un rôle de premier plan. Il avait été obligé d'abandonner ses fonctions ministérielles et de démissionner de son poste de député de la circonscription de Berthier, dont le siège était dès lors vacant. C'était un château fort péquiste qui avait déjà élu des candidats du PQ lors de scrutins précédents. Berthier est une circonscription rurale, agricole, qui longe la rive nord du Saint-Laurent sur environ 200 kilomètres, entre Montréal et Trois-Rivières. Mon choix comme candidat du PQ aux élections partielles avait provoqué la colère de plusieurs militants du comté, encore choqués que leur député bien-aimé, en poste depuis huit ans, ait été obligé de démissionner. La situation était d'autant plus compliquée que j'étais un anglophone de Montréal qui venait d'être parachuté dans une circonscription essentiellement francophone. De plus, c'était une période politiquement très instable pour le PQ. Les résultats des sondages n'étaient pas très bons, et j'étais loin d'être le candidat idéal pour la population de cette circonscription. N'empêche, en juin 2002, j'ai entrepris avec enthousiasme d'essayer de me faire élire. J'ai rencontré les maires de chacune des 26 municipalités du comté ; 13 d'entre eux m'ont publiquement donné leur appui. J'ai visité des fermes porcines et des abattoirs de volaille, fait connaissance avec des producteurs de bovins et de lait et me suis familiarisé avec tous les enjeux locaux.

Pour la première fois, j'ai mesuré toute l'importance du rôle des députés dans leur circonscription pendant la durée de leur mandat. Ils sont les plus ardents défenseurs de leur développement et de leur croissance et travaillent à y attirer des emplois, à y faire construire de nouvelles écoles et de nouveaux établissements de santé ainsi qu'à gérer les enjeux et les conflits, toujours nombreux et diversifiés, qui surgissent immanquablement.

Au tout début de la campagne, je me suis fait surprendre par une averse dans la très petite ville de Sainte-Élisabeth à neuf heures du soir, avec deux amis très proches, juché sur un poteau de téléphone pour y accrocher une affiche électorale. À un moment donné, du haut de mon échelle, le visage dégoulinant de pluie, j'ai regardé mes amis qui, au même moment, levaient la tête pour me regarder. Nous avons tous trois été pris d'un immense fou rire devant la situation où nous nous trouvions.

Les gens prêts à consacrer temps et efforts pour aider des politiciens à se faire élire forment un groupe très particulier. Peu importe les couleurs sous lesquelles un candidat se présente, il ne pourra jamais se faire élire sans leur aide ni leur appui. Même si ma campagne dans Berthier avait été minutieusement organisée et extrêmement bien gérée, j'ai été défait, comme je le prévoyais, par la fille d'un ancien maire de la plus grande ville de la circonscription, elle-même déjà bien connue et qui vivait dans le comté. Lors des élections générales qui ont eu lieu environ dix mois plus tard, un étudiant de vingt-six ans a repris le comté pour le PQ, faisant la preuve que c'était bien un bastion péquiste, mais que l'association locale refusait d'être manipulée.

J'étais à la fois triste et heureux de la tournure des événements. J'étais triste pour l'équipe qui avait travaillé si fort pour moi, mais je ne regrettais pas de quitter la vie politique. Je savais dans mon for intérieur que j'étais un administrateur et j'aimais la sensation de pouvoir directement produire et offrir des services à la population. Puisque le gouvernement avait récemment restructuré les régies régionales de la santé, il revenait au ministre de la Santé de recommander la nomination des dirigeants de ces nouvelles entités au Conseil des ministres. Après discussion avec MM. Landry et Legault, on a proposé mon nom pour la direction de la nouvelle Agence de la santé et des services sociaux de Montréal et, deux mois après l'élection partielle, à la mi-août 2002, j'ai pris mes nouvelles fonctions de président-directeur général.

Je n'avais été ministre que pendant six mois, mais j'en avais appris davantage durant ce court laps de temps que durant toute autre période de ma vie. La politique, avec tous ses défauts et malgré toutes les critiques formulées par les médias, attire un grand nombre d'hommes et de femmes dévoués et mobilisés pour leurs comtés et pour les dossiers importants qui leur sont confiés. Ils travaillent sept jours sur sept et ne sont jamais à l'abri d'une erreur de jugement, d'un commentaire chuchoté qu'ils regretteront plus tard mais que ni les médias ni le public n'oublieront facilement. Nous avons besoin de bons politiciens, mais pourtant, nous rendons leur travail de plus en plus difficile. Comme dans n'importe quel autre domaine, il y en aura toujours qui seront en quête d'avantages personnels ou dont le sens de l'éthique ne correspondra pas à nos attentes, mais il faut toujours garder à l'esprit qu'ils ne représentent qu'une toute petite portion de ceux qui décident de se lancer en politique et que nous avons besoin de personnes intègres et dévouées qui décident d'assumer cette responsabilité.

CHAPITRE 8

Pris entre deux feux :
PDG de l'Agence de la santé
et des services sociaux de Montréal

J e suis devenu président-directeur général de l'Agence de la santé et des services sociaux de Montréal le 18 août 2002. Mon premier contact avec une instance régionale remontait à 1975, lorsque les CLSC de Montréal m'avaient choisi pour les représenter à la table du Conseil régional (comme on l'appelait alors). La Loi sur les services de santé et les services sociaux lui conférait le mandat d'évaluer les besoins régionaux en matière de santé et d'en informer le gouvernement. À l'époque, ce n'était qu'un organisme consultatif, et les établissements faisaient directement affaire avec les différentes directions du ministère. Le modèle de gouvernance québécois de la santé était à deux paliers, dirigés dans chaque région à la fois par le ministère de la Santé et par les établissements de soins.

En 1990, après un certain nombre de réformes, le Conseil régional est devenu une régie régionale, une instance dotée de plus de responsabilités, d'une certaine autorité et d'un conseil d'administration. Une partie des membres du conseil étaient élus par la population, les autres étant nommés en tant que représentants des différents acteurs du réseau de soins et de services sociaux comme les hôpitaux, les universités, les usagers, les fondations et les organismes communautaires. Pendant dix ans, les régies régionales ont eu pour mandat de recommander des projets régionaux au ministère et d'assurer la mise en œuvre des directives gouvernementales. La loi leur conférait aussi la responsabilité de la santé publique dans la région, et le directeur de la santé publique avait le pouvoir d'intervenir lors de crises de santé publique et d'évaluer les impacts de nouveaux projets d'envergure. Avec le temps, les régies et leurs conseils d'administration sont devenus d'ardents défenseurs de leurs régions et ont souvent adopté des positions très fermes en faveur des besoins régionaux. Les régies régionales ont aussi mis sur pied leur propre association, qui est devenue un acteur politique dans le domaine des soins de santé. Cette évolution du rôle des régies régionales a fini par contrarier le gouvernement, qui les considérait plutôt comme une extension de l'autorité gouvernementale dans chaque région et non comme une instance indépendante qui pouvait publiquement faire pression sur le gouvernement.

En 2001, le gouvernement a déposé le projet de loi 28, qui visait à resserrer le rôle des régies. Tout en leur conférant davantage de responsabilités de gestion dans leur région, il les privait en fait de la plus grande partie de leur autorité et de leur autonomie. La loi est entrée en vigueur en 2002, et les membres des conseils d'administration, qui n'étaient plus élus ni désignés par différents groupes, qu'il s'agisse d'établissements hospitaliers ou d'organismes communautaires, étaient désormais nommés par le ministre de la Santé. Il en allait de même pour le PDG, dont le choix et l'évaluation ne relevaient plus du conseil mais bien du ministre et qui était dorénavant le seul porte-parole officiel de la Régie. Jusque-là, ce rôle avait été assumé par le président du conseil, qu'on ne devait dès lors plus voir dans les médias. C'est dans ce contexte que je suis entré en fonctions à la tête de la Régie de la santé et des services sociaux de Montréal, qui allait devenir l'Agence de la santé et des services sociaux de Montréal. Au moment des élections générales de 2003, huit mois plus tard, des voix se sont élevées pour réclamer l'abolition des régies et le retour à un modèle de soins de santé à deux paliers.

Au milieu des années 1990, partout au Canada, les gouvernements avaient commencé à réfléchir aux moyens d'offrir des soins mieux intégrés. Diverses réorganisations se sont ensuivies, la plupart du temps fondées sur une régionalisation des services. Les services d'une région donnée étaient placés sous la direction d'une seule structure de gouvernance, dotée d'un PDG et d'un conseil d'administration responsables de leur prestation sur tout leur territoire. La Colombie-Britannique a regroupé tous ses hôpitaux à l'intérieur de cinq régions ; une sixième entité était responsable de certains services offerts dans l'ensemble de la province. L'Alberta a d'abord délimité un grand nombre de régions pour répondre aux besoins de sa population, mais avec le temps et au fil de différents ajustements, elle les a regroupées jusqu'à n'avoir plus qu'une seule entité, l'Alberta Health Authority, dirigée par un PDG et dotée d'un conseil d'administration responsable de la prestation des soins et des services sur tout le territoire. C'était pour moi un exemple possible du modèle d'« Hydro-Santé » que j'avais voulu explorer comme moyen de mettre la gestion directe du réseau de santé à l'abri des interventions gouvernementales, donc politiques. Le modèle albertain n'a pas atteint cet objectif, et il est vite devenu évident qu'au moment de prendre toutes les décisions importantes, le degré d'implication ministérielle y était non seulement bien réel mais encore plus significatif qu'avant. Le Manitoba, la Saskatchewan, le Nouveau-Brunswick, l'Île-du-Prince-Édouard ainsi que Terre-Neuve-et-Labrador avaient suivi cette tendance vers la régionalisation tandis que le Québec et l'Ontario concevaient leurs propres modèles. L'Ontario a créé quatorze réseaux intégrés de santé locaux qui étaient essentiellement responsables de la coordination des services ; les établissements étaient responsables de leur prestation et chacun d'eux disposait de son propre conseil et de son PDG.

En 2004, le Québec comptait dix-huit régions sociosanitaires. On a plusieurs fois tenté d'en réduire le nombre pour doter chacune d'elles de la masse critique et du personnel nécessaires au respect des obligations prévues par la loi, mais la politique régionale a fait obstacle à cette rationalisation. Par ailleurs, le degré de duplication des services entre les agences et le ministère n'a pas cessé d'augmenter. Il est important de comprendre que la fonction publique est une organisation très structurée et verticale, dotée de paliers d'autorité bien définis. Puisque les fonctionnaires du ministère se voient comme les gestionnaires du système de santé, les changements apportés en 2001, qui conféraient une autorité accrue aux agences régionales, avaient occasionné une vive concurrence et d'incessantes luttes de pouvoir entre celles-ci et le ministère. Le transfert de certaines responsabilités du ministère aux agences devait s'accompagner d'un transfert de ressources qui ne s'est jamais concrétisé : en conséquence, il n'y a eu aucune réduction du personnel du ministère mais bien une multiplication des dédoublements, qui menaient par exemple le ministère à refaire systématiquement les analyses effectuées par les agences.

Survivre à un changement de gouvernement

Le 14 avril 2003, le Parti libéral dirigé par Jean Charest a pris le pouvoir et Philippe Couillard (qui devait devenir premier ministre onze ans plus tard) est devenu ministre de la Santé et des Services sociaux. Même si je me considérais comme un bon administrateur, je n'étais en poste que depuis huit mois et j'avais déjà été ministre délégué à la Santé d'un gouvernement du Parti québécois. J'étais responsable de la plus grosse région sociosanitaire du Québec et devais administrer plus du tiers du budget de la santé de la province. Tout le monde dans le secteur de la santé s'attendait à des changements et se demandait si j'allais conserver mon emploi, y compris moi. Le gouvernement planifiait une réforme en profondeur du système de santé. Je n'ai eu aucun contact avec le nouveau ministre durant les semaines qui ont suivi l'arrivée au pouvoir du gouvernement libéral et j'étais de plus en plus convaincu qu'il confierait le mandat de gérer l'Agence régionale de Montréal à quelqu'un d'autre. J'ai rencontré le ministre Couillard pour la première fois lors d'une conférence de presse à l'Hôpital général de Verdun, où il annonçait notamment l'inauguration de nouvelles installations pour l'unité d'enseignement en médecine familiale de l'établissement. J'avais été invité non seulement à titre de PDG de l'Agence régionale mais aussi parce que j'avais créé cette unité de médecine familiale lorsque j'étais le directeur général de l'hôpital, vingt ans auparavant.

Jusque-là, je n'avais eu qu'un seul contact avec Philippe Couillard, à l'occasion de ma visite, à titre de ministre délégué, au Centre hospitalier universitaire de Sherbrooke, pour y rencontrer le directeur général de l'hôpital ainsi que le doyen de la faculté de médecine et le recteur de l'Université de Sherbrooke. À cette occasion, le directeur de neurochirurgie avait fait une présentation sur une nouvelle technologie qui permettait d'éliminer les tumeurs au cerveau sans intervention chirurgicale et avait demandé l'acquisition d'un scalpel gamma. Ce neurochirurgien s'appelait Philippe Couillard. Il avait expliqué les avantages de ce nouvel instrument pour les patients atteints d'une tumeur inopérable : un scalpel gamma produit un faisceau de rayons gamma qui cible la tumeur cérébrale et la brûle. En tant qu'ingénieur biomédical, j'avais déjà participé à plusieurs reprises à de telles présentations avec des médecins qui voulaient se doter de nouvelles technologies, ce qui m'a donc amené à avoir un long échange avec le docteur Couillard. Il y avait un potentiel d'environ 350 cas par année au Québec et il était clair que la province n'aurait besoin que d'un seul de ces scalpels. L'Institut neurologique de Montréal, qui jouissait d'une réputation internationale dans le domaine de la neurochirurgie, était rattaché à l'Université McGill et s'attendait à être le premier à avoir accès à cette nouvelle technologie. À la fin de cette rencontre, j'avais remercié les participants et leur avais dit que j'allais réfléchir à leur proposition.

Peu après, j'avais reçu un appel de Jean Charest, député de Sherbrooke et leader du Parti libéral du Québec. Faisant son travail de représentant de sa circonscription, il m'avait indiqué qu'il considérait la demande de l'hôpital pour un scalpel gamma comme très importante. Il m'avait demandé ce que j'en pensais et j'avais été très franc avec lui. Je lui avais dit que je croyais que le scalpel gamma serait complémentaire à l'acquisition récente de la technologie d'émission de positrons utilisée pour obtenir des images de l'activité cérébrale ou cardiaque et pour détecter les cancers, et qu'ensemble, ces deux technologies doteraient Sherbrooke d'un champ d'excellence qui rehausserait son profil. Si la décision d'acheter un scalpel gamma était entérinée, j'allais recommander qu'il soit attribué à

Sherbrooke. Comme j'avais quitté la politique peu de temps après, je n'avais pas eu la possibilité de donner suite à ce projet.

Le 15 mai 2003, à peine un mois après les élections, le ministre Couillard et moi nous sommes de nouveau rencontrés à l'hôpital de Verdun. Il a commencé son allocution en annonçant un investissement de 133 millions de dollars, destiné prioritairement à réduire les temps d'attente à l'urgence et les listes d'attente pour des chirurgies. Puis, à la surprise générale et à la mienne en particulier, il a poursuivi en déclarant qu'il avait pleinement confiance dans le leadership de David Levine et qu'il appuyait les projets que je proposais pour Montréal : des cliniques réseau, davantage de services de radiologie dans la communauté et la création de centres chirurgicaux à haut débit qui augmenteraient les capacités et réduiraient les temps d'attente, particulièrement pour les chirurgies de la hanche, du genou et de la cataracte. Il a indiqué que mon poste n'était pas remis en question et a fait mon éloge en public, disant que « [l]es considérations partisanes n'auraient pas leur place dans l'évaluation des compétences des personnes ».

J'étais abasourdi et tout à fait enchanté, particulièrement de son soutien public à mes idées et aux orientations que je préconisais pour Montréal. J'avais travaillé fort pour obtenir le respect et la crédibilité nécessaires à l'introduction de changements dans le système, et les brefs commentaires du docteur Couillard contribuaient grandement à me donner, ainsi qu'à l'autorité régionale, l'appui dont j'avais besoin pour les mener à bien. Le docteur Couillard a été élu premier ministre du Québec en 2014.

Gérer le réseau de santé plutôt qu'un seul établissement

En tant que directeur général de divers établissements de soins de santé, j'avais déjà eu la responsabilité de gérer directement la prestation de soins à la population de la façon la plus efficace possible. J'étais alors redevable envers mon conseil d'administration et je devais faire en sorte que le mandat qu'on nous avait confié soit pleinement réalisé. J'avais appris, au fil de mes expériences et au fur et à mesure que j'élaborais diverses approches, à bien gérer ce type d'organisations. Lorsque j'étais devenu ministre, il était clair que, malgré mon rôle de leader, ce n'était pas le travail d'un directeur général. Pour le faire adéquatement, il a donc fallu que je change de stratégie.

Mon tout nouveau rôle consistait à gérer une région, la deuxième en importance au Canada après celle administrée par l'Alberta Health Authority, mais structurée bien différemment par rapport au modèle albertain. L'Alberta est dotée d'un système à deux paliers dans le contexte duquel l'autorité régionale assume la gestion directe des établissements qui relèvent d'elle. Cette autorité est gérée comme une grande entreprise, sous les ordres de son PDG.

À l'époque, le modèle québécois était un réseau à trois paliers dans le cadre duquel l'autorité centrale était censée fixer des objectifs et des standards nationaux, garantir l'équité entre les différentes régions, définir le panier de soins de santé et de services sociaux offerts par l'État et contribuer à déterminer le niveau de financement accordé à la santé par le gouvernement. Il incombait à la Régie régionale de produire un plan stratégique qui définissait les besoins de la population, les services qui devaient être offerts et les modalités de ces prestations – par qui, où et comment –, ceux des besoins qui ne pouvaient pas être comblés ainsi que les délais afférents. Dans le modèle québécois, l'instance régionale n'avait pas la responsabilité directe de la gestion des soins offerts puisque chaque établissement était une organisation autonome dotée de son propre conseil et d'un directeur général. Cela créait une situation bien particulière, qui ressemblait beaucoup à celle d'un PDG à la tête d'une bureaucratie professionnelle et où l'autorité de l'instance régionale devait être gagnée.

La région montréalaise compte 1,9 million de résidents sur l'île de Montréal elle-même, auxquels s'ajoutent 500 000 autres personnes de l'extérieur qui viennent y recevoir divers services et soins de santé. Le budget de la région, qui s'élève à 6,3 milliards de dollars, représente 35 % des dépenses de la province dans ce domaine, bien que la région ne compte que 24 % de la population du Québec. La différence est attribuable à la concentration, à Montréal, des hôpitaux universitaires spécialisés qui offrent des services à l'ensemble de la population et non seulement aux Montréalais.

Le rôle de l'Agence

Le rôle de l'Agence régionale se détaillait comme ceci :

- coordonner les services offerts sur son territoire pour assurer l'accès, la qualité et le continuum des soins requis par la population ;
- assurer le financement des établissements sur son territoire et des groupes communautaires accrédités aux fins de la prestation de services ;
- conclure avec le ministère de la Santé une entente de gestion précisant le financement disponible, les objectifs à atteindre, notamment en matière de santé populationnelle, et le tout assorti d'un plan stratégique à mettre en œuvre au cours des douze mois suivants ;
- signer une entente annuelle de gestion avec chaque établissement de sa région contenant les mêmes éléments que l'entente signée avec le ministère, mais à l'échelle de l'établissement ;
- administrer le processus d'accréditation des centres privés de soins de longue durée ;
- évaluer les développements cliniques liés à la prestation de nouveaux services, les nouveaux équipements, les nouvelles constructions et les nouvelles technologies (TI) et faire des recommandations au ministère ;
- évaluer la performance des établissements de la région en matière de finances, de qualité des soins, d'accessibilité (temps d'attente), de satisfaction des usagers ainsi que de sécurité des soins ;
- élaborer des plans de mesures d'urgence et de prestation de services d'urgence pour la région, en partenariat avec les autorités locales ;
- mettre en œuvre une stratégie de santé publique, de promotion de la santé et de prévention ;

- garantir l'optimisation des services au moyen d'efforts régionaux d'économies d'échelle et mettre en œuvre une stratégie permettant d'offrir les meilleurs soins aux meilleurs coûts ;
- concevoir et mettre en œuvre une stratégie en matière de main-d'œuvre.

Le rôle de l'autorité régionale était bien différent de celui du ministère. Même si ces instances sont aujourd'hui éliminées – comme cela avait été suggéré à maintes reprises et est maintenant chose faite à la suite de l'adoption du projet de loi 10 (analysé dans le chapitre 11) –, le travail qu'elles effectuaient doit continuer à se faire. J'estime qu'il aurait d'abord fallu simplifier le système, éliminer les chevauchements entre le ministère et les agences, puis réduire le nombre d'agences au moyen de consolidations qui auraient permis à chacune d'elles de disposer de la masse critique nécessaire pour qu'elles puissent faire leur travail de façon efficiente, en laissant aux établissements existants le soin de gérer l'offre de services.

Depuis plusieurs années maintenant, le débat politique à propos de l'élimination des autorités régionales et du retour à un système à deux paliers revient régulièrement sur le devant de la scène, particulièrement en période électorale. Mais la disparition du palier régional n'éliminera pas le travail à faire ni le nombre de personnes nécessaires pour le mener à bien. Je crois que cela équivaut seulement à changer les étiquettes tout en augmentant le risque d'une centralisation accrue des processus décisionnels et en réorientant les priorités vers des enjeux administratifs et politiques, au détriment de ceux qui concernent les soins cliniques et les patients.

Les services sociaux

L'une des caractéristiques uniques du système de santé québécois tient au fait qu'il est un système à la fois de soins de santé et de services sociaux, concrétisant ainsi la notion voulant que ces derniers jouent un rôle fondamental dans la santé et le bien-être de la population. Un dossier médical unique, qui contient non seulement les informations en matière de santé mais aussi celles qui permettent de connaître le contexte social et les besoins des individus et de leurs familles, constitue un outil important pour comprendre l'état de santé et le niveau de bien-être d'une personne. La pauvreté, le chômage, des problèmes à l'école ou avec la police, la consommation de drogues, un logement inadéquat et d'autres questions liées aux habitudes de vie ne sont que quelques-uns des facteurs qui ont un impact sur la santé d'une population. Les équipes de santé publique des autorités régionales se penchent aussi sur des questions liées aux maladies infectieuses, à la santé et à la sécurité du travail, à l'impact de l'environnement sur la santé des populations et à la maturité scolaire des enfants qui entrent en première année, sans oublier plusieurs autres facteurs qui ont une incidence sur la qualité de vie de la population.

Cette décision sans précédent consistant à regrouper les soins aux aînés, aux personnes handicapées et aux gens atteints d'un déficit intellectuel, la protection de la jeunesse ainsi que les services communautaires au sein d'un même ministère a fait du Québec un leader dans le domaine de l'intégration des soins. Cette orientation a été adoptée dans les années 1970, au moment de la création du système d'assurance maladie tel que nous le connaissons aujourd'hui. La création de CLSC dans le contexte de la réforme visant à offrir des soins de première ligne et des services sociaux à la population était très novatrice et avant-gardiste à l'époque ; même si tous les objectifs du réseau des CLSC n'ont pas été atteints, ceux-ci ont joué un rôle essentiel dans le système de soins de santé.

Le système québécois confère la responsabilité de la santé et du bien-être d'une population donnée à une autorité régionale ou, comme le prévoit la loi entrée en vigueur en avril 2015, à une nouvelle institution régionale, le Centre intégré de santé et de services sociaux (CISSS[1]). Les services sociaux font partie intégrante de tous

---

1. Dans ce livre, l'acronyme CISSS englobe les centres intégrés universitaires de santé et de services sociaux (CIUSSS).

les programmes de soins (actifs, à domicile, de longue durée, psychiatriques) et sont aussi offerts par des groupes communautaires. L'intégration des soins de santé et des services sociaux au sein d'une même organisation permet d'évaluer et de traiter toutes les dimensions du bien-être d'une personne ; dans la mesure où la récente réforme prévoit que ces services ne seront pas offerts par des institutions distinctes, dotées de leur propre conseil et administrées par un directeur général, il faudra faire en sorte que la composante sociale des soins ne soit pas subordonnée aux besoins en matière de soins actifs, la plupart du temps offerts dans les hôpitaux.

La majorité des gens comprennent encore très mal l'influence de la situation sociale et familiale d'une personne sur sa santé. Par exemple, il est beaucoup plus difficile de demeurer en santé après une maladie ou à la suite d'un accident si les facteurs sociaux occasionnant du stress ne sont pas pris en considération. C'est uniquement en intégrant toutes ces préoccupations au sein d'une vision globale de la santé que nous pouvons être véritablement au service de la population, en tenant compte du contexte social de la personne lorsque nous répondons à ses besoins.

La gestion d'une bureaucratie professionnelle

Afin de gérer directement les services de santé sur un territoire donné, je crois que les nouveaux PDG des CISSS pourraient gagner à utiliser une approche similaire à celle que j'ai privilégiée dans la région de Montréal. Gérer une région m'amenait à travailler avec les directeurs généraux des différents établissements, qui devaient eux-mêmes rendre des comptes à leur conseil d'administration. À Montréal, cela signifiait aussi qu'il fallait travailler avec les associations qui représentent les quelque 700 groupes communautaires présents sur l'île, les fédérations de médecins, les syndicats nationaux dont les bureaux se trouvent à Montréal, la police, les autorités municipales et surtout la population, qui se tourne vers l'autorité régionale lorsqu'elle n'est pas satisfaite des soins disponibles. Cela signifiait également qu'il fallait être disponible pour répondre aux questions des médias sur les enjeux de l'heure, la plupart du temps des problèmes urgents concernant les services de santé. Ce rôle sera désormais joué par le PDG de la nouvelle institution régionale, le CISSS.

C'était un environnement nouveau pour moi, et les compétences que j'avais acquises en travaillant dans des hôpitaux avec des médecins se sont avérées fort utiles, tout comme mes habiletés de communicateur, renforcées au fil du temps à Ottawa et dans l'arène politique. Je travaillais désormais au sein d'une bureaucratie professionnelle d'une taille et d'une complexité bien supérieures à celles d'un hôpital. Une de mes tâches principales consistait à créer des consensus entre différents intervenants autour de divers projets, même si l'autorité de l'agence régionale envers eux dépendait bien davantage de son pouvoir de persuasion que d'un pouvoir conféré par la loi. Les principes de gestion d'une bureaucratie professionnelle en milieu hospitalier élaborés par Henry Mintzberg s'appliquent aussi à la gestion des soins de santé à l'échelle régionale. Il s'agit de mener à bien les tâches suivantes :

- gérer les conflits et prendre des décisions de façon juste, honnête et transparente ;
- obtenir le maximum de ressources possible pour la région au moyen de nouveaux programmes cliniques, de nouveaux équipements, de nouvelles constructions et rénovations, de projets-pilotes et de projets de recherche ;
- suivre de près et travailler aux échanges entre la région et le ministère, les autres régions, le public et, surtout, les médias.

Réussir dans ces trois domaines permet d'acquérir le respect et la crédibilité nécessaires pour faire advenir le changement.

Mes premiers mois à la tête de ce qui s'appelait alors la Régie régionale ont été aussi exigeants que les périodes initiales que j'ai passées à la tête d'autres organisations. Il fallait que je structure mon équipe, que je cerne les principales préoccupations de mon personnel et que je comprenne l'articulation des rapports de pouvoir à l'interne, tout en faisant la même chose avec le ministère et les nombreux établissements de la région. La Régie était l'organisme de référence pour tous les sujets relatifs à la santé, ce qui signifiait qu'il fallait gérer des relations beaucoup plus directes entre mon organisation et son environnement externe. La direction des communications est devenue mes yeux et mes oreilles et avait le mandat essentiel de me tenir informé de tout ce qui se passait, sur le plan politique et au sein des différentes institutions et des groupes communautaires. Nous avions des rencontres quotidiennes pour analyser les sujets qui faisaient les grands titres de l'actualité, dont le ministre ou moi serions tenus responsables. Au début de chaque journée, je passais en revue les coupures de presse et les manchettes des médias. Contrairement à ce qui avait été le cas lorsque j'étais ministre, je ne voulais *plus du tout* voir mon nom dans l'actualité !

L'une de mes préoccupations était de savoir si l'Agence disposerait de l'autorité nécessaire pour amorcer et mettre en œuvre des changements nécessaires si nous voulions améliorer la prestation des soins de santé et des services sociaux ainsi que la santé de la population. Durant les sept premières années de mon mandat, j'ai pu diriger la région, instaurer des réformes, mettre en place un système d'information à la grandeur de l'île de Montréal et lancer plusieurs projets-pilotes. Au cours des dernières années, le ministère me demandait souvent : « Qui vous a donné la permission de faire ça ? » Je reviendrai sur les conséquences du contrôle exercé par le ministère dans le prochain chapitre, où j'aborderai plus en détail les enjeux de la gestion dans le secteur public.

La réforme de la santé au Québec : une deuxième Révolution tranquille

Je pense que, depuis 2004, le secteur de la santé du Québec vit une « révolution tranquille » aussi importante que celle survenue en 1969, quand l'assurance maladie a été créée. Cette révolution n'a pas tant à voir avec la structure, bien qu'elle ait comporté de nombreux changements structurels, qu'avec la philosophie qui sous-tend la façon dont les soins sont prodigués à la population. Elle a été entreprise il y a maintenant plus de dix ans ; au début, nous avons créé des organisations capables d'offrir des soins intégrés de façon plus efficiente. Si nous voulons maintenant être en mesure d'offrir véritablement de tels soins, le défi consiste à mener cette révolution à bien en réorientant des fonds jusqu'à présent destinés au secteur hospitalier de soins actifs vers les services de première ligne. Malheureusement, le pouvoir et le lobbying des groupes d'intérêts, particulièrement de la Fédération des médecins spécialistes, ont multiplié les obstacles et, au moment d'écrire ces lignes, le gouvernement n'était toujours pas allé de l'avant avec cette réallocation majeure qui serait nécessaire pour appuyer adéquatement un réseau de soins intégrés. En décembre 2003, le gouvernement du Québec a adopté le projet de loi 25, qui donnait le coup d'envoi d'une réorganisation majeure du système de soins de santé et de services sociaux. Au départ, les régies régionales ont été abolies et remplacées par le même nombre – dix-huit – de nouvelles instances appelées agences de développement de réseaux locaux de services de santé et de services sociaux. En janvier 2004, ces agences ont reçu le mandat de proposer de nouvelles façon d'organiser les services offerts sur leur territoire, en se fondant sur le concept de réseaux intégrés, afin de rapprocher les services de la population, de faciliter la gestion des cas et d'aider les patients vulnérables à obtenir les soins et les suivis dont ils ont besoin.

Au printemps 2004, l'Agence de Montréal a tenu une importante consultation publique à laquelle la population, les prestataires de soins de santé et d'autres partenaires du réseau ont pris part. En avril de la même année, l'Agence a soumis une proposition au ministre de la Santé de l'époque, Philippe Couillard, basée sur un modèle organisationnel de douze centres de santé et de services sociaux (CSSS) pour toute l'île de Montréal. En juin, la proposition finale de l'Agence a été approuvée, créant à Montréal douze des quatre-vingt-quinze CSSS qui ont vu le jour dans tout le Québec. En juillet, les lettres patentes ont été émises et le ministre a nommé les membres des conseils d'administration des nouveaux CSSS pour une période transitoire de deux ans. C'est ainsi qu'on a construit le cadre qui devait permettre de déployer une nouvelle façon de concevoir et de faire les choses dans le domaine de la santé et des services sociaux au Québec.

Au départ, l'Agence et moi-même envisagions la création d'un nombre beaucoup plus restreint de CSSS dans l'île de Montréal afin de pouvoir intégrer efficacement les hôpitaux universitaires dans ce cadre. J'étais convaincu que les hôpitaux d'enseignement universitaire désignés devaient être exclus des CSSS mais que tous les autres hôpitaux devaient en faire partie. Dans les CSSS qui intègrent les hôpitaux de soins actifs, il est beaucoup plus facile d'obtenir des appuis pour la médecine familiale et de créer des corridors d'accès aux différentes spécialités. Toutefois, à cette époque, certains hôpitaux communautaires ont fait pression pour demeurer autonomes. Résultat : lorsque les changements ont été faits, en 2004, seuls cinq des CSSS de l'île de Montréal incluaient un hôpital de soins actifs tandis que sept autres CSSS se retrouvaient orphelins et devaient négocier des ententes avec des hôpitaux du voisinage pour répondre à leurs besoins. À Montréal, ce sont huit hôpitaux qui n'ont pas été intégrés à un CSSS. Le projet de loi 10, adopté au début de 2015, regroupe toutes les institutions de l'île au sein de cinq centres intégrés de santé et de services sociaux (CISSS). Seuls le Centre universitaire de santé McGill, le CHUM, l'hôpital Sainte-Justine et l'Institut de cardiologie de Montréal conservent un statut d'institutions indépendantes au Québec.

La création des 12 CSSS de Montréal s'est traduite par la fusion de 54 établissements, l'abolition de leurs conseils d'administration respectifs et le choix de 12 nouveaux directeurs généraux. Les CSSS résultaient du regroupement des CLSC, d'hôpitaux locaux, de centres d'hébergement et de soins de longue durée (CHSLD) et de certains centres de réadaptation, de façon à ce que chacun d'eux dispose des ressources nécessaires pour mener à bien son mandat. La répartition des quelque 1,9 million d'habitants de l'île de Montréal entre les 12 nouveaux réseaux rendait chacun d'eux responsable d'une population oscillant entre 100 000 et 220 000 personnes.

Quoique cette structure ait été remplacée en avril 2015 au moment de l'abolition des agences régionales et de la disparition des

CSSS au profit des CISSS, l'objectif que doit viser le système de santé québécois demeure la mise en place d'une approche dite populationnelle, alliée à une offre hiérarchisée de services.

Principes directeurs : une approche populationnelle et une offre hiérarchisée de services

Au cours des trente dernières années, le Québec, à l'instar d'autres sociétés industrialisées, est passé d'un contexte de santé dominé par des maladies infectieuses comme la grippe, la méningite et la tuberculose à une situation sans précédent marquée par l'apparition de nouveaux problèmes à caractère quasi « épidémique » comme l'obésité, le tabagisme, le suicide, les maladies chroniques et les maladies mentales. Ces problèmes de santé contemporains entraînent des maladies et des décès – presque 60 % de la mortalité mondiale à l'heure actuelle – qui affectent l'ensemble de la population, mais la situation de certains groupes est particulièrement préoccupante. Il va sans dire qu'on doit en tenir compte dans l'élaboration des profils sanitaires des prochaines décennies. Désormais, l'impact de ces maladies se mesure non seulement en nombre de décès, mais aussi en fonction de la baisse de qualité de vie des personnes qui en souffrent.

Le phénomène des maladies chroniques progresse proportionnellement à l'augmentation de l'espérance de vie, créant dans la foulée un nouveau défi pour le système de soins de santé : répondre aux besoins d'une population vieillissante, souvent atteinte de maladies chroniques, qui exigent une prise en charge à long terme. Pour y faire face, il faut abandonner le système actuel, essentiellement fondé sur une approche curative, en faveur d'un continuum d'interventions qui permettront de maintenir la santé et d'optimiser l'autonomie individuelle et sociale des personnes. Notre système de santé doit être conçu de façon à pouvoir intervenir au bon moment pour empêcher une maladie de progresser à ces stades plus avancés où les dimensions curatives vont jouer un rôle plus soutenu. Cette approche va réduire non seulement les souffrances des gens mais aussi les coûts des soins de santé.

En dernier lieu, les progrès technologiques et pharmaceutiques font exploser les coûts. Un système de santé mieux adapté à la situation actuelle pourrait faire en sorte que chacune de nos initiatives ait un véritable impact sur la santé de la population. Dans notre quête d'efficience, la prise de décisions doit être solidement ancrée dans des pratiques professionnelles et organisationnelles qui ont été scientifiquement validées ou qui font l'objet d'un consensus au niveau régional. Les interventions au niveau communautaire et les façons dont les soins sont organisés peuvent avoir un effet très positif sur la santé de la population, bien au-delà du traitement prodigué par un médecin à un individu. Pendant de nombreuses années, diverses initiatives ont produit des résultats encourageants, notamment les projets novateurs visant à accroître la mobilité des médecins cliniciens pour permettre une meilleure coordination des soins ainsi que la mise en place de réseaux intégrés de services.

Le concept de responsabilité populationnelle

L'objectif ultime de la réforme du système de santé entamée en 2004 consiste à optimiser l'impact des services sur la santé de la population en introduisant le concept de responsabilité pour une population au sein d'un territoire donné. Cette approche populationnelle est essentiellement fondée sur la conviction selon laquelle la santé est un bien collectif qui doit être maintenu et optimisé. En ce sens, elle prend en compte les différents facteurs individuels qui influencent la santé tout en cherchant à réduire les inégalités sociales qui, sous un autre aspect, constituent également un obstacle au bien-être et à la santé. Cette réforme avait pour objectif d'assurer le meilleur état de santé possible d'une population sur un territoire donné en tenant compte des ressources disponibles et en coordonnant l'ensemble des services offerts à des groupes précis plutôt qu'en définissant une offre de services en fonction des individus qui y ont recours. Ce type d'approche tient pour acquis que les autorités régionales et locales

sont responsables de la santé des personnes qui vivent sur leur territoire et doivent offrir un accès aux services répondant aux besoins
de la population, en tenant compte de l'efficacité des interventions dans ces environnements vivants plutôt que dans un vacuum
théorique.

En vertu du principe de l'approche populationnelle, les CISSS et
leurs partenaires locaux reconnaissent leur responsabilité collective
envers la population de leur territoire. Ils assument cette responsabilité en faisant converger leurs efforts pour préserver et améliorer la
santé et le bien-être de leur population. Pour ce faire, ils offrent les
services nécessaires et prennent en charge les usagers du système de
santé et de services sociaux. Dans ce contexte, il revient aux CISSS,
comme aux CSSS avant eux, de rallier le personnel, les médecins et
les ressources de leur territoire autour d'un projet organisationnel
et clinique qui va leur permettre d'assumer toutes leurs responsabilités envers la population locale.

Tel qu'indiqué dans l'ébauche du guide de mise en œuvre du
projet clinique élaboré par le ministère de la Santé et des Services
sociaux du Québec[2], les CSSS devaient :

1. tracer un portrait de l'état de santé et du bien-être de la population du territoire ;
2. effectuer un inventaire des ressources et des services disponibles
   afin de répondre aux besoins ;
3. analyser les lacunes qui doivent être comblées afin d'atteindre
   les objectifs d'accès, de continuité et de qualité ;
4. déterminer les modèles cliniques et les collaborations produc-
   tives qui sont déjà en place et qui doivent être maintenues et
   renforcées ;

---

2. Voir *Projet clinique – Cadre de référence pour les réseaux locaux de services
de santé et de services sociaux,* ministère de la Santé et des Services sociaux,
octobre 2004, [publications.msss.gouv.qc.ca/acrobat/f/documentation/
2004/04-009-07.pdf].

5. choisir, si cela s'avère opportun, d'autres modèles susceptibles d'être incorporés afin de combler les lacunes qui empêchent l'atteinte des objectifs établis;
6. préciser les composantes de l'offre de services et les paramètres qui doivent être inclus dans les ententes de services;
7. préciser les rôles et les responsabilités des parties prenantes;
8. articuler ces programmes de services avec l'ensemble des services offerts;
9. effectuer un suivi pour mesurer l'impact des services sur la santé de la population.

Parmi les composantes fondamentales de ce modèle, notons qu'une nouvelle allocation des ressources basée sur une évaluation des besoins de la population en matière de santé viendrait appuyer la mise en œuvre de la nouvelle approche.

Une valeur ajoutée

Notre système de santé a traditionnellement été dominé par une logique de production de services. Chaque établissement était responsable de sa propre clientèle et planifiait son offre de services en allouant des ressources en fonction de cette clientèle seulement. Les besoins étaient généralement définis en compilant les données d'utilisation des services et des listes d'attente.

Aujourd'hui, la nécessité de redéfinir les objectifs dans le domaine de la santé – à l'aide des paramètres pertinents que sont l'accessibilité des services, la continuité, la qualité et l'efficience – rend incontournable la révision des pratiques professionnelles et des formes organisationnelles. L'approche populationnelle, le développement de réseaux, la gestion détaillée et personnalisée des cas, la médecine personnalisée et la gestion axée sur les résultats offrent des voies d'avenir prometteuses, comme en témoignent plusieurs expériences récentes au Québec et ailleurs dans le monde.

Dans le tableau qui suit, je compare certaines composantes d'un système de santé basé sur les besoins des usagers avec celles d'un système fondé sur l'approche populationnelle afin de démon-

	Système de soins basé sur les besoins des usagers	Système de soins fondé sur une approche populationnelle
Responsabilité	Individus utilisateurs des services	Population du territoire, qu'elle utilise ou non les services
Mission	Améliorer la santé des individus qui recourent aux soins, lorsqu'ils en ont besoin	Améliorer la santé de la population vivant sur le territoire, à moyen et à long terme
Offre de services	L'accent est mis sur les diagnostics et les services curatifs	L'accent est mis sur la continuité des soins, de la prévention à la réadaptation
Intervenants impliqués	Professionnels et gestionnaires du système, avec leur expertise respective	Prestataires de soins et intervenants du milieu, incluant la population, les environnements scolaire et municipal, les médecins en pratique privée, les organisations communautaires, forts de leurs connaissances respectives et de leurs propres perspectives

Pratiques	• Utilisation d'informations importantes et de guides de pratiques pour les utilisateurs des services • Gestion basée sur les processus	• Utilisation d'informations importantes en termes d'efficacité pour la population Les problèmes de santé de la population deviennent une priorité, en tenant compte de la disponibilité d'interventions efficaces et des conséquences de l'allocation des ressources (efficience) • L'identification de groupes cibles reflète une préoccupation face aux inégalités (groupes à risque et spéciaux) • La gestion de l'utilisation des services inclut une gestion de cas globale, continue et personnalisée • Les différents niveaux de soins sont intégrés (soins primaires, spécialisés, etc.) • Gestion basée sur les résultats de santé • Travail intersectoriel en faveur de la santé
Principaux indicateurs	• L'accent est mis sur le numérateur, dans ce cas, le nombre d'utilisateurs des services • Les indicateurs relatifs aux processus sont privilégiés : par exemple, ceux qui touchent la production de services ; on veut savoir combien de personnes sont rejointes par un programme de dépistage Les ressources et les services disponibles sont mesurés, ainsi que les listes d'attente	• L'accent est mis sur les liens entre le numérateur et le dénominateur, dans ce cas, la clientèle et la population ; • Les indicateurs de résultats sont intégrés aux processus ; par exemple, en matière d'état de santé, la priorité est donnée à la réduction de l'incidence d'une maladie donnée ; • L'état de santé et de bien-être de la population est mesuré, ainsi que les déterminants de la santé et le fossé entre les besoins et les services offerts.

trer comment cette nouvelle approche peut changer certaines dynamiques au sein de nos organisations québécoises. J'énumère aussi certains des changements que nous espérons mettre en œuvre.

La hiérarchisation de l'offre de services

Dans le domaine de la santé, l'objectif d'une offre de services hiérarchisée est de faire en sorte que le bon service soit offert à la bonne personne au bon endroit, au bon moment et par le bon dispensateur de services. Cette offre hiérarchisée a pour but de garantir la complémentarité des services et de faciliter la circulation des usagers entre les services de première, de deuxième et de troisième ligne, et ce, en fonction de leurs besoins.

Le CSSS était responsable des soins de santé et des services sociaux de première ligne requis par les résidents de son territoire. S'il n'était pas en mesure d'offrir l'ensemble de ces services, il devait passer des ententes avec d'autres établissements ou partenaires, notamment un hôpital s'il n'y en avait pas au sein de son réseau. La même approche s'appliquait à l'offre de services spécialisés et ultraspécialisés, rendus accessibles à la population au moyen de corridors de services établis entre le CSSS et les établissements désignés responsables de leur prestation. Les CSSS constituaient donc le socle sur lequel repose l'organisation des services sur leur territoire en tant que responsables de l'accessibilité, de la prise en charge des patients, des suivis et de la coordination des services.

Le principe de l'offre hiérarchisée de services prévoyait que les mécanismes de liaison établis entre le CSSS et les autres dispensateurs de services soient bidirectionnels. D'un côté, ils garantissaient l'accès aux services spécialisés (de deuxième ligne) et ultraspécialisés (de troisième ligne) à la population du territoire ; de l'autre, ils faisaient aussi en sorte que ces résidents aient accès aux services de première ligne (généraux) offerts par le CSSS lorsqu'ils revenaient dans leur milieu de vie, à leur sortie de l'hôpital.

Pour coordonner cette offre hiérarchisée de services, le ministère avait créé quatre réseaux universitaires intégrés de santé[3] (RUIS), chargés de superviser la répartition et la prestation des soins spécialisés et ultraspécialisés à l'échelle du Québec. Chaque réseau était articulé autour d'une des quatre facultés de médecine et de l'hôpital universitaire désigné auquel celle-ci était rattachée. Les autres membres de ces réseaux étaient les hôpitaux universitaires affiliés et les autres établissements spécialisés, ainsi que les instituts de santé de chaque faculté. Les quatre-vingt-treize CSSS étaient répartis entre les quatre RUIS, dont chacun était responsable de la création des corridors d'accès aux services spécialisés entre les CSSS dont ils avaient la charge et les établissements spécialisés désignés qui devaient offrir à ces derniers les soins de deuxième et de troisième ligne nécessaires. Grâce à ces corridors, les médecins des CSSS n'avaient plus à multiplier les démarches pour obtenir une consultation ou les services dont leurs patients avaient besoin, tandis que les centres spécialisés avaient l'obligation d'offrir rapidement ces services aux CSSS dont ils étaient responsables. Ce sont désormais les CISSS qui sont chargés de la coordination et doivent s'assurer que des corridors de services sont mis en place.

L'offre hiérarchisée de services garantit leur disponibilité en abandonnant le modèle axé sur les services en milieu hospitalier en faveur d'un modèle fondé sur les soins de première ligne, offerts dans la communauté. Comme ce modèle n'existait pas jusqu'alors, les hôpitaux ont comblé les besoins en créant plusieurs services de suivi, avec pour résultat que des spécialistes finissent par prodiguer une vaste proportion des soins de première ligne. Pour que le système fonctionne efficacement, nous devons réaffecter les ressources de notre ancien système hospitalo-centriste au nouveau système de soins de première ligne, qui en a besoin pour établir et assurer l'accès aux technologies de diagnostic, aux consultations auprès de spécia-

---

3. *Loi modifiant la Loi sur les services de santé et les services sociaux et d'autres dispositions législatives*, L.R.Q., c. S-4.2, chapitre 1.1, art. 436.1, Éditeur officiel du Québec, 2005.

listes et aux équipes multidisciplinaires qui devront effectuer les suivis, ainsi que pour prendre en charge les malades chroniques et les populations vulnérables. Cette composante essentielle de la réforme n'a pas encore été mise en œuvre, et, tant que la volonté politique de changer notre culture fondée sur les soins hospitaliers ne sera pas au rendez-vous, il sera difficile de faire de véritables progrès dans les domaines de l'accessibilité, d'une meilleure gestion de la maladie, d'une qualité accrue des soins, d'une diminution des coûts et d'une amélioration de la santé de la population en général.

Les centres de santé et de services sociaux (CSSS) : un rôle unique

Parce qu'ils regroupaient les forces des CLSC, des CHSLD, des centres de réadaptation et des hôpitaux communautaires sur un territoire donné, les CSSS y jouaient un rôle unique. Ce rôle comprenait trois grands volets, qui comportaient chacun des défis de gestion :

- l'évaluation de l'état de santé et du niveau de bien-être de la population sur le territoire et le pilotage d'initiatives visant à les améliorer (exemple : des programmes de réduction du tabagisme) ;
- la gestion de l'utilisation des services mis à la disposition de la population sur le territoire ainsi que l'adoption de mesures appropriées afin d'assurer la gestion des dossiers, l'assistance et l'appui aux usagers pour garantir la continuité des soins d'une intervention à l'autre, à l'intérieur du réseau de soins de santé et de services sociaux ;
- l'optimisation de la gestion de l'ensemble des services offerts, en faisant en sorte qu'ils soient efficients, efficaces, pertinents, et qu'ils répondent aux attentes des utilisateurs et aux besoins de la population.

Pour pouvoir relever ces défis, les CSSS devaient se doter rapidement d'un plan organisationnel et clinique capable de mobiliser leur personnel et leurs réseaux de partenaires. Concrètement, ce plan devait définir, pour chaque territoire, une vision locale d'une vaste gamme de services fondée sur l'état de santé et le niveau de bien-être

Tableau 1. — Financement par programme

Programmes pour la population	Santé publique					
Programmes-services	Services généraux, services cliniques et d'assistance, services médicaux de première ligne					
Programmes visant à répondre à des problèmes spécifiques	Perte d'autonomie liée à l'âge	Handicaps physiques	Handicap intellectuel et troubles envahissants du développement	Jeunes en difficulté	Toxicomanie	Santé mentale / Santé physique
Programmes d'appui	Administration et appui aux services					
	Installation et gestion d'équipements					

Source : Ministère de la Santé et des Services sociaux.

de la population. Il devait prendre en compte toutes les caractéristiques particulières de cette population et prévoir les services nécessaires à la prise en charge des besoins spéciaux en matière de santé ou de services sociaux (par exemple, ceux des personnes autochtones). Ce plan devait être assorti d'ententes avec les différents partenaires afin de préciser leurs contributions et les modalités des collaborations. De façon plus précise, le plan organisationnel et clinique devait stipuler comment le CSSS prévoyait offrir les neuf programmes de services et les deux programmes d'appui (tableau 1), définis par le MSSS, pour lesquels il recevait un financement.

Cette planification échoit désormais aux CISSS. Quant aux méthodes d'allocations budgétaires, elles vont continuer d'évoluer vers une approche populationnelle assortie d'indicateurs reflétant les besoins de la population et les sommes disponibles.

Les CSSS : un rôle central dans la mise sur pied et l'animation des réseaux locaux de santé et de services sociaux

Afin de jouer pleinement leur rôle, les CSSS étaient appelés à mettre sur pied et à animer un réseau local de services. Ils devaient aussi resserrer constamment les collaborations afin d'améliorer le bien-être et la santé de la population et afin d'assurer la gestion des dossiers des usagers, en particulier ceux des personnes aux prises avec des besoins particuliers ou complexes.

Dans ce contexte, les CSSS étaient responsables de la création, avec leurs partenaires, des conditions qui favorisaient l'accessibilité, la continuité et la mise en réseau des soins médicaux. Une de leurs premières priorités était l'élaboration de procédures susceptibles de donner aux médecins généralistes œuvrant sur le territoire un accès facile aux ressources suivantes :

- le soutien technique (équipement) nécessaire à la prestation des services diagnostiques ;
- l'information clinique, y compris les résultats des tests diagnostiques ;
- les consultations auprès de spécialistes.

Les CSSS devaient être en mesure d'atteindre cet objectif en établissant des liens contractuels avec des partenaires sur leur territoire, notamment avec les groupes de médecine familiale (GMF) et les cliniques réseau. Ce partenariat devait permettre de rendre accessibles des services médicaux, avec ou sans rendez-vous, sept jours sur sept, de 8 h à 22 h. Il devait garantir aussi aux médecins généralistes un accès au soutien technique dont ils ont besoin (laboratoires, imagerie) pour des tests d'urgence. Enfin, cette association devait assurer la gestion des cas à risque et la liaison avec les programmes des CSSS. Ces tâches sont désormais du ressort des CISSS.

Le réseau local

Outre les services médicaux, des liens devaient aussi être tissés avec d'autres domaines d'activité qui ont un impact sur la santé et les services sociaux, par exemple les commissions scolaires, les municipalités, les services d'habitation, les pharmacies communautaires, les entreprises d'économie sociale, les ressources non institutionnelles et les organismes communautaires. En coopérant avec ces secteurs d'activité, les CSSS étaient en mesure de définir une vision cohérente et de coordonner les initiatives visant à améliorer la santé et le bien-être de la population. Chaque CSSS avait le mandat de créer son propre réseau local et disposait de l'autorité nécessaire pour signer tous les contrats qui lui permettraient d'assurer l'offre de services dont sa population a besoin. C'est une voie que les CISSS devront également suivre.

La mise en œuvre d'une réforme
des soins de santé : définir la vision

Lorsque les douze CSSS ont été mis sur pied, j'ai participé, avec chacun des comités de sélection de leurs conseils d'administration, à la sélection de leurs directeurs généraux respectifs. D'emblée, il était clair pour moi que ces personnes allaient devoir former une équipe soudée, capable de définir une vision unificatrice qui rallierait chacun des conseils et canaliserait leurs efforts. J'ai donc créé le Comité de gestion de la région de Montréal (CGRM) qui, au cours des premières années, a réuni les douze directeurs du réseau pendant une demi-journée toutes les deux semaines afin qu'ils puissent gérer collectivement la mise en œuvre de la réforme, partager leurs connaissances et leurs expériences et s'appuyer mutuellement au fil de cet exercice collectif d'apprentissage, chacun d'eux gérant ces nouvelles organisations pour la première fois. Après deux ans, les directeurs des établissements non intégrés ont été invités à participer aux réunions du CRGM une fois par mois.

Après la création du CGRM, et lorsque ses membres ont eu pris l'habitude de se rencontrer régulièrement, j'ai suggéré la tenue d'un exercice de planification afin que nous puissions définir une vision pour Montréal qui guiderait la mise en œuvre de la réforme. Le but de cet exercice était double : élaborer une vision et bâtir l'équipe. Pour doter cette équipe d'une vision et d'objectifs communs, d'une stratégie d'implantation et d'une culture de collaboration, il était important de susciter chez ses membres un sentiment d'appartenance à leur région : je savais que quelques années plus tard, leur loyauté première et leurs plus grandes préoccupations iraient à leur établissement, à leur conseil, à leurs perspectives d'avancement et au choix de la prochaine organisation – généralement plus vaste – qu'ils pourraient être appelés à gérer. J'avais moi-même connu ces émotions à plusieurs reprises et je savais que leur engagement vis-à-vis de la région durerait environ quatre ans, soit la durée habituelle du premier mandat d'un PDG.

Pour atteindre mes objectifs, j'ai conçu un exercice de planification qui devait nous permettre de passer en revue et d'analyser modèles d'organisation parmi les plus avancés au monde, puis d'effectuer des visites sur le terrain afin d'en examiner quelques-uns de plus près. Les publications spécialisées avaient reconnu le modèle américain Kaiser comme l'un des plus fructueux pour améliorer et gérer la santé des populations. La réforme du Service national de la santé britannique était fondée sur la création de fiducies de la santé qui commandaient des services : ce modèle donnait des résultats très positifs. Le modèle d'organisation basé sur des équipes de soins de première ligne de la Catalogne, en Espagne, était implanté depuis déjà vingt ans. Après avoir étudié ces systèmes à partir d'un vaste examen des écrits spécialisés, nous avons planifié des voyages d'étude pour aller observer le modèle Kaiser à San Francisco, les fiducies de santé britanniques et le modèle catalan à Barcelone. Avec mon directeur de la planification, Jacques Côté, notamment, j'ai organisé ces visites à raison d'une par année, et presque tous les directeurs généraux, en plus de quelques médecins de première ligne, y ont participé. Ces déplacements ont permis aux membres du CGRM non seulement de définir une vision commune, mais aussi de jeter les bases d'amitiés et de relations étroites que je voulais créer au sein de l'équipe régionale. Cette expérience formatrice a ouvert la voie à une collaboration plus rapprochée entre les directeurs généraux des CSSS que celle qui se serait établie autrement.

Le groupe a été impressionné par le modèle Kaiser, notamment en raison de sa capacité : 1) à améliorer la santé de la population en réduisant les accidents cardiaques à un niveau significativement inférieur à la moyenne nationale au moyen d'une gestion des soins aux malades chroniques ; 2) à réduire le nombre de visites aux urgences à un niveau inférieur de 50 % à celui du nombre de visites aux urgences montréalaises, et ce, pour une population équivalente ; 3) à réduire le nombre de prescriptions ; 4) à mieux contrôler les coûts. Des représentants de la fondation Kaiser ont été invités à une conférence à Montréal, et la réflexion qui s'ensuivit a mené à l'élaboration d'une vision pour l'implantation de la réforme à Montréal.

La « Vision de Montréal »

La « Vision de Montréal » qui a émergé de cet exercice incluait les éléments suivants :
* le déploiement d'une première ligne forte sur l'ensemble du territoire, un système de soins ancré dans la communauté plutôt que dans le système hospitalier ;

- la création d'un modèle de soins fondé sur la gestion des maladies chroniques ;
- la prise en charge par les personnes de la gestion de leur propre état de santé, avec accès à des outils nécessaires ;
- la création de mesures du rendement fondées sur la conception d'un dossier électronique de santé (DÉS) et sur l'interconnectivité de toutes les informations médicales pour l'ensemble de la population du Québec.

Les conseils d'administration de tous les CSSS et le Département régional de médecine générale ont approuvé ces quatre éléments, qui furent ensuite détaillés et assortis d'une stratégie de déploiement et d'un plan d'action que chacun des CSSS devait mettre en œuvre.

La première ligne médicale : la clé du succès de la réforme des soins de santé au Québec

Le Québec jouit d'une longue tradition dans le domaine des soins de base et, n'eussent été les barrières qui existaient autrefois, il aurait aujourd'hui l'un des systèmes de soins de santé les plus avancés au monde. En 1966, le gouvernement du Québec avait confié à Claude Castonguay et à Gérard Nepveu le mandat de préparer un rapport en vue de l'instauration d'un système universel de soins de santé. En 1969, la commission Castonguay-Nepveu[4] a recommandé la création de la Régie de l'assurance maladie du Québec (RAMQ) et, quelques mois plus tard, a soumis un rapport qui demeure aujourd'hui encore le pilier sur lequel repose le système de soins de santé du Québec. La recommandation la plus importante de ce rapport portait sur la création de trois réseaux universitaires (le Québec comptait trois facultés de médecine à l'époque) et de trois niveaux distincts de services de soins de santé intégrés : primaires (commu-

---

4. Voir *Rapport de la Commission d'enquête sur la santé et le bien-être social,* volume IV *(Santé),* gouvernement du Québec, 7 volumes, 1967.

nautés), secondaires (hôpitaux) et tertiaires (services spécialisés). Le rapport recommandait aussi la création de services de soins de première ligne par un certain nombre de CLSC[5]. Il fallait essentiellement que les services médicaux dans les CLSC soient offerts par des médecins de famille, en collaboration avec un groupe de professionnels de la santé. Le mandat des CLSC incluait la gestion des soins de santé de la population vivant sur leur territoire ; la mise en œuvre de programmes sociaux et médicaux de première ligne pour répondre aux besoins de la population (planification familiale, santé mentale, etc.) ; la création de services sociaux ; enfin, l'établissement d'un programme de soins à domicile. Le rapport recommandait la création de 256 CLSC dans tout le Québec, chacun devant prendre en charge une population de 30 000 personnes. Il suggérait que tous les membres du personnel des CLSC soient employés de la fonction publique et que les médecins soient payés à l'acte ou salariés.

La RAMQ a été créée en 1969, et l'Assemblée nationale du Québec a approuvé la nouvelle Loi sur la santé et les services sociaux en 1970.

La vision élaborée par la commission Castonguay-Nepveu s'est heurtée à une forte opposition de la part des médecins et même, dans les premiers temps, du secteur communautaire. Les médecins réagissaient négativement à l'intervention de l'État dans la profession médicale par le truchement d'une régulation de leur rémunération : il s'agissait selon eux d'une menace à leur autonomie professionnelle. Cette réaction s'est traduite par la décision quasi unanime des médecins généralistes de boycotter les nouveaux CLSC[6] lorsque ces structures ont été mises en place. Presque quarante ans plus tard, les CLSC n'ont toujours pas atteint leurs objectifs, et seulement 10 % des médecins généralistes y exercent leur profession.

Plus encore, à cause des nombreuses réorganisations imposées

---

5. Gilbert Blain,« La réforme doit prendre un second souffle », *L'Union médicale du Canada,* tome CIV, janvier 1975, p. 45.

6. *Le Devoir,* 12 novembre 1970, p. 1 et 6.

par les gouvernements successifs, nous sommes loin d'avoir atteint le nombre de CLSC qui avait été envisagé pour l'ensemble du Québec. En effet, il n'existe que 156 des 256 CLSC initialement proposés, soit à peine 60 % de l'ensemble de la structure du réseau tel que conçu à l'origine.

L'État a décidé de payer les médecins à l'acte et, au cours des premières années, ces derniers ont embauché les infirmières avec lesquelles ils avaient toujours travaillé pour qu'elles les aident à prendre soin de leurs patients, notamment pour effectuer les suivis médicaux. En vertu de ce nouveau modèle, si l'infirmière vaccinait un bébé, le médecin facturait l'acte et, à la réception des honoraires, payait son infirmière. Craignant une explosion de coûts liée à la facturation d'un nombre accru d'actes médicaux, le gouvernement a alors exigé que chaque patient soit vu et traité directement par le médecin ; il a refusé de rémunérer les tâches faites par les infirmières et facturées par les médecins. En conséquence, les médecins ne pouvaient plus payer les salaires d'une infirmière ou d'autres professionnels dans leurs bureaux. Ce choix a probablement été la décision la plus dommageable de cette époque. Elle a eu pour résultat d'empêcher les médecins de développer leurs cliniques, et leur disponibilité réduite n'a pas permis de faire des suivis adéquats des patients. Cela a entraîné un développement très insuffisant des services de première ligne, une absence d'équipes multidisciplinaires et une incapacité à gérer les soins des patients, particulièrement dans le cas de ceux aux prises avec des maladies chroniques.

Les CSSS[7] ont été créés trente-cinq ans plus tard afin de régler divers problèmes, dont l'accessibilité, la continuité des soins, la gestion des maladies chroniques, la difficulté de transférer un patient d'un palier de soins à un autre et la gestion intégrée des services. Cette réforme, de même que la création de quatre-vingt-quinze CSSS au sein d'une structure fondée sur un découpage régional, sous la

---

7.   *Loi sur les services de santé et les services sociaux*, L.R.Q., c. S-4.2, art. 99,4, Éditeur officiel du Québec, 2005.

responsabilité des agences de la santé et des services sociaux[8], a permis une meilleure intégration des services offerts à la population et un meilleur suivi de son état de santé. Pendant ce temps, les quatre RUIS ont été mis en place avec le mandat d'assurer une couverture médicale pour tous les services de troisième et de quatrième ligne dans toutes les régions du Québec, en plus de veiller tout particulièrement à ce que tous les services spécialisés soient accessibles aux populations des régions éloignées.

Cette réforme structurelle a introduit une nouvelle vision du système de santé fondée sur la responsabilité vis-à-vis de la population et sur le développement d'un système bien articulé de soins de première ligne. Pour atteindre les objectifs qui lui avaient été fixés, nous devons maintenant transformer la culture de notre système de soins et revenir à la vision originelle de MM. Castonguay et Nepveu, mais en utilisant une approche différente pour atteindre les mêmes buts, une approche basée sur la réalité d'aujourd'hui.

Le développement des soins de première ligne est la clé de voûte du succès de la réforme entreprise en 2004 et nous devons le poursuivre dans le cadre de la nouvelle réforme lancée récemment. Les soins de première ligne sont la première composante de la vision commune qui a rallié tous les directeurs généraux de la région de Montréal. Leur développement devait permettre aux CSSS de concrétiser l'approche populationnelle et de garantir une bonne gestion des soins et des suivis de leurs patients les plus vulnérables.

Le développement d'une première ligne forte permettra :
*   de définir clairement les niveaux de soins qui vont nous habiliter à offrir à la population le meilleur accès aux services dont ils ont besoin, et ce, au moment opportun : le bon patient, au bon endroit et au bon moment ;

---

8.   *Loi modifiant la Loi sur les services de santé et les services sociaux et d'autres dispositions législatives,* L.R.Q., c. S-4.2, art. 339-342.1, Éditeur officiel du Québec, 2005.

- de transformer la culture qui amène les gens à accéder aux services par le biais des urgences d'hôpitaux, à un taux deux fois supérieur à celui que l'on observe dans les systèmes dotés de soins de première ligne bien développés ;
- d'offrir aux usagers un meilleur accès aux outils susceptibles de les aider à gérer leur propre état de santé, tout particulièrement dans le cas de ceux atteints de maladies chroniques ;
- de mieux utiliser les médecins généralistes, ce qui les rendra plus accessibles à la population ;
- de réduire les coûts du système de santé grâce à une meilleure gestion des patients et à une meilleure utilisation des médicaments et des tests diagnostiques.

La composante la plus fondamentale de cette vision demeure la présence de cabinets de médecins généralistes capables de répondre aux objectifs de la réforme de 2004. Nous devons prendre l'initiative en appuyant ces médecins, en les encourageant à revoir leur offre de services, à travailler au sein d'équipes multidisciplinaires et à réorganiser leurs liens avec les soins de deuxième et de troisième ligne, ainsi qu'en ajoutant des professionnels de la santé et des services sociaux à leurs équipes afin qu'ils puissent assurer une gestion globale des soins aux patients, y compris les suivis requis par les patients vulnérables aux prises avec des maladies chroniques et des pathologies multiples. Le concept d'assistant médical, essentiel dans le modèle Kaiser, doit être envisagé comme un moyen d'accroître de façon significative le nombre de patients pris en charge par un médecin de famille. L'assistant garde contact avec le patient, prépare les interventions, pose certains actes actuellement réservés au médecin et transfère ensuite le patient à ce dernier, qui peut se concentrer sur un problème spécifique plus rapidement. L'assistant est la personne-ressource pour les suivis. Il seconde les équipes interdisciplinaires dans la gestion des soins aux malades chroniques. Le modèle Kaiser permet aux médecins de prendre en charge de 2 200 à 2 600 patients, alors qu'au Québec, un médecin est censé en accepter entre 900 et 1 500, selon le niveau de soins requis par chacun d'eux. Ce nombre, de loin inférieur au précédent, n'est même pas atteint, et l'actuel ministre de la Santé, le docteur Gaétan Barrette, veut exiger des généralistes qu'ils prennent en charge un minimum de 1 000 patients, à défaut de quoi leurs honoraires pourraient être réduits dans une proportion pouvant atteindre les 30 %. Des investissements doivent aussi être faits dans les environnements physiques où évoluent les médecins pour leur permettre de créer les cliniques médicales qui peuvent accueillir les équipes multidisciplinaires et offrir les services de diagnostic et de suivi indispensables à une pratique de médecine familiale globale et pleinement déployée.

Les groupes de médecine de famille (GMF)

En 2000, dans la foulée des recommandations de la commission Clair, le gouvernement du Québec a planifié la création de 300 groupes de médecine de famille (GMF). La même année, le gouvernement fédéral, dans le cadre de son initiative de soins de première ligne, avait décidé d'offrir du financement aux provinces pour leur permettre de mettre en place des équipes de médecine familiale sur lesquelles serait fondé le développement de ce premier niveau de soins. Les premiers GMF étaient en cours de création à Montréal, qui accusait un certain retard par rapport aux autres régions, essentiellement à cause de la nature différente des clientèles. En région, la plupart des patients ont un médecin de famille qui les suit depuis plusieurs années. À Montréal, plus de 30 % de la population n'a pas de médecin de famille. La population est relativement stable en région, alors que 50 % de la population montréalaise déménage tous les cinq ans, soit pour simplement changer de lieu de résidence, soit pour aller s'établir à l'extérieur de l'île.

Le concept d'un GMF qui prend en charge un groupe de patients dûment inscrits est plus difficile à introduire dans un milieu urbain, où la population est beaucoup plus mobile. La plupart des regroupements existants de médecins possédaient déjà de grandes cliniques sans rendez-vous, où se rendaient les patients qui voulaient voir un médecin sans passer par les urgences des hôpitaux. Dans un GMF, les patients doivent accepter d'être pris en charge par un groupe de médecins alors que le GMF doit s'engager à accueillir ses patients inscrits douze heures par jour, cinq jours par semaine, et quatre heures par jour les fins de semaine. Dans le cadre de cette entente, le GMF obtient chaque année un montant prédéterminé pour chacun des patients inscrits sur son registre, deux infirmières du CLSC ainsi qu'un appui technique et certains services de soutien. Ces contributions représentent environ 350 000 $ pour la clinique, selon le nombre de patients inscrits.

Un GMF regroupe entre huit et douze médecins « équivalents temps plein » (ÉTP), qui s'engagent à offrir toute la gamme des services médicaux aux patients inscrits de la clinique. Chaque GMF doit avoir une moyenne d'environ 15 000 patients inscrits, soit quelque 1 500 patients par médecin. Le GMF offre des services avec ou sans rendez-vous sept jours sur sept, le tout assorti d'un service d'appels d'urgence que les patients inscrits dont l'état de santé le justifie peuvent joindre à tout moment. Les GMF fournissent aussi une gamme complète de services de soins infirmiers[9] équivalant à une disponibilité de soixante-dix heures par semaine. Le personnel infirmier est en mesure de travailler avec les médecins pour offrir des soins depuis l'étape du triage et jusqu'à celle du suivi systématique auprès des patients à risque. Les GMF assurent la gestion des dossiers médicaux individuels, tandis que les CSSS et les réseaux locaux (désormais les CISSS) sont responsables de la gestion des cas cliniques en assurant la coordination et la continuité des soins de santé et des services sociaux.

---

9. La commission Clair recommandait que ces services soient assurés par des infirmières cliniciennes ou par des infirmières praticiennes.

Les cliniques réseau (CR)

Au moment de la création du programme de GMF, 60 % des médecins de famille de Montréal travaillaient dans des environnements
autres que celui d'une clinique familiale ; ils hésitaient à prendre en
charge des patients, dans la mesure où le partage des responsabilités
envers ceux-ci n'était pas encore clair et parce qu'ils sentaient leur
autonomie menacée. J'étais fermement convaincu de la nécessité
d'inscrire les patients et je ne croyais pas que les GMF allaient limiter
l'autonomie des médecins, mais j'avais un sérieux problème. Je devais
maintenir, voire augmenter la capacité des services sans rendez-vous
pour réduire la pression sur des urgences déjà encombrées par des
patients qui auraient pu être examinés ailleurs. En même temps, je
voulais faciliter la continuité des soins que permet l'environnement
des GMF. Mes discussions avec le directeur du Département régional
de médecine générale (DRMG) de Montréal ont alors débouché sur
un projet de création d'une clinique réseau au sein de laquelle les
médecins ne seraient pas obligés d'inscrire les patients mais pourraient offrir autant d'heures de services sans rendez-vous que d'heures
de services sur rendez-vous, à la condition que la clinique soit ouverte
douze heures par jour la semaine et huit heures par jour les week-
ends. En retour, la clinique recevrait l'aide de deux infirmières pour
offrir les différents services et un certain niveau de soutien et de services techniques. Une clinique réseau tournant à plein régime allait
recevoir environ 250 000 $ par année. Les médecins montréalais
étaient d'accord avec cette proposition, qui fut présentée au ministère.

Le ministère n'était pas prêt à financer un tel modèle ; ses fonctionnaires se préoccupaient davantage de l'inscription des patients
et ne voulaient pas appuyer deux modèles différents. Avec l'accord
de mon conseil d'administration, j'ai alors décidé de financer le projet à même les fonds régionaux et nous avons lancé le programme.
Il est vite devenu si populaire auprès des médecins et de leur syndicat
professionnel que le ministre de la Santé a compris l'avantage d'inclure ce modèle dans l'approche préconisée par le ministère. Toutefois, lorsque je suis allé rencontrer les fonctionnaires afin d'obtenir

le financement pour les dix-neuf cliniques déjà en activité à Montréal, on m'a informé que des fonds ne seraient alloués qu'aux cliniques créées après l'annonce ministérielle et que le financement serait de 150 000 $ au lieu des 250 000 $ de coûts réels. C'était encore une fois un exemple de la réticence des bureaucrates à accepter quelque proposition que ce soit qui diffère des plans préétablis. Dans ce cas, cette réticence a nui à une initiative régionale parce qu'elle était différente de ce que prévoyaient leurs politiques et leurs programmes.

Les cliniques réseau intégrées

Afin de répondre pleinement aux besoins définis dans la « Vision de Montréal » et en s'inspirant du modèle Kaiser, l'Agence, en collaboration avec le DRMG, a conçu un nouveau modèle. Les CSSS et les médecins de Montréal se sont ralliés à ce projet qui consiste à créer des cliniques réseau intégrées (CRI)[10].

Ce modèle prévoyait la création d'environ soixante CRI, chacune étant capable d'assurer le suivi de 30 000 personnes, garantissant ainsi l'accès aux soins de base aux 1,8 million d'habitants de l'île de Montréal. Ces cliniques doivent accueillir des patients douze heures par jour, sept jours sur sept, avec une capacité d'intervention sur appel – organisée en collaboration par toutes les CRI – afin d'assurer un service pendant les douze heures restantes. Chacune doit regrouper en moyenne quinze médecins ÉTP et quinze professionnels ÉTP de diverses catégories (recrutés en fonction des besoins particuliers de la population locale), appuyés par une équipe de soutien et dotés d'infrastructures en radiologie. Trois d'entre elles ont ouvert leurs

---

10. *Orientations pour le développement des GMF et cliniques réseau intégrées*, Agence de la santé et des services sociaux de Montréal, Service de la planification et du développement stratégique, Département régional de médecine générale, vol. XX, mars 2008, p. 8, [agence.santemontreal.qc.ca/fileadmin/asssm/Medecins/1_gerer_ma_pratique/5_pratique_en_CRI/200803_orientations_developpement_gmf_cri.pdf].

portes à Montréal au cours de mon mandat ; on ne peut qu'espérer l'ouverture prochaine d'autres cliniques de ce type.

L'un des principaux obstacles à leur création réside dans la difficulté de regrouper physiquement les médecins dans un environnement qui peut répondre aux besoins créés par cette réorganisation des services de première ligne. Jusqu'à présent, l'implantation des GMF et des CRI n'a pas exigé de transformation majeure des lieux de travail (c'est-à-dire les locaux utilisés par les médecins). Pour compléter le déploiement de ce modèle à Montréal, il faut trouver une façon d'utiliser des incitatifs pour stimuler le développement des CRI. Afin de faciliter l'accès aux soins sur tout le territoire, le plan général prévoyait à l'origine qu'au moins douze des soixante CRI (une dans chacun des douze CSSS existants à cette époque) offrent les spécialisations médicales de base et disposent des outils de diagnostic correspondants. Le leadership médical, l'esprit d'initiative et la créativité sont essentiels au succès d'un système de soins de base robuste comme celui-là. Si on veut que les intervenants de la santé adhèrent à ce projet progressiste, il faut que le gouvernement accepte d'offrir des incitatifs financiers qui vont permettre de créer des infrastructures indispensables à son déploiement.

Pour implanter les CRI et améliorer les soins de première ligne, il faut se doter des conditions qui vont permettre de transformer l'environnement et la culture même des pratiques des médecins de famille. Ces conditions préalables au développement d'un tel système de soins de base se détaillent comme suit :

• Un dossier médical électronique (DMÉ) accessible à tous les médecins, indépendamment du type de structure où ils pratiquent, qui leur permette d'être au fait des antécédents médicaux de leurs patients. Dans la vision de l'Agence de Montréal, tous les bureaux des généralistes montréalais devaient être intégrés sur une même plateforme[11]. Une interconnexion ultérieure entre ce

11. *Plan stratégique régional 2006-2010 des ressources informationnelles,* région de Montréal, version 1.0, 2006, p. 44.

DMÉ (dans les CSSS, les hôpitaux et les bureaux des médecins) et le Dossier de santé du Québec[12] (DSQ) devait rendre ces informations accessibles en tout temps et partout.

- L'élargissement de la formation des professionnels, y compris des médecins, pour inclure des cours et des stages centrés sur le travail d'équipe axé sur le patient. Je suis convaincu que nous devons évoluer vers un modèle de soins qui fasse la promotion de leur gestion par une équipe multi- et interdisciplinaire dans nos environnements de soins de première ligne.
- La création d'un nombre suffisant de GMF, de CR et de CRI pour répondre aux besoins de l'ensemble de la population montréalaise.
- La création de corridors de services complets entre les GMF, les CR, les CRI et les hôpitaux afin de simplifier et d'accélérer l'accès à l'expertise et aux services requis. Un mécanisme d'accès aux spécialistes pour les besoins urgents et semi-urgents des patients doit être mis en place au moyen de protocoles gérés par des infirmières qui pourront diriger des patients préparés vers une consultation auprès d'un spécialiste. Pour les consultations en salle d'urgence, cet accès direct est désormais bien développé. Pour les situations semi-urgentes, nous devons implanter des programmes d'accueil clinique dans tous les hôpitaux afin d'assurer un accès plus direct et plus rapide aux spécialistes une fois que les tests diagnostiques ont été complétés. Dans ce type de programme, une infirmière coordonnatrice demande et coordonne les tests diagnostiques requis grâce à une série de protocoles. Elle peut ainsi accélérer les procédures et faciliter l'accès au spécialiste. On doit aussi réorganiser la procédure de prise de rendez-vous pour les cas non urgents en ce qui concerne les exa-

---

12. Voir *Conditions de mise en œuvre de la deuxième phase du projet expérimental de Dossier de santé du Québec,* juin 2009, mise à jour en juin 2010, [www.dossierdesante.gouv.qc.ca/fichier/conditions-mise-en-oeuvre-deuxieme-phase-experimental.pdf].

mens diagnostiques afin de la rendre plus efficace et plus convi-
viale.

- Des programmes de gestion des maladies chroniques[13] sont
nécessaires afin de donner aux médecins généralistes et à leurs
équipes un accès à des équipes plus spécialisées de services de
deuxième ligne. Ces équipes de deuxième ligne prennent le
patient en charge pendant une courte période (six mois) afin
d'approfondir les examens, d'offrir des traitements immédiats
et d'éduquer la personne. Celle-ci redevient ensuite la responsabilité de son médecin de famille et de son équipe, qui assurent les
suivis nécessaires. Ces projets sont déjà mis en œuvre dans
chaque CISSS de l'île de Montréal.

- La création d'un plan de formation à la fois pour appuyer les
changements de pratiques, y compris de nouveaux cursus sur le
travail interdisciplinaire au sein d'équipes pluridisciplinaires
dans les programmes de baccalauréat et d'études supérieures, et
pour répondre aux besoins de formation continue que les facultés de médecine devraient prendre en charge.

Le développement des soins de base est le changement le plus
important dont notre système de santé a besoin. Cette nouvelle
orientation va exiger des professionnels de la santé qu'ils transfor-
ment leur approche et leurs pratiques. Même si ce type de changement est généralement considéré comme la voie à suivre, il demeure
difficile à réaliser. En conséquence, les décideurs devront être encore
plus déterminés à faire bouger les choses. L'implantation d'une première ligne forte va réduire les problèmes d'accès aux soins et aux
services de santé pour toute la population du Québec en plus de
permettre d'insister sur la qualité des soins offerts.

---

13. Les modèles de gestion des besoins de soins de la population qui se sont
avérés les plus bénéfiques sont fondés sur une gestion rigoureuse des maladies
chroniques et un suivi des clients qui présentent des risques de complications,
par le biais de protocoles cliniques multidisciplinaires hiérarchisés.

Les obstacles à la mise sur pied des soins de première ligne

La Loi sur les soins médicaux (1966), qui définit notre système universel de soins de santé, a créé un système public principalement
articulé autour de l'hôpital, où les coûts des diagnostics, des traitements et des médicaments sont assumés par un programme d'assurance public. Dans le secteur hospitalier, les frais de fonctionnement,
les infrastructures, l'équipement et les rénovations sont financés à
même les fonds publics, alors que, dans le cas des soins de première
ligne prodigués aux enfants ou aux adultes à l'extérieur des hôpitaux,
l'État ne paie que pour les honoraires des médecins, sur la base d'un
paiement à l'acte, et pour une partie négociée de leurs frais administratifs. Au fil des ans, le système hospitalier a été appelé « public » et
le secteur des soins de première ligne en est venu à être appelé
« privé ».

Cette fausse distinction entre ce qui est public et ce qui est privé
explique dans une grande mesure l'évolution de notre système hospitalo-centriste, où les soins de première ligne n'ont pas reçu l'attention ni les ressources nécessaires. Délaisser l'ancienne approche centrée sur l'hôpital et implanter un système robuste de soins de
première ligne va exiger des changements dans nos politiques
publiques.

Toute discussion autour des soins de première ligne débouche
immanquablement sur le débat qui oppose les soins publics et le
secteur privé. Malheureusement, les prémisses de ce débat sont souvent fausses. Le concept de soins privés renvoie à l'agent qui paie
pour les services plutôt qu'aux services offerts. Si le payeur est public,
les services devraient être considérés comme publics ; si le payeur est
un individu ou un programme d'assurances individuel, ils devraient
être considérés comme privés. Dans la mesure où les soins de première ligne offerts par un médecin sont payés par les fonds publics,
il est faux de prétendre qu'ils font partie du secteur privé. Cet étiquetage artificiel des soins de première ligne a eu pour conséquence
regrettable de susciter une résistance envers leur financement à
même les deniers publics parce qu'ils sont perçus comme étant

offerts par une entreprise privée, bien qu'ils constituent l'un des fondements d'un système public universel de santé publique efficace.

Les attentes de la population

Les principales questions qui préoccupent la population en ce qui concerne leurs soins de santé sont les suivantes :

1. L'accès à un médecin de famille (ce qui signifie non seulement être inscrit auprès d'un médecin de famille, mais aussi que ce médecin soit, dans les faits, disponible ; cette disponibilité est assurée quand le médecin de famille fait partie d'un plus grand groupe de médecins et d'une équipe multidisciplinaire).

2. L'accès aux technologies (principalement aux technologies d'imagerie) et aux services de laboratoire, afin d'obtenir les tests diagnostiques et leurs résultats dans un laps de temps acceptable d'un point de vue médical.

3. L'accès à une consultation auprès d'un spécialiste dans un délai acceptable.

4. L'accès garanti à un traitement dans les délais requis d'un point de vue médical.

5. L'accès à une équipe ou à un programme multidisciplinaire d'aide à la gestion d'une maladie chronique et d'assistance aux personnes âgées.

6. L'accès à des programmes de prévention et de promotion arrimés aux besoins de chaque patient, assorti de l'appui et de l'éducation nécessaires afin que les patients puissent, autant que possible, prendre en charge leur état de santé.

Les difficultés liées au développement de soins de première ligne robustes

Les décideurs et les analystes de notre système de soins de santé comprennent sans l'ombre d'un doute que le développement d'un modèle robuste de soins de première ligne est essentiel. Toutefois, plusieurs barrières font obstacle à ce passage d'un modèle hospitalo-centriste à un modèle axé sur les soins de première ligne.

1. La clinique d'un médecin de soins de première ligne n'est pas considérée comme faisant partie du système public mais bien comme son cabinet privé. Au sein du système de soins de santé, le financement public est octroyé à l'hôpital et au système de soins de longue durée, et il n'est pas destiné au secteur privé. Nous sommes confrontés à une réticence de longue date envers ce qui a malheureusement été présenté à tort comme le secteur privé ; en conséquence, les indispensables soins de première ligne ont reçu une part congrue des investissements publics. Ce n'est que récemment que certaines sommes ont été mises à la disposition d'un petit nombre de professionnels membres d'un GMF. Cette approche qui fait en sorte qu'on ne paie les médecins que pour les actes médicaux qu'ils posent, les laissant de ce fait seuls responsables de l'organisation d'une infrastructure appropriée pour offrir des soins de première ligne à la communauté, est devenue l'un des principaux obstacles au développement de ces soins.

2. Les investissements dans les infrastructures, les édifices et les équipements sont essentiellement destinés au secteur hospitalier ; l'appui aux activités liées aux soins de première ligne ne bénéficie pas d'investissements comparables. Dans la seule région de Montréal, de 2011 à 2015, on a investi huit milliards de dollars dans la construction et la rénovation d'hôpitaux, tandis que pas un seul dollar n'a été déboursé pour les infrastructures des médecins de première ligne.

3. Les médecins ne reçoivent aucun incitatif pour étoffer les activités de première ligne. Il n'existe aucun programme d'appui à la création de cliniques appartenant à des médecins de famille parce qu'elles sont considérées comme des entreprises privées plutôt que comme une composante essentielle du système public qui fournit les indispensables soins de base.

4. Les soins de première ligne n'ont pas réussi à instaurer une

culture moderne de fonctionnement articulée autour d'une équipe multidisciplinaire au sein de laquelle un large éventail de professionnels travaillent en équipe pour offrir aux patients des services interreliés de façon coordonnée. Les médecins ont encore tendance à fonctionner comme des fournisseurs de services médicaux individuels, même au sein des nouveaux GMF.

5. Il existe une culture d'appartenance forte et bien enracinée à l'intérieur des hôpitaux, et les médecins et les autres professionnels sont fiers d'y travailler. Ce sentiment d'appartenance n'existe pas dans l'environnement actuel des soins de première ligne. Les médecins de première ligne sont souvent attirés par le travail en milieu hospitalier à cause de l'environnement de travail lui-même. À Montréal, les médecins de famille passent presque la moitié de leur temps de travail à l'hôpital plutôt que dans leur clinique en première ligne.

6. Il n'existe aucune structure officielle d'appui aux soins de première ligne. Un hôpital (et désormais chaque CISSS) possède un conseil des médecins, dentistes et pharmaciens tenu par la loi de garantir la qualité des soins prodigués. Les soins de première ligne ne disposent pas d'une structure équivalente. Les praticiens ne sont représentés que par leur syndicat professionnel. Dépourvus de groupe de pression politique, les fournisseurs de soins de première ligne n'ont pas pu faire entendre leur voix ni faire la promotion du développement de ces soins.

7. Il n'y a pas de reconnaissance officielle du rôle et de l'importance des soins de première ligne dans le système actuel. Les facultés de médecine appuient et encouragent fortement les spécialisations. Les soins de première ligne et les médecins généralistes ne bénéficient d'aucun prestige, tandis que la renommée de la médecine de pointe et des spécialistes ne cesse d'augmenter. De façon implicite, les facultés de médecine encouragent les étudiants à opter pour une carrière de spécialiste plutôt que de se diriger vers la médecine familiale. Les échelles de salaire des spécialistes sont aussi considérablement plus élevées que celles des

médecins de famille. Ce sont des obstacles majeurs au développement des soins de première ligne.

8. Les relations entre les médecins spécialistes et leurs confrères généralistes constituent aussi un obstacle au développement d'un nouveau système efficient de soins de première ligne. À Montréal, on dénombre 3 700 spécialistes et seulement 1 700 médecins généralistes, dont la moitié travaillent en milieu hospitalier ou dans les centres de soins de longue durée. Ce déséquilibre oblige plusieurs spécialistes à accomplir des activités de première ligne, particulièrement celles liées au suivi de patients atteints de maladies chroniques. Cela signifie que les spécialistes sont moins disponibles pour des évaluations et des prescriptions de soins complexes. Ce n'est pas la façon la plus efficace d'utiliser nos médecins, et elle est à l'origine de longs délais d'attente pour les patients qui doivent voir un spécialiste.

9. Les soins de première ligne n'offrent actuellement aucun incitatif qui encouragerait le suivi et la prise en charge de patients vulnérables atteints de maladies chroniques. Les équipes multidisciplinaires qui sont en cours de création ne sont pas encore en mesure de répondre aux besoins des malades chroniques.

10. Dans le système canadien actuel, la prévention et la promotion de la santé ne bénéficient ni d'une rémunération ni d'un appui adéquats. Elles devraient pourtant être au cœur du travail d'un médecin de famille.

11. Les projets et le financement des soins de première ligne n'offrent pas aux politiciens le même niveau d'intérêt médiatique ou de visibilité qui résulte des grands projets et des investissements dans le secteur hospitalier. Les activités de première ligne ne sont pas considérées comme « sexy ».

12. Les hôpitaux – en particulier les hôpitaux universitaires – ont une longue expérience et sont devenus des experts dans le domaine du lobbying. Cela laisse peu de place au lobby du secteur des soins de base, qui n'est représenté que par un syndicat professionnel doté de peu de moyens.

13. Le secteur des soins de première ligne ne dispose pas d'un sys-

tème d'information universel intégré pour la gestion des dossiers médicaux ; les hôpitaux utilisent de tels systèmes électroniques depuis plusieurs années. Ce n'est que tout récemment, à la faveur de la création d'un plus grand nombre de groupes de médecine familiale, que nous avons assisté à l'émergence d'une masse critique nécessaire à la mise en place de systèmes d'information qui vont aider les médecins œuvrant à l'extérieur de l'hôpital à gérer leurs patients. L'implantation d'un système d'information pour les soins de première ligne est probablement le facteur le plus important de consolidation et de structuration de ces offres de soins.

Nous devons travailler pour éliminer ces barrières et résoudre les problèmes afin de permettre et de faciliter la création d'un système de soins fondé sur le développement d'un modèle robuste de soins de première ligne, ancré dans la gestion des soins.

Notre talon d'Achille : la gestion des services d'urgence

L'amélioration de la performance des services d'urgence en milieu hospitalier est une priorité à Montréal depuis plusieurs années et, bien qu'il y ait eu des améliorations ponctuelles, notre niveau de performance à long terme n'est pas encore satisfaisant. Depuis 1986, lorsque Thérèse Lavoie-Roux m'a demandé de mettre sur pied le programme d'« hôpital à la domicile » (voir le chapitre 3) pour alléger les pressions sur l'urgence de l'Hôpital général de Verdun en rendant de nouveaux lits disponibles, les urgences sont suivies de près par les médias et représentent toujours un enjeu crucial pour les ministres de la Santé en poste. Québec a effectué des investissements considérables afin que le système puisse donner leur congé aux patients plus rapidement, tout particulièrement dans le cas de ceux qui ont besoin de soins à long terme ou d'une période de convalescence. Ces changements se sont traduits par des progrès temporaires plutôt que durables. Nous devons adopter une nouvelle approche qui permettra une utilisation appropriée et efficiente des salles d'urgence. L'essentiel de cette nouvelle approche consistera à recentrer notre système de santé en passant de l'orientation curative hospitalo-centriste actuelle à un système de soins de première ligne ancré dans la communauté.

Les salles d'urgence sont gérées à l'échelle des établissements, qui se dotent chacun de plans locaux focalisés sur la façon dont l'hôpital gère les patients qui arrivent par leurs propres moyens ou en ambulance. Cette approche n'a ni changé la façon dont la population utilise les services d'urgence ni débouché sur de nouvelles façons d'offrir les soins. Les urgences vont demeurer la référence en la matière tant qu'une autre approche, capable d'offrir à la population les soins dont elle a besoin au moment où elle en a besoin, n'aura pas été mise en œuvre. Pour transformer le système, l'Agence de Montréal, en partenariat avec les directeurs généraux de tous les établissements de santé de l'île, avait conçu un modèle intégré de gestion à l'échelle régionale qui devait permettre de gérer et de coordonner toutes les activités des salles d'urgence à Montréal. Ce modèle, qui visait à répondre à six grandes priorités, n'a malheureusement pas été complètement déployé parce que les obstacles à sa mise en œuvre n'ont pas été éliminés et parce qu'il ne fournissait pas de réponse immédiate aux grands titres des journaux. En voici les objectifs :

1. mettre en œuvre un modèle intégré de gestion des services de salle d'urgence ;
2. réduire de moitié le nombre de visites aux urgences en offrant à la population des services alternatifs d'accès aux soins vingt-quatre heures sur vingt-quatre ;
3. faire en sorte que les médecins généralistes et les CSSS gèrent les soins aux patients vulnérables et atteints de maladies chroniques et améliorent leur état de santé au moyen d'un modèle de gestion qui permette de réduire leurs épisodes de crise et leur utilisation des services d'urgence ;
4. libérer les lits d'hôpitaux aussi rapidement que possible en revoyant les processus et les ressources qu'on utilise pour donner leur congé aux patients et pour les faire admettre dans des centres de réadaptation et de soins de longue durée ;

5. concevoir un programme de soins et de suivi des personnes âgées (avant, pendant et après un séjour à l'hôpital) pour réduire leur perte d'autonomie;

6. améliorer la gestion interne des salles d'urgence et des services qui y sont offerts pour accélérer les processus et éliminer les délais inutiles liés à des problèmes d'organisation et à un manque de hiérarchisation des soins.

Dès le lancement de ce nouveau modèle, en 2007, il est devenu évident que les principaux changements systémiques qui auraient été nécessaires pour qu'il devienne véritablement opérationnel ne faisaient pas partie de l'ordre du jour politique. Québec allait de l'avant avec la construction des nouveaux grands édifices des centres hospitaliers universitaires, tous dotés de chambres privées et de capacités accrues. Les projets de nouvelles infrastructures pour le CHUM, le CUSM et l'hôpital Sainte-Justine progressaient, et de nouveaux plans étaient élaborés pour développer l'Hôpital général juif ainsi que les hôpitaux Maisonneuve-Rosemont et du Sacré-Cœur. Toutes les salles d'urgence des hôpitaux montréalais allaient aussi être reconstruites. Les nouveaux investissements dans le développement des soins de première ligne ne représentaient qu'une fraction de ce qui était investi dans les infrastructures hospitalières. Manifestement, il n'y avait aucune volonté de délaisser le modèle hospitalo-centriste en faveur d'un modèle de soins de première ligne offerts dans la communauté.

J'ai abordé à plusieurs reprises dans ce livre la question des zones de pouvoir et d'influence au Québec. Depuis longtemps, ces différentes constellations de pouvoir demeurent centrées sur la croissance et sur le développement du modèle hospitalo-centriste existant, malgré le fait que d'autres modèles de soins, comme le modèle Kaiser ou les modèles britannique et espagnol, aient tous réussi à garantir des soins plus appropriés et moins coûteux et à faire un bien meilleur usage des salles d'urgence en développant une première ligne médicale forte.

La gestion de l'Agence

La gestion de l'Agence de Montréal était très différente de celle d'un hôpital. Mon bilan des dix ans que j'y ai passés en tant que PDG m'amène à conclure que nous avons accompli beaucoup de choses dans le cadre de la réforme de la santé du Québec de 2004, qui misait sur une meilleure intégration des soins.

La restructuration à Montréal a été proposée au ministre de la Santé en 2003-2004 et a été suivie, en 2005, par la création des CSSS et du choix de leurs nouveaux directeurs généraux. Au cours des années suivantes, ces douze nouvelles instances et quarante-huit GMF ont été mis en place avec succès. Les cliniques réseau ont été créées en 2006 tandis que trois cliniques médicales intégrées ont ouvert leurs portes en 2010.

La région a approuvé et a commencé à mettre en place une plate-forme informatique dans tous les établissements de santé, à la grandeur de l'île, de façon à ce que quiconque ayant besoin d'accéder à des informations concernant un patient, peu importe où se trouve cette personne, puisse le faire en utilisant le même système.

Nous avons réorganisé les services de réadaptation post-hospitaliers en regroupant les patients dans des centres spécialisés (toutes les victimes d'attaques cardiaques, par exemple) et dans des établissements fusionnés pour encourager les synergies et augmenter le volume des soins offerts. Nous avons réorganisé les services de soins de longue durée pour les rendre plus accessibles et mieux à même de répondre aux besoins des patients.

Nous avons entrepris de restructurer les services de laboratoire afin de les regrouper dans des centres à haut débit et de concentrer diverses tâches plus spécialisées dans certains d'entre eux. Cette restructuration a été tentée plusieurs fois et a suscité une forte opposition de la part des pathologistes et des microbiologistes des établissements, qui refusent de changer les pratiques existantes. Le gouvernement a lancé une restructuration des services de laboratoire à l'échelle de la province en visant une spécialisation accrue de ces services dans les hôpitaux universitaires et en réduisant le nombre de centres qui effectuent des tâches générales.

Nous avons réaligné les services en santé mentale au moyen d'un programme qui doit permettre de réaffecter certaines ressources des grands hôpitaux psychiatriques aux services de première ligne ou aux CSSS. Ce programme a peu à peu été mis en place mais n'était pas encore pleinement opérationnel. Nous avons connu de solides succès dans la création de programmes de gestion des soins offerts par les différents CSSS aux patients atteints de maladies chroniques. Nous avons amélioré l'accès aux chirurgies en les regroupant par catégorie au sein d'hôpitaux désignés, augmentant ainsi leurs quantités et leur qualité.

Nous avons pleinement appuyé et financé les organismes communautaires, et leurs craintes d'une prise de contrôle par les CSSS se sont avérées sans fondement. Les activités de prévention et de promotion sont demeurées au cœur des préoccupations de l'Agence, et cette priorité a été communiquée au ministère et à la population, partout et à chaque fois que cela a été possible.

Nous avons réussi tout cela en équilibrant le budget régional pendant huit ans, jusqu'à ce que le ministère cesse de rembourser la région pour de nouvelles activités qu'il avait lui-même demandées. Ces coupes dans le budget régional de Montréal sont à l'origine d'un cycle budgétaire déficitaire.

L'Agence a réussi à jouer un rôle de premier plan dans l'amélioration de l'offre de services à la population. Toutefois, en l'absence d'une volonté politique forte de déployer pleinement un modèle de soins de première ligne robuste, nous n'avons malheureusement pas été en mesure d'aller plus loin et d'apporter les changements fondamentaux, assortis d'un niveau de financement adéquat, qui auraient été nécessaires à l'enracinement de cette nouvelle culture dans la gestion des soins de santé.

Les attitudes du ministère de la Santé ont changé au fur et à mesure que le système est devenu de plus en plus microgéré par le bureau du ministre ; on demandait à l'Agence d'abandonner son rôle de leader et de devenir une instance de surveillance, de contrôle et

d'exécution des directives ministérielles. Cette tendance s'est pour-
suivie à l'automne 2014 avec le dépôt du projet de loi 10, qui a mené
à ce que je considère comme la fusion des agences régionales et des
établissements autonomes qui offrent des soins et des services
sociaux sur le territoire.

Ne restez jamais trop longtemps

Comme je l'ai expliqué au fil de ce livre, un PDG doit être un leader,
ce qui requiert de la passion, de l'engagement, de l'enthousiasme
et une présence constante. La plupart du temps, dans le secteur de la
santé comme dans tous les autres domaines, même si des signaux
de plus en plus clairs se multiplient – le travail devient routinier, on
cherche d'autres activités pour raviver son intérêt, on reste en poste
parce qu'on ne sait pas trop quoi faire d'autre –, la chose la plus difficile pour un PDG est de reconnaître que le moment est venu de
partir. Dès lors, il est temps d'examiner la situation de près et, si
nécessaire, de passer à autre chose.

Les contrats dans le domaine de la santé sont en général d'une
durée de quatre ans, et, bien qu'un seul mandat ne soit pas suffisant
pour permettre d'effectuer des changements, la plupart du temps,
mieux vaut s'arrêter au terme du second. Les organisations ont
besoin de sang neuf ; vient alors le temps de tirer sa révérence. Ce
n'est pas chose facile lorsqu'on approche de l'âge habituel de la
retraite et qu'on ne se sent pas du tout prêt à arrêter ! On peut avoir
tendance à vouloir s'accrocher, et j'ai vu ce genre de situation se produire plus d'une fois, au détriment de l'organisation et de la personne
concernée.

Après dix ans à la tête de l'Agence, j'ai pris acte de tous les signes
qui me disaient qu'il était temps de tourner la page. La nature du
travail s'était transformée et les conditions qui m'auraient permis
d'amorcer les changements qui me tenaient à cœur n'étaient plus là.
Un nouveau ministre enclin à gérer le système depuis son bureau à
Québec privait l'Agence de l'autonomie qui lui avait été conférée au

début de la réforme par un de ses prédécesseurs. J'étais entouré de la même équipe depuis presque dix ans et ses membres s'apprêtaient eux aussi à aller relever de nouveaux défis.

J'ai remis ma démission le 1er avril 2012. Six mois plus tard, plusieurs de mes principaux collaborateurs étaient également partis et le nouveau PDG nommait une nouvelle équipe plus jeune pour mener à bien le mandat confié à l'Agence.

Les leçons que j'ai apprises à la tête de l'Agence

La gestion d'une région est très différente de celle d'un établissement, et elle est rendue plus difficile encore lorsqu'on ne sait pas vraiment si la véritable autorité régionale réside au sein de l'agence ou du ministère. Utiliser l'agence comme une extension du ministère ne conférait aucune valeur ajoutée à cette entité légale distincte dotée de pouvoirs et de niveaux d'autorité distincts. Je crois que l'Agence, en tant que leader régional, a joué un rôle important dans le développement, l'organisation et la coordination et qu'elle a pu améliorer grandement la prestation des soins de santé. Ce rôle fera désormais partie des responsabilités de la haute direction des CISSS qui viennent d'être créés.

Changer requiert du courage, et quand ce courage vient à manquer, les systèmes retrouvent leur tendance naturelle à résister au changement. Le changement doit être encouragé, appuyé et expliqué. Les réticences doivent être comprises et discutées. Il faut prévoir des périodes de transition suffisantes pour permettre d'y faire face et de les contrer. Le changement exige des ressources. Si elles ne sont pas disponibles, il deviendra très difficile de le mettre en œuvre.

Une vision claire et consensuelle permet aux intervenants régionaux de travailler ensemble, augmente leurs chances de succès et mène à une utilisation efficiente des ressources. Tous les principaux acteurs doivent participer à l'éclosion de ce consensus ; une fois que c'est chose faite, la vision doit être présentée aux personnes et aux groupes qui seront appelés à la mettre en œuvre.

Il faut créer une équipe régionale solide, et cela se fait en tissant des liens entre les directeurs généraux, leurs conseils, la communauté médicale, les groupes de professionnels et les organismes communautaires. Ce sont les interventions concertées d'une équipe soudée autour d'un objectif commun qui permettent aux projets d'aller de l'avant de façon positive. Je recommande que cette approche soit adoptée pour gérer les nouveaux CISSS parce qu'elle constitue la meilleure façon d'assurer leurs chances de succès dans cette nouvelle incarnation de notre système de santé et de services sociaux.

CHAPITRE **9**

La gestion des soins de santé dans le secteur public

J'ai passé toute ma carrière dans les secteurs publics et parapublics du Québec et de l'Ontario. L'expérience m'a appris que la gestion dans le secteur public est considérablement plus complexe que dans le secteur privé. Cela est dû non pas à la complexité de la tâche en soi, mais plutôt à l'incidence de la politique, au sens le plus large du terme. Notre système est confronté à des enjeux particuliers de gestion qu'on ne trouve pas dans le secteur privé parce que la santé, au Canada, est gérée par les ministres de la Santé des gouvernements provinciaux. La gestion directe des services et celle de l'ensemble du système sont donc influencées par des considérations gouvernementales qui vont bien au-delà des problèmes de santé eux-mêmes. Il est important de bien comprendre cette dimension, qui s'ajoute aux enjeux de gestion de nos besoins en matière de santé : les gestionnaires doivent s'adapter à cet environnement particulier.

Je crois profondément en un système de soins de santé universel et financé à même les fonds publics en vertu duquel la santé est un droit et non un privilège. Les Canadiens ont la chance d'avoir un système public qui rend les soins accessibles à tous les citoyens grâce à un système à payeur unique. Ce modèle est administré et géré par des gouvernements animés par des considérations politiques partisanes, et cet environnement influence la prise de décisions à petite et à grande échelle ; il est à l'origine de choix qui ne sont pas toujours les plus efficaces ni les plus efficients pour un système de santé complexe.

J'ai essayé à plusieurs reprises et de diverses manières (y compris lorsque j'étais ministre délégué à la Santé) de transformer ce modèle pour le rendre plus autonome par rapport au ministère. Mais l'expérience accumulée au fil des ans m'a convaincu que le système va demeurer sous la responsabilité directe de nos gouvernements provinciaux. Aucun gouvernement n'est prêt à déléguer le pouvoir de dépenser près de 50 % de son budget à une tierce partie, même si cette dernière est placée sous la responsabilité directe du ministre. Les politiciens n'ont aucun intérêt à priver le politique de son pouvoir décisionnel en matière de gestion des soins de santé, de construction, d'achat de nouveaux équipements et de recherche. Tous les politiciens, des premiers ministres aux députés locaux en passant par les ministres de la Santé et leurs collègues dotés de responsabilités régionales, sont régulièrement sollicités par les établissements de soins de santé et par les groupes communautaires, et leurs interventions dans ces dossiers leur donnent beaucoup de visibilité. Compte tenu de ces contraintes, mon objectif est de faire en sorte que le système soit malgré tout géré de la façon la plus efficiente possible, malgré la nature politique des soins de santé.

La santé est une bureaucratie professionnelle (telle que décrite par Henry Mintzberg dans *Structure in Fives,* paru en 1982[1]) au sein de laquelle tous les professionnels obtiennent leur droit de pratique de leurs corporations respectives et dont la performance et le comportement sont évalués par des instances extérieures à l'organisation dont ils font partie. Ces caractéristiques, combinées à la complexité de l'administration du secteur public, font de la gestion des soins de santé un véritable défi.

---

1. Henry Mintzberg, *Structure in Fives. Designing Effective Organizations,* Upper Saddle River, New Jersey, Prentice Hall, 1982.

Une brève histoire du système de santé canadien

L'Acte de l'Amérique du Nord britannique de 1867 définit les rôles des gouvernements fédéral et provinciaux, et cette répartition des pouvoirs confère les responsabilités en matière de santé aux provinces. En 1957, la Loi sur l'assurance hospitalisation et les services diagnostiques proposait un partage des coûts entre les gouvernements fédéral et provinciaux[2]. Un an plus tard, cinq provinces avaient adhéré à ce programme qui, en 1961, devait rallier toutes les provinces canadiennes.

Entre-temps, en 1960, le juge Emmett Hall avait reçu le mandat d'examiner le système de santé canadien et de formuler des recommandations sur le développement des soins de santé au Canada[3]. À cette époque, le pouvoir d'influence du gouvernement fédéral était essentiellement d'ordre financier. La Loi sur les soins médicaux de 1966 a offert aux provinces l'équivalent de 50 % des salaires des médecins, à certaines conditions. Afin de profiter des avantages de ces nouvelles possibilités, les provinces ont créé leurs propres commissions pour mettre en place les structures exigées par cette loi. Québec a mis sur pied la commission Castonguay-Nepveu et, en 1969, la Régie de l'assurance maladie du Québec a été créée afin de payer les médecins à même les fonds publics.

Les médecins hésitaient à abandonner le cadre entrepreneurial qui leur permettait de facturer aux patients ce que ces derniers et les cours du marché pouvaient supporter, et ils se sont d'abord opposés à cette redéfinition du système de santé canadien. Ils tenaient à leur indépendance clinique et financière, et leur conviction selon laquelle il était légitime que des médecins plus réputés fassent payer leurs

---

2. J. Gilbert Turner, « The Hospital Insurance and Diagnostic Services Act: Its Impact on Hospital Administration », *Canadian Medical Association Journal*, vol. 78, n° 10, mai 1958, p. 768-770.

3. Il s'agissait de la Commission royale d'enquête sur les services de santé (1961-1964).

services plus cher que leurs collègues reflétait symboliquement l'importance qu'ils accordaient à cette indépendance et aux enjeux liés à cette reconnaissance. Après de longs débats et une grève des médecins, des ententes sur un barème d'honoraires ont été conclues dans chaque province. En contrepartie de ces limites imposées à leurs activités entrepreneuriales, les médecins ont obtenu toute latitude dans la conduite de leurs activités cliniques ainsi que le droit de choisir leur lieu de pratique et la structuration de celle-ci. Cette entente fondamentale a eu deux principaux impacts structurants :

1. Tout d'abord, elle a placé les médecins, par l'entremise de leurs syndicats professionnels, au cœur de tous les processus décisionnels dans le système de santé. Leur corporation est devenue l'instance de négociation dans chaque province, et toutes les améliorations ou tous les changements au système on dû tenir compte de l'obstacle posé par leur rémunération.

2. Enfin, elle a permis aux syndicats professionnels de devenir des zones de pouvoir capables d'influencer l'opinion publique et, de ce fait, les politiques gouvernementales. Tous les syndicats de médecins au Canada ont toujours eu pour objectif premier la défense des intérêts de leurs membres et pas nécessairement l'efficience ou l'efficacité du système de soins de santé.

En 1983, Monique Bégin, qui était alors ministre fédérale de la Santé, a déposé un projet de loi qui est devenu en 1985 la Loi canadienne sur la santé. Cette loi définissait les cinq principes qui, aujourd'hui encore, fondent le système de santé canadien. Elle contient également deux exigences de moindre importance, qui sont moins connues.

Le premier principe stipule que les programmes d'assurance maladie doivent être gérés et mis en œuvre par une autorité publique, responsable envers le gouvernement et tenue de rendre des comptes à la population. Cette exigence visait uniquement l'administration de l'assurance maladie ; la gestion publique des services offerts n'était pas spécifiquement mentionnée. Bien sûr, les gouvernements provinciaux ont convenu que, dans la mesure où la moitié des coûts étaient assumés par la province à même les fonds publics, la gestion des services devrait aussi être confiée au secteur public. Au fil du temps, la prestation privée de certains services a été autorisée, notamment en radiologie, même s'ils étaient entièrement couverts par le secteur public.

Par la suite, chaque province a également décidé que certains services de santé ne seraient pas couverts par le secteur public et relèveraient donc de la responsabilité de chaque individu. Aujourd'hui, environ 70 % du financement de tous les soins de santé est assuré par le secteur public, tandis que les 30 % restants sont assurés privément par le truchement d'assurances privées et de paiements directs par les individus ou par certaines autres agences gouvernementales, comme la Société de l'assurance automobile du Québec ou la Commission de la santé et de la sécurité du travail. Cette part du financement privé est plus élevée que dans plusieurs pays européens, essentiellement à cause de la décision du gouvernement de ne pas assumer les coûts de certains services comme l'optométrie et les soins dentaires. Il est intéressant de noter ici que, d'après l'Institut canadien d'information sur la santé[4] (ICIS), le Canada compte parmi les pays qui dépensent le plus par habitant en matière de santé, mais les résultats de performance, sur la base des indicateurs les plus couramment utilisés, y sont parmi les plus faibles des pays membres de l'Organisation de coopération et de développement économiques (OCDE).

Le deuxième principe fait référence à un système global dans le cadre duquel tous les services offerts dans un hôpital et tous les honoraires versés pour des services médicaux, en milieu hospitalier ou hors ses murs, doivent être payés par un même bailleur de fonds public.

Le troisième principe, celui de l'universalité, garantit une couverture médicale à tous les Canadiens.

Le quatrième principe, la transférabilité, fait en sorte que ces services sont assurés dans toutes les provinces et dans tous les territoires du Canada.

---

4. Institut canadien d'information sur la santé, *Indicateurs de santé 2011*, [secure.cihi.ca/free_products/health_indicators_2011_fr.pdf].

Le cinquième principe, l'accessibilité, garantit la disponibilité de ces services assurés sans frais supplémentaires ; il n'est pas permis de facturer des frais d'utilisation ou des coûts supplémentaires pour des services assurés.

Une des principales conséquences de ce principe d'accessibilité est qu'il donne au gouvernement fédéral les moyens de s'assurer que les systèmes de soins provinciaux n'évoluent pas graduellement vers un modèle privé ou de tarification des services. En réalité, la condition d'accessibilité liée au financement fédéral limite la capacité des provinces à apporter des changements au modèle universel en vigueur.

La première des deux exigences moins connues de la Loi canadienne sur la santé exige que les provinces fournissent des informations sur la santé au gouvernement fédéral tandis que la seconde stipule que les provinces reconnaissent publiquement l'apport du fédéral pour le financement qu'elles reçoivent. La première a eu pour conséquence la création de l'ICIS, une agence indépendante financée par les gouvernements fédéral et provinciaux, chargée de colliger des informations sur l'état de santé des Canadiens et sur le fonctionnement du système de soins dans chaque province. Les provinces n'ont jamais véritablement respecté la seconde de ces deux exigences.

La gestion publique des soins de santé

Pour bien comprendre ce que représente la gestion dans le secteur public au Canada, il faut prendre en considération son haut degré de complexité. En effet, les provinces ont fait le choix de s'impliquer directement non seulement dans la gestion mais également dans la prestation des services de santé, ce qui a complètement changé la donne.

La bureaucratie professionnelle : qui est aux commandes ?

L'expert en management Henry Mintzberg utilise la catégorie de « bureaucratie professionnelle » pour décrire la gestion d'un hôpital ou d'un établissement de santé offrant divers services, au sein desquels les professionnels qui les dispensent obtiennent leur droit de pratique de la part d'un organisme formé par leurs pairs et sont assujettis aux règles disciplinaires fixées par ce dernier. Tous les professionnels cliniciens, sauf les médecins, peuvent être interdits de pratique pour un motif valable. Dans le cas des médecins – qui ne sont pas payés par l'organisation mais plutôt directement par leur gouvernement provincial –, cette interdiction s'avère virtuellement impossible à appliquer une fois qu'ils ont reçu des privilèges de pratique au sein de l'établissement. Cela confère aux conseils des médecins, dentistes et pharmaciens des hôpitaux et des autres établissements de soins une grande influence sur l'organisation clinique de l'hôpital, sur la création de nouveaux programmes et sur l'acquisition d'équipement et de nouvelles installations.

Il est utile de rappeler que la bureaucratie professionnelle au sein d'un hôpital est typiquement divisée en plusieurs zones de pouvoir et d'influence, internes et externes[5]. Parmi ces zones internes, les médecins forment de loin le groupe le plus puissant, suivi de ceux des infirmières et des autres regroupements professionnels. Les syndicats, l'équipe de gestion, la fondation à but non lucratif, les bénévoles, les comités d'usagers et le conseil d'administration font aussi partie des zones internes d'influence. Le ministre, le ministère, l'autorité régionale, le maire, la population (essentiellement représentée par les groupes communautaires), d'autres organisations apparentées, l'université, les fournisseurs et tout particulièrement les médias sont autant d'exemples de zones de pouvoir externes.

La structure d'un hôpital inclut les directions administratives classiques qu'on trouve au sein de l'équipe de gestion de n'importe quelle organisation, notamment les achats, le recrutement (ressources humaines), les finances et les infrastructures. La différence, toutefois, réside dans le fait que, dans le système universel canadien, un hôpital reçoit un financement global et est tenu par la loi de ne

---

5. Henry Mintzberg, *Structure in Fives.*

pas accumuler de déficit. Comme ils sont autonomes, les médecins de l'hôpital peuvent demander – et, dans les faits, demandent effectivement – toute sorte de matériel aux fournisseurs, déterminent la durée du séjour à l'hôpital d'un patient et utilisent des médicaments nouveaux et expérimentaux sans demander la permission. Les médecins sont payés à l'acte et ont tout intérêt à augmenter leur volume de travail. Le gestionnaire doit faire en sorte que l'établissement respecte ses contraintes budgétaires tout en répondant aux demandes cliniques des médecins, responsables devant la loi des patients qu'ils font admettre à l'hôpital. Cette dernière caractéristique d'un établissement de soins constitue le véritable défi auquel doit faire face le PDG.

Les habiletés d'un PDG dans une bureaucratie professionnelle

Comme je l'ai déjà expliqué plus tôt dans ce livre, d'après Mintzberg, il y a trois choses que le PDG d'une bureaucratie professionnelle doit savoir bien faire s'il veut réussir et disposer de la crédibilité nécessaire pour véritablement gérer l'organisation. Tout d'abord, il doit savoir gérer les conflits entre professionnels (du même groupe ou appartenant à deux groupes différents). Cette capacité à négocier et à proposer des compromis est essentielle à l'obtention du respect des leaders de chaque zone d'influence.

La deuxième habileté essentielle est la capacité à obtenir des ressources pour l'organisation afin de réaliser de nouveaux projets, d'acquérir de nouveaux équipements et de construire de nouvelles installations. Le recrutement des médecins, des chercheurs, des professeurs, des infirmières et d'autres membres du personnel constitue un autre aspect de cette capacité à attirer des ressources.

La troisième clé du succès d'un PDG réside dans sa capacité à gérer les rapports entre son organisation et le monde extérieur ; à bien représenter l'établissement et défendre ses intérêts ; à communiquer de façon à donner aux gens envie de l'écouter et de contribuer à la fondation ; enfin, à obtenir le respect des médias afin que l'institution soit invitée à commenter les enjeux d'actualité concernant les soins de santé. La reconnaissance de l'excellence de l'organisation et de son personnel au moyen de récompenses, de compliments émanant d'autres associations et de pairs ainsi que de références au travail d'un centre hospitalier universitaire dans des articles spécialisés contribue aussi à la crédibilité d'un PDG. Dans une bureaucratie professionnelle, l'autorité d'un PDG n'émane pas du conseil d'administration mais bien de la crédibilité et du respect qu'il peut gagner auprès des professionnels de l'organisation.

Un bon gestionnaire a besoin de ces habiletés, peu importe s'il travaille dans le secteur public ou dans le privé ; ce sont les mêmes talents dont a besoin un gestionnaire dans une université, un bureau d'ingénieurs ou un cabinet d'avocats, partout où l'autonomie des professionnels définit l'organisation, même si c'est à des degrés différents.

Les idiosyncrasies de la gestion dans le secteur public

Ce n'est qu'ensuite que les contraintes particulières liées à la gestion dans le secteur public entrent en ligne de compte. L'administration publique est souvent critiquée pour sa lenteur, son manque d'esprit d'innovation et ses tracasseries bureaucratiques (surtout lorsqu'on la compare à la gestion du secteur privé) ; elle évolue dans un environnement bien différent. En fait, les impératifs de bonne gouvernance – qui incluent des préoccupations comme la transparence, la responsabilité et l'équité – exigent, de par leur nature même, beaucoup de ressources. Tout cela concourt à projeter une image d'inefficacité qui est difficile à expliquer au public et aux médias. Plus encore, l'environnement à caractère éminemment politique où travaillent les gestionnaires de la fonction publique a tendance à faire ressortir les problèmes plutôt que les succès :

> L'administration publique fonctionne dans un environnement politique qui est toujours à l'affût de « fautes » et dont le seuil de tolérance aux erreurs est très faible. L'attention des médias, la période de questions et le rapport annuel du vérificateur général suffisent à expliquer

pourquoi les fonctionnaires sont si prudents et cherchent à ce point à éviter la moindre erreur dans leur environnement de travail. [...] Dans le monde des affaires, il importe peu que vous vous trompiez 10 % du temps si vous engrangez des profits à la fin de l'année. Dans la fonction publique, peu importe que vous ayez raison 90 % du temps : toute l'attention se portera sur ces 10 % de cas où vous avez commis une erreur[6].

Lorsqu'on les juxtapose, ces deux préoccupations – l'inévitabilité des processus lents mais démocratiques et la politisation de toutes les décisions – créent un environnement bien particulier où les soins de santé doivent être gérés. Lorsqu'on les compare à la situation qui prévaut dans le secteur privé, elles acquièrent une tout autre importance et peuvent à tout le moins servir de point de départ pour cerner les enjeux actuels en matière de gestion dans le secteur public.

Les enjeux de gestion dans l'administration de la santé au Canada et au Québec

Comme je l'ai précisé ci-dessus, il est important de distinguer le privé et le public lorsqu'on parle de soins de santé. La distinction réside dans la forme que prend le paiement des services et dans le caractère universel ou non des soins offerts (à savoir si l'État assure la majorité des besoins en santé de toute la population ou si chaque personne doit se doter d'une assurance individuelle).

On peut dresser trois catégories d'enjeux de gestion : la gestion stratégique et la structuration de l'organisation ; les problèmes liés aux mesures incitatives dans la gestion publique ; la nature politique de la gestion dans le secteur public.

---

6.   Donald J. Savoie, « What Is Wrong with the New Public Management? » *Canadian Public Administration,* vol. 38, n° 1, mars 1995, p. 115.

Préoccupations de gestion stratégique et de design institutionnel

Une des différences propres à la gestion de la santé dans le secteur public réside dans la structure de gouvernance des établissements publics. Ces conseils ont une grande influence sur la gestion des organisations. Au Québec, par exemple, le gouvernement a décidé d'inclure des représentants élus par la population dans les conseils des hôpitaux. Les élections ont lieu tous les trois ans pour deux des quinze à dix-sept membres. En novembre 2011, le taux de participation populaire n'a été que de quelques fractions de 1 %. Les exemples abondent de situations dans lesquelles les syndicats ont organisé le transport de personnes âgées par autobus jusqu'aux bureaux de vote de certaines institutions pour assurer l'élection de leurs candidats. La loi prévoit aussi la présence de représentants du personnel au sein du conseil. Dans certaines situations, la nature publique du conseil cause de nombreux problèmes, notamment des fuites d'informations, divulguées aux médias par des membres en conflit avec l'administration.

La formation des membres du conseil devient un enjeu crucial parce que plusieurs des nouveaux venus, nommés ou élus, ne sont pas au fait des fonctions et des responsabilités d'un conseil d'administration. Les conseils d'administration publics sont souvent aux prises avec des incompatibilités entre les demandes présentées par le personnel ou par les patients et les ressources disponibles. C'est là une des raisons de l'existence de cycles de déficits, même si ceux-ci sont interdits par la loi. L'obligation de rendre compte qui échoit aux conseils dans le secteur public est difficile à définir – et plus encore à mettre en pratique –, et il faut offrir beaucoup de formation et d'appui à leurs membres. Plusieurs conseils sont composés d'individus hautement motivés qui proviennent des secteur privé et public ; ils donnent de leur temps et tirent beaucoup de satisfaction à contribuer à la gestion de nos institutions publiques. Le degré d'implication des membres d'un conseil varie grandement : il est souvent lié à la culture de l'organisation ainsi qu'à l'expérience et au parcours de chacun des membres.

J'ai eu le privilège de travailler avec cinq conseils d'administration publics au cours de ma carrière, et les différences entre eux sont saisissantes. Le conseil du CLSC Saint-Louis-du-Parc était formé de représentants de la population préoccupés par la protection des services offerts à leurs communautés respectives et par la capacité du CLSC à s'occuper de ses usagers dans leur langue maternelle. Celui de l'Hôpital général de Verdun était dominé par des politiciens locaux qui se souciaient beaucoup des retombées économiques de l'hôpital dans la communauté ainsi que par des représentants syndicaux en quête d'avantages pour leurs membres. Le conseil de l'hôpital Notre-Dame était composé de gens d'affaires et de représentants du milieu universitaire, tous très engagés en faveur de la réputation et de l'excellence de la recherche, de l'enseignement et de la qualité des soins. À l'hôpital d'Ottawa, le conseil, responsable d'une fusion complexe, réunissait des personnes très déterminées et fortes d'une solide expérience dans la gestion de grandes organisations publiques. Le gouvernement avait nommé le conseil de l'Agence de la santé et des services sociaux de Montréal, dont les membres jouaient leur rôle de fiduciaires, mais qui était en grande partie à la merci du ministère et des directives auxquelles l'Agence était assujettie.

La diversité de la qualité des membres de ces conseils, de leur degré d'engagement, de leur connaissance des principes de bonne gouvernance et du secteur de la santé ainsi que de la nature de leurs intérêts particuliers influe grandement sur le rôle du PDG et sur sa capacité à gérer l'organisation. L'appui et l'implication d'un conseil sont essentiels à la crédibilité et à l'autorité du PDG. Ce dernier doit consacrer du temps et de l'énergie pour faire en sorte que le conseil soit bien informé, qu'il comprenne les enjeux et continue de s'intéresser à l'organisation. Des initiatives comme des retraites, des exercices de planification stratégique, des comités de travail et des activités sociales ou organisées par la fondation contribuent toutes de façon importante à maintenir l'intérêt des membres.

Les changements introduits en 2015 dans le système de santé du Québec comprennent la création d'un mécanisme qui fera en sorte que les membres des conseils seront choisis pour leurs compétences particulières, tandis que les candidatures seront examinées par un comité de sélection. Bien que le ministre se réserve le pouvoir de nomination des membres des conseils au cours des trois premières années, un processus différent sera établi par la suite. Il n'a pas encore été défini.

La rémunération et le placement des médecins

Dans le système canadien, la loi exige que les médecins soient payés directement par les gouvernements des provinces. Dans chaque province, toutes les grilles tarifaires des médecins font l'objet de négociations entre le gouvernement et les syndicats professionnels qui les représentent. Ces négociations influencent les orientations du système de santé et la façon dont les médecins choisissent de s'investir (ou pas) dans son développement. La conséquence la plus importante de cet arrangement, dans un contexte où les médecins ne sont pas employés par leur établissement, réside dans la nature des relations entre le conseil, le PDG et le personnel médical de l'organisation. Gérer dans un tel environnement requiert des habiletés particulières parce que la majeure partie des situations difficiles qui surviennent ne sont pas liées à des problèmes cliniques spécifiques sur lesquels les médecins ont pleine autorité, mais plutôt à des enjeux organisationnels et comportementaux qui empêchent le fonctionnement harmonieux de l'organisation.

Le gouvernement détermine aussi le placement des médecins par le truchement de quotas régionaux, qui constituent une contrainte majeure pour le développement des organisations. Ils sont particulièrement problématiques pour les centres hospitaliers universitaires, dont les besoins en matière de personnel ne sont pas nécessairement liés aux demandes des patients mais plutôt au volume des recherches qui y sont menées. Ces quotas régionaux, souvent établis annuellement, rendent la planification à long terme plus difficile. Ils sont pourtant nécessaires pour assurer la répartition la plus adéquate possible des médecins sur le territoire afin que les patients aient facilement accès à des soins médicaux, particulièrement dans les régions éloignées.

Dans le secteur public, le gouvernement fixe aussi le nombre de postes de résident disponibles, c'est-à-dire le nombre de nouveaux médecins qui reçoivent leur diplôme chaque année. À certains moments, il a décidé de réduire stratégiquement le nombre de ces postes pour contrôler les coûts du système public de paiement à l'acte. Cette décision a été à l'origine de grandes difficultés dans la gestion et la planification de la main-d'œuvre et a occasionné des pénuries de médecins qui ont duré plusieurs années à cause du temps qu'il a fallu pour en former de nouveaux.

La différence entre la rémunération des médecins généralistes et celle des spécialistes a fortement influencé les choix de carrière des étudiants et a grandement contribué aux difficultés de développement d'une première ligne médicale forte. Par exemple, quand ma propre fille a décidé d'étudier la médecine, compte tenu de mon intérêt pour les soins de première ligne et de ma conviction selon laquelle un système de soins de santé efficient doit être fondé sur un secteur de soins de base solide, j'ai essayé de la convaincre de l'importance et de la valeur d'une carrière de médecin généraliste. À mi-chemin de sa deuxième année de médecine, nous avons eu une conversation au cours de laquelle elle m'a expliqué quel type de médecin elle voulait devenir. Elle m'a dit qu'à son avis, un généraliste, dans le système actuel, possède des connaissances de base sur de nombreuses questions, a difficilement accès aux technologies diagnostiques et aux consultations auprès des spécialistes et ne jouit d'à peu près aucun appui professionnel. Dans ces conditions, elle craignait d'être toujours préoccupée par la justesse de ses diagnostics. Elle travaillerait essentiellement seule, sans le soutien d'une équipe, et aurait l'entière responsabilité de ses patients. En plus de tout cela, elle gagnerait environ 100 000 $ de moins par année que ses collègues spécialistes, qui sauraient tout de leur champ de spécialisation, travailleraient au sein d'une équipe et auraient accès à l'ensemble des technologies diagnostiques et à des consultations auprès de collègues de leur hôpital. Elle m'a demandé pourquoi, malgré tout, je continuais de souhaiter qu'elle devienne médecin de famille. Je lui ai répondu que je croyais que la rémunération évoluerait avec le temps, comme cela a été le cas en Angleterre, et que les groupes de pratique des généralistes deviendraient les leaders du système de santé. Elle aurait un meilleur accès aux technologies grâce à des corridors de services vers les examens spécialisés et les traitements en milieu hospitalier. Elle m'a alors souri et m'a dit quelque chose à propos des gens qui rêvent en couleurs. Cette conversation illustre clairement le problème.

Récemment, ma fille m'a dit que mes arguments l'avaient fait réfléchir et qu'elle envisageait maintenant d'opter pour la médecine familiale.

Définir la mission

Dans le système de santé du Québec, le gouvernement définit la mission de chaque organisation. Cette contrainte d'exclusivité de la mission ne permet pas à certains établissements d'offrir des services qu'ils pourraient fournir de façon efficace (par exemple, certains services de réadaptation ou de soins à domicile qui pourraient être offerts plus efficacement par un hôpital). Le ministère de la Santé définit les programmes et le financement octroyé à chaque programme. Cela a eu pour résultat de créer une offre de soins compartimentés dans un environnement où la continuité des soins est parfois plus difficile à assurer. La transition d'un type de soins à un autre s'est avérée difficile et a mené à la réforme de 2004 au Québec, dans le contexte de laquelle on a créé les CSSS en regroupant différentes missions au sein d'une seule organisation. Bien que l'intégration structurelle ait été complétée, l'intégration clinique demeure un défi à cause de l'existence historique des soins compartimentés.

Il faut espérer que la création des CISSS va favoriser une collaboration plus étroite entre les médecins en milieu hospitalier et leurs collègues des CLSC. Le projet d'« hôpital à domicile » (voir le chapitre 3) réalisé lorsque j'étais à l'Hôpital général de Verdun, constitue un exemple de cette compartimentation occasionnée par des missions distinctes et de son effet sur la prestation des services. La ministre de la Santé de l'époque, Thérèse Lavoie-Roux, m'avait demandé d'élaborer ce programme que j'avais suggéré comme moyen d'augmenter le nombre de lits disponibles pour les patients admis à l'urgence, le tout sans construction supplémentaire et à un coût unitaire moins élevé qu'en milieu hospitalier. Les médecins de l'hôpital, particulièrement les généralistes qui avaient besoin de plus de lits pour leurs patients, étaient enthousiastes et appuyaient pleinement le projet. Nous avons pu obtenir du financement rapidement parce que la ministre avait été interrogée sur cette question à l'Assemblée nationale et voulait annoncer une initiative gouvernementale qui témoignerait de sa capacité à résoudre ce problème.

Le programme avait été déployé dans trois hôpitaux différents et tout allait pour le mieux, grâce à une bonne participation des médecins et à un nombre suffisant de patients pour remplir les vingt lits qui avaient été alloués à chaque hôpital. Au fur et à mesure que ce programme faisait la preuve de son succès, l'inquiétude des CLSC, qui avaient la responsabilité des soins à domicile, a grandi et ils ont entrepris de faire pression sur le gouvernement pour qu'il leur en confie la responsabilité. Ils alléguaient que la responsabilité de la gestion du programme importait peu, tant que les médecins de l'hôpital conservaient l'initiative et demeuraient engagés et motivés. J'étais très préoccupé par la possibilité que ce ne soit pas le cas et je croyais que le programme devait demeurer sous la responsabilité de l'hôpital. Sous les pressions exercées par les CLSC, le gouvernement a décidé de le leur confier et, peu de temps après, les médecins ont cessé d'y collaborer. Les soins à domicile jouaient un rôle plus important, mais ce n'était plus un « hôpital à domicile ». Malheureusement, comme il n'y avait plus de médecin traitant responsable des soins, la gravité des cas des patients à domicile a diminué et le programme n'a plus permis de libérer des lits de soins actifs. Dans le secteur public, la définition stricte des missions crée une compartimentation. On peut seulement espérer que les CISSS contribueront à modifier cet état de choses et favoriseront une prestation de soins aux patients plus continue et plus harmonieuse.

Les impacts de la gestion des soins de santé
dans le secteur public

Comme dans la plupart des grandes organisations complexes, l'administration publique est mal outillée pour répondre aux initiatives individuelles, à la créativité, à l'entreprenariat ou à une réflexion originale. Elle ne s'ajuste pas rapidement aux situations nouvelles. Cela fait en sorte qu'il est plus difficile d'entreprendre rapidement la mise en œuvre d'une politique pour tenir compte des différences régionales. La création au Québec des groupes de médecine familiale (GMF) en fournit un bon exemple. En 2000, le gouvernement a décidé de se doter d'une stratégie pour créer des GMF en offrant du financement aux médecins qui accepteraient de se regrouper et d'inscrire leurs patients. Le plan prévoyait qu'ils recevraient une prime pour chaque patient inscrit et qu'en échange ils garantiraient un accès prolongé aux soins, le soir et les fins de semaine. Ils devaient aussi recevoir des fonds pour l'implantation d'un système d'information et pour l'embauche de deux infirmières.

À Montréal, les médecins étaient moins enclins à inscrire leurs patients dans la mesure où ils en voyaient régulièrement dans leurs cliniques sans rendez-vous. L'accessibilité de cliniques sans rendez-vous est aussi un important facteur de réduction de l'utilisation des salles d'urgence, qui sont une façon très coûteuse d'avoir accès à un médecin de famille et qui entraînent de longues périodes d'attente. Pour prendre en compte cette réalité montréalaise, l'Agence a élaboré un nouveau modèle avec les médecins de la région et l'avons soumis au ministère. Il s'agissait d'un projet de cliniques réseau dans le cadre duquel les médecins s'engageaient à offrir des services 12 heures par jour durant la semaine et 8 heures les samedis et les dimanches ainsi qu'à garder leurs cliniques ouvertes 365 jours par année. Pour assurer la continuité des soins, ils étaient prêts à offrir autant d'heures de services aux patients avec rendez-vous qu'à ceux qui se présenteraient sans rendez-vous. Ils s'engageaient aussi à accepter de nouveaux patients vulnérables dépourvus de médecin de famille. Il n'y aurait pas d'inscription, de façon à ce que les services sans rendez-vous demeurent accessibles à toute la population.

Le ministère a refusé de payer pour ce modèle, celui-ci ne respectant pas les lignes directrices du programme, mais l'Agence de Montréal a décidé d'aller de l'avant et de le financer à même ses fonds propres. Il est devenu si populaire et la demande est devenue si élevée que le ministère a dû accepter de l'élargir à l'ensemble de la province et d'en assurer le financement. Lorsque j'ai demandé à obtenir la somme correspondant à ce que l'Agence avait déboursé à même ses budgets régionaux, qui était moindre que celle versée aux groupes de médecine familiale, je n'en ai reçu qu'une partie, et on m'a dit de me débrouiller pour trouver le reste ailleurs, même si le modèle avait officiellement été accepté. Ce genre de situation met en relief le type de problèmes qui peuvent naître d'une gestion ministérielle centralisée de la santé.

Des processus chronophages

Le secteur public est souvent affligé d'une myopie sévère lorsqu'il doit décider de ses investissements et tend à privilégier les solutions à court terme plutôt que les transformations à long terme. La prise de décisions dans le secteur public est un exercice politique, et il faut du temps pour s'assurer que tous les joueurs sont dans le coup et que toutes les ententes nécessaires ont été conclues avant d'aller de l'avant. Gérer dans le secteur public, c'est gérer le temps et les processus nécessaires pour que les choses se fassent. Il y a beaucoup plus de niveaux d'approbation, plus d'intervenants à impliquer, plus de lobbying à faire, et tout gestionnaire du secteur public a besoin d'une stratégie complexe pour faire progresser les projets organisationnels.

De la même façon que les investissements ne répondent pas à des impératifs financiers et que la notion de rendement des investissements n'entre pas en ligne de compte dans le secteur public, les délais n'entraînent aucune pénalité, et même l'impact de l'inflation sur le coût d'un grand projet ne représente pas une menace suffisante pour accélérer le cours des choses. L'exemple le plus frappant est le délai qui a séparé les fusions du CUSM et du CHUM et le début de la construction de leurs nouvelles installations respectives. Il a duré quinze ans pour le CHUM et dix-sept ans pour le CUSM. Les coûts sont passés d'un total estimé à 800 millions de dollars, lorsque le projet de mégahôpitaux a été dévoilé, à plus de 2,5 milliards pour chaque hôpital, l'inflation étant pour une bonne part responsable de cette hausse.

La mise en œuvre d'une stratégie de système d'information unique, le Dossier de santé du Québec (DSQ) est un autre bon exemple des délais de progression d'un dossier. Dès qu'il y a des critiques politiques, qu'elles soient ou non fondées, le gouvernement, les ministres et leurs fonctionnaires deviennent très nerveux, et leur premier réflexe consiste alors à interrompre la mise en œuvre du projet. C'est ce qui est arrivé à la suite des critiques du programme québécois qui visait à intégrer les systèmes d'information. Dans la foulée d'un scandale en Ontario où certains contrats avaient été octroyés d'une manière non conforme, il y a eu des allégations voulant que les investissements qui avaient été faits au Québec en vue de la mise en œuvre d'un programme de système informatisé à la grandeur de la province n'avaient produit aucun résultat tangible. Le gouvernement a imposé un moratoire sur tous les projets en cours et a adopté une loi qui créait un nouveau modèle de gouvernance pour encadrer le lancement de tout projet portant sur les systèmes d'information. Un hôpital qui voulait obtenir un logiciel pour mettre à niveau son programme d'entretien a dû attendre la fin du moratoire pendant plus d'un an ; après qu'il eut été levé, on a dû soumettre les projets à un nouveau processus d'approbation avant de pouvoir aller de l'avant.

Les appels d'offres publics

Le secteur public utilise des fonds publics. À ce titre, il existe un large consensus selon lequel ces fonds doivent être attribués dans le cadre de processus ouverts et transparents. On peut utiliser deux outils contractuels pour en garantir l'utilisation efficiente et économique : l'appel d'offres ou la négociation *ad hoc*. L'appel d'offres a été conçu en tant qu'outil capable de faire en sorte que les contrats publics soient attribués de façon juste et équitable. De la même façon que la méfiance du public envers ses élus ne cesse d'augmenter, les médias analysent de plus en plus minutieusement les contrats passés par l'État. Bien que l'évidence empirique démontre que les négociations *ad hoc* donnent souvent de meilleurs résultats[7], celles-ci ne sont pas encouragées et sont parfois même proscrites. Cela illustre la tension qui existe en gestion publique entre l'efficience et les procédures établies.

Par exemple, au début de l'année 2000, les deux grands établissements universitaires montréalais ont regroupé leurs efforts dans le domaine des technologies de l'information (TI), en ont confié la responsabilité à un seul directeur pour les deux établissements et ont décidé de lancer un processus d'appel d'offres pour un nouveau système de TI. L'autorité régionale devait approuver leur projet et obtenir l'approbation du gouvernement. On a donc décidé, à l'échelle régionale, d'ajouter une clause qui prévoyait que d'autres établissements souhaitant utiliser le même système pourraient le faire au moyen d'un ajout au contrat pour lequel les entreprises allaient déposer une soumission. Le document précisait aussi que l'Agence de Montréal agirait comme intermédiaire si d'autres régions souhaiteraient utiliser les mêmes ressources. Plusieurs entreprises ont déposé une offre et le contrat a été accordé conformément aux règles qui encadrent ces processus publics.

Deux ans plus tard, l'Agence a été en mesure de convaincre les autres directeurs généraux montréalais d'adopter le même système que celui choisi par les deux hôpitaux universitaires. Tous se sont entendus pour en partager les coûts, et il était évident qu'il en résulterait des économies d'échelle, même si les deux établissements universitaires géraient près de 35 % de tous les lits de soins actifs.

L'Agence a entrepris de négocier les licences, le déploiement et les coûts d'entretien de ce système à l'échelle de la région, ce qui lui

---

7. Patrick Bajari, Steve Tadelis et Rob McMillan, « Auctions Versus Negotiations in Procurement: An Empirical Analysis », *Journal of Law, Economics, and Organization*, vol. 25, n° 2, 2009, p. 372-399.

a permis d'en réduire les coûts globaux de façon significative. L'entreprise choisie voyait de tels avantages organisationnels à ce type de déploiement sans précédent que ses représentants étaient prêts à entamer des négociations très serrées. J'ai demandé à mon équipe de mener la première ronde de négociations, lors desquelles elle a obtenu des réductions significatives du coût des licences. Quand j'ai vu le résultat des discussions, j'ai toutefois su qu'il y avait encore bien du chemin à parcourir avant d'en arriver au prix que j'étais disposé à payer. Après que j'eus négocié un nouveau prix pour une utilisation illimitée des licences par tous les établissements de Montréal, nous sommes passés à la négociation des coûts, de la stratégie de déploiement, du calendrier d'exécution et des modalités de paiement. Les économies globales pour les hôpitaux et les CSSS étaient très élevées et permettaient à Montréal d'aller de l'avant avec ce projet régional. Tout cela s'est fait sans demander la moindre autorisation gouvernementale, dans la mesure où nous utilisions les fonds mis à la disposition des établissements de la région. Le ministère était toutefois tenu régulièrement informé et suivait toutes les négociations. Un certain nombre d'années plus tard, alors qu'un nouveau ministre et un nouveau sous-ministre étaient en poste, on m'a demandé qui m'avait donné l'autorisation de mener à bien ce projet pour la région, même si nous avions utilisé des fonds régionaux. J'ai répondu que cette autorité m'était conférée par la loi. Aujourd'hui, aucun projet ne peut être réalisé sans autorisation.

Cet exemple démontre clairement que lorsqu'il y a une possibilité de négocier, on peut en arriver à des ententes bénéfiques pour toutes les parties. Les appels d'offres publics gagneraient à être plus flexibles, même si on doit toujours s'assurer de respecter les procédures établies. Les scandales d'attribution de contrats dans l'industrie de la construction au Québec et le niveau de fraude qui a été révélé témoignent de la nécessité d'une vigilance accrue dans l'attribution des contrats. Le défi réside dans les façons dont on peut y arriver tout en préservant une certaine flexibilité et une marge de manœuvre pour la négociation.

La gestion dans le secteur public est réfractaire aux risques

Le secteur public vit sous la loupe des médias. Il constitue une cible facile pour les critiques du public et des partis de l'opposition, et il est notoirement réfractaire aux risques. En cas d'erreur, on désigne souvent un bouc émissaire, ce qui résulte en une bureaucratie très conservatrice et très respectueuse des règlements, qui accorde davantage d'importance à l'obligation de rendre compte qu'à l'efficience. Il en découle que la prise de risques, l'innovation et la créativité ne sont ni encouragées ni appuyées. L'exemple qui suit l'illustre de façon éloquente.

Un établissement de soins de longue durée avait décidé de changer ses méthodes de production des repas en centralisant leur préparation à un seul endroit et en les distribuant à chaque étage. Cela permettait d'optimiser la production, de réduire les coûts et d'obtenir une qualité plus homogène. Toutefois, les aînés étaient habitués à ce que leurs toasts matinaux soient préparés dans la cuisine de leur unité ; ils s'ennuyaient de l'odeur du pain grillé. Un membre de la famille d'un patient s'est plaint aux médias, et un quotidien a repris le dossier en accusant les gestionnaires de l'organisation de manquer de respect envers les aînés. De toute évidence, la critique visait aussi le ministre de la Santé, responsable des soins aux personnes âgées à l'échelle de la province, et faisait partie de ces outils utilisés par les médias pour capter l'attention des lecteurs avec des titres à sensation. Dans ce contexte, il est difficile pour les gestionnaires d'instaurer de nouveaux processus, même si les avantages sont clairement supérieurs aux inconvénients qui en découlent. Les gestionnaires du secteur public doivent être appuyés lorsqu'ils décident de prendre certains risques pour améliorer les soins et les activités au sein du système.

L'absence d'incitatifs

La gestion dans le secteur public est abordée différemment d'une province à l'autre, et les attitudes à l'endroit de ses cadres supérieurs varient aussi de façon remarquable. Les manuels de gestion insistent sur l'importance des incitatifs pour favoriser l'excellence, et la plupart des organisations ont recours à une forme quelconque d'incitatifs pour encourager le personnel à atteindre des objectifs qui lui ont été fixés. Au Québec, on a tenté de mettre en place un système de primes : un décret autorisait à lier jusqu'à 10 % du salaire des directeurs généraux à une performance considérée comme adéquate par rapport à certains critères, par exemple l'atteinte de l'équilibre budgétaire. Les conseils d'administration octroyaient presque toujours ces 10 % à leur directeur général parce que les uns et les autres considéraient que les salaires au Québec étaient très bas au vu du niveau de responsabilités qui était le leur. En 2010, les médias ont décidé de passer au crible les bonis offerts dans la fonction publique, et pas seulement dans le secteur de la santé ; le réseau TVA a diffusé la liste des salaires et des bonis[8]. Le public était déjà convaincu que les fonctionnaires étaient surpayés et avaient des emplois pépères, garantis, avec de généreux fonds de retraite à la clé. Lorsque les citoyens ont appris que des bonis seraient versés alors que le budget du gouvernement était déficitaire, les critiques ont été si virulentes que ce dernier a décidé d'éliminer tous les bonis. Cet exemple est révélateur des tensions qui existent entre, d'une part, la nature publique et politique de l'administration publique et, d'autre part, la volonté de rendre cette dernière plus efficiente au moyen d'un cadre de gestion fondé sur les incitatifs.

La nature politique de la gestion dans le secteur public

Le fait que des élus soient responsables du secteur public définit la nature même de sa gestion. Comme les gouvernements sont élus pour des périodes relativement courtes, l'obtention du pouvoir et sa conservation deviennent les principales préoccupations de la plupart des partis politiques. Le parti au pouvoir tient toujours compte de l'impact de ses décisions sur les résultats des prochaines élections.

---

8. TVA Nouvelles, « Chère, l'Agence de la santé », 24 mars 2010, [tvanouvelles. ca/lcn/infos/regional/archives/2010/03/20100324-144451.html].

Ces décisions sont aussi influencées par le désir du parti au pouvoir de répondre aux attentes des groupes et des personnes qui l'ont appuyé.

La décision du gouvernement d'utiliser les fonds publics pour financer les coûts de la fécondation *in vitro* illustre bien cette influence de la politique sur la mise en œuvre de politiques publiques[9]. Des personnalités de la télévision et du spectacle ont décidé de mener une campagne pour que le gouvernement en assume le financement. La fertilisation *in vitro* a permis à plusieurs femmes qui ne réussissaient pas à tomber enceintes d'avoir des enfants ; toutefois, elle occasionne aussi des taux élevés de nouveaux-nés ayant un poids insuffisant à la naissance, de naissances multiples et d'autres problèmes de santé. Cela soulevait une question de priorités, et le dossier a fait l'objet de plusieurs controverses. Plusieurs soignants et administrateurs étaient d'avis que ce domaine ne devait pas faire l'objet d'investissements prioritaires si de nouvelles ressources devenaient disponibles. Le financement du système de santé est un enjeu permanent et il y a toujours de nombreux besoins qui restent sans réponse. Toutefois, pour des raisons politiques, le gouvernement a créé ce programme controversé qui, d'après une déclaration récente du ministre de la Santé, a coûté 120 millions de dollars. Le gouvernement libéral de Philippe Couillard a décidé de modifier le programme et d'en réduire considérablement l'accessibilité en instaurant un modèle de financement conjoint.

Il revient au gouvernement de déterminer les politiques et les programmes qu'il veut mettre en œuvre. Les raisons qui sous-tendent ses décisions sont toujours nombreuses et les gestionnaires ont pour rôle de les concrétiser. Gérer les soins de santé dans le secteur public signifie aussi gérer une relation beaucoup plus étroite et

---

9. Ariane Lacoursière, « Procréation assistée : les traitements payés dès le 5 août », *La Presse,* 13 juillet 2010, [www.lapresse.ca/actualites/ sante/201007/13/01-4297874-procreation-assistee-les-traitements-payes-des-le-5-aout.php].

beaucoup plus directe entre les politiques et leur réalisation. C'est cette implication directe d'un gouvernement démocratiquement élu (donc légitime) dans l'application des politiques qui distingue la gestion des soins de santé dans le secteur public de leur gestion dans le privé. Cette capacité du politique à influencer la gestion des soins et des services (même d'une façon qui peut sembler indésirable au point de vue des priorités) doit toutefois être comprise comme une conséquence inévitable du processus décisionnel démocratique et de l'obligation de rendre des comptes.

L'impact des médias

Le public accorde une telle importance aux enjeux relatifs à la santé que les médias peuvent capter son attention en diffusant presque n'importe quelle information à ce sujet. Le pouvoir et l'influence des médias, la vive concurrence qui les oppose en matière d'auditoire et leur capacité à influencer l'opinion publique sont autant de facteurs qui font de la santé une cible facile pour les critiques des médias. L'opposition parlementaire utilise les titres des quotidiens pour interroger le gouvernement durant la période de questions et, tôt le matin, les cabinets ministériels appellent les gestionnaires du réseau pour leur demander des notes de breffage sur les dossiers rapportés par les médias. C'est ainsi, par exemple, que des membres de l'équipe des communications à l'Agence de Montréal épluchaient les médias tous les matins et préparent des notes d'information pour le cabinet chaque fois qu'on leur en fait la demande.

Les médias s'intéressent tout particulièrement aux informations concernant les salaires des gestionnaires, les comptes de dépenses, les bonis et les déplacements. Des demandes d'accès à l'information sont continuellement soumises et ces informations sont régulièrement publiées, souvent coiffées de titres très critiques.

Les gestionnaires de la santé sont constamment préoccupés par l'examen minutieux auquel les médias soumettent le secteur, et ce, pour des raisons politiques. Ce suivi souvent critique du système influence grandement les perceptions du public. Par exemple, récemment, les soins aux aînés ont fait l'objet d'une attaque virulente de la part des médias, qui ont suscité beaucoup d'inquiétude et de stress chez des aînés effrayés à l'idée que le système de santé ne soit pas en mesure de leur fournir les soins dont ils ont besoin.

Les médias ont un rôle à jouer dans la mise au jour de problèmes graves et d'abus, en santé comme dans n'importe quel autre domaine relevant de politiques publiques. Il arrive toutefois que certains de ces problèmes soient montés en épingle, et cela peut certainement contribuer à des approches de gestion excessivement prudentes, tant chez les décideurs que chez les gestionnaires de première ligne, qui tentent de travailler efficacement avec des ressources limitées.

L'impact des élus locaux, provinciaux et fédéraux

Dans le système politique canadien, les députés représentent leur circonscription ; ils appuient et défendent les dossiers susceptibles de profiter à leur comté. Comme la santé est une question qui touche tout le monde, tous les établissements de santé d'une circonscription donnée cherchent à gagner l'appui des élus locaux pour obtenir des ressources, de nouvelles installations, de nouveaux programmes ou tout simplement plus d'argent. Selon le degré d'influence du représentant local au sein du gouvernement, les pressions des organisations locales seront ou non couronnées de succès. Il est donc important pour les gestionnaires des soins de santé de bien comprendre ces dynamiques, dans la mesure où des représentants influents peuvent les aider à obtenir davantage de ressources.

La plupart des provinces sont divisées en régions, et des ministres titulaires de portefeuilles précis se voient aussi conférer des responsabilités en matière de développement régional. Ces ministres peuvent exercer un ascendant considérable sur le ministre de la Santé et travaillent fort afin d'obtenir des ressources pour leur région. Pour toutes ces raisons, le directeur général, le conseil d'administration et la fondation d'un établissement sont souvent appelés à participer activement aux activités politiques dans leur circonscription.

La dynamique entre les députés locaux, les ministres régionaux, le ministre responsable de la Santé et l'organisation de soins de santé est omniprésente dans l'esprit de tous les élus. Ces fondés de pouvoir aiment être sollicités, et c'est une des raisons pour lesquelles l'idée d'une agence autonome qui gérerait le réseau de la santé dans un environnement moins politisé n'intéresse pas le gouvernement.

L'impact des élections et leurs échéances

Les échéances électorales constituent un autre exemple de l'influence de la politique sur la gestion dans le secteur public. Au début de son mandat, un nouveau gouvernement est prêt à lancer des réformes, des programmes et des politiques ; la dynamique change à la fin de son mandat, à l'approche des élections.

Par exemple, en 2000, le Parti québécois avait planché sur une réforme de la santé qui avait pour objectifs une meilleure intégration des soins et le développement d'un système de soins de première ligne plus robuste. La fusion de plusieurs établissements en un centre de soins de santé basé sur les besoins de la population était au cœur de cette réforme. Les organismes communautaires et les CLSC concernés s'y opposaient parce qu'ils redoutaient que leur fusion avec des hôpitaux réduise leur influence et leur pouvoir. Ils craignaient aussi d'être en définitive contrôlés par le secteur des services médicaux. Comme le Parti québécois jouissait traditionnellement de l'appui du secteur communautaire et qu'un scrutin était imminent, le gouvernement a décidé de surseoir à sa réforme. Le PQ a subséquemment perdu les élections et le gouvernement qui lui a succédé a décidé de l'entreprendre dès la première année de son mandat. Cette réforme a depuis lors été reconnue comme une étape importante dans la mise en place d'un modèle de soins de santé intégré, fondé sur une approche populationnelle.

L'impact de la vision personnelle du ministre de la Santé et de la gestion du ministère

Le ministre titulaire exerce aussi une influence considérable sur la gestion du secteur. Son impact sur les gestionnaires dépend de sa personnalité, de son style, de son niveau de connaissance du portefeuille, de son intérêt personnel pour ces dossiers et de son ambition. La plupart du temps, un ministre dirige par le truchement de son cabinet qui, à son tour, gère le système en passant par un sous-ministre ou par ses sous-ministres adjoints. Les gestionnaires de la santé jouissent d'une autonomie plus ou moins grande dans la gestion de leurs établissements ou de leurs régions, selon le degré d'interventionnisme du ministre ou du sous-ministre. Compte tenu des contraintes de gestion dans le secteur public, le niveau de confiance est souvent faible, et cela se reflète dans le degré d'autonomie. Un ministre qui tente de gérer le réseau et les établissements lui-même risque de court-circuiter les canaux hiérarchiques traditionnels, compliquant ainsi la tâche des gestionnaires. C'est un équilibre délicat à maintenir.

C'est la leçon que m'a apprise mon sous-ministre alors que j'étais ministre délégué à la Santé et qu'il était devenu évident que j'abordais mon mandat comme si j'étais toujours le PDG d'une organisation. Un ministre doit être présent, impliqué, encourageant, et il doit prendre les décisions nécessaires concernant les grandes orientations du système et les politiques en vigueur. Toutefois, il ne doit pas essayer de gérer le système comme s'il en était lui-même le PDG.

L'impact des associations médicales provinciales, des syndicats et des ordres professionnels

Dans le système public de santé, les gestionnaires doivent toujours tenir compte de l'influence prépondérante des associations médicales, des syndicats et des ordres professionnels. Il faut établir des relations étroites avec les leaders de ces organisations, les grands hôpitaux universitaires et les régions les plus populeuses. Non seulement ces organisations influent considérablement sur le gouvernement, mais elles peuvent aussi avoir une influence et souvent intervenir directement aux niveaux local et régional lorsque leurs membres ne sont pas satisfaits de certaines des orientations adoptées. On en trouve un bon exemple dans la pression exercée sur le ministère de la Santé par la Fédération des médecins spécialistes en faveur du maintien d'un contrat avec une clinique privée qui pratiquait des chirurgies ambulatoires, même après qu'on eut décidé de ne confier ces interventions qu'au secteur hospitalier public. Les associations médicales, les syndicats et les ordres professionnels sont beaucoup plus présents dans les médias et, de ce fait, ont accru d'autant leur influence et leur impact politique à cause de la nature publique des questions liées aux soins de santé.

Une stratégie de gestion régionale dans un système de santé public

J'ai déjà abordé la question des modèles de gouvernance à deux et à trois paliers qui ont été instaurés à travers le pays. Dans un système à deux paliers, le ministère définit les mandats, le budget et les politiques, et il évalue les performances, tandis que l'instance régionale gère et coordonne tous les services sur son territoire, par le truchement des différents établissements qui en font partie ; il n'y a qu'un seul PDG, qui dirige l'autorité régionale et qui nomme les directeurs de chaque établissement. Selon la taille de la région, le PDG peut être très présent et participer directement à la gestion d'une région de petite taille ou encore, dans une région plus vaste, être un gestionnaire moins directif qui laisse le soin à ses directeurs de superviser le fonctionnement de chacune des organisations.

C'est ce système à deux paliers qui a été mis en place par le projet de loi 10 adopté en février 2015. En effet, le nouveau modèle fusionne tous les établissements d'une région au sein d'une seule instance, avec pour résultat trente-trois CISSS pour toute la province, munies d'un mandat de coordination territoriale et de prestation des services. Auparavant, le Québec était doté d'un modèle de gestion à trois paliers, dans le contexte duquel l'autorité régionale jouait un rôle de coordination auprès des directeurs généraux de sa région, eux-mêmes responsables de leurs propres organisations, chacune pourvue d'un conseil d'administration distinct. Lorsque je revois mon travail à la tête de l'Agence montréalaise, je constate que la situation aurait été très différente si j'avais été le PDG de tous les établissements de l'île et responsable du choix de chacun de leurs directeurs. J'ai pu compter sur des directeurs généraux incroyablement engagés, intéressés, passionnés et enthousiastes parce qu'ils étaient les gestionnaires de leurs propres établissements, chacun doté d'un conseil d'administration motivé.

Avant l'entrée en vigueur de la nouvelle réforme, la région de Montréal comptait quarante-trois directeurs généraux répartis dans douze CSSS, huit hôpitaux non intégrés et vingt-trois établissements spécialisés dans des domaines allant de la protection de la jeunesse aux soins de longue durée destinés à des clientèles issues de communautés culturelles spécifiques, en passant par des hôpitaux psychiatriques et des centres de réadaptation physique. Un conseil d'administration observait et évaluait le travail du directeur général de chaque établissement sur une base mensuelle, était à l'écoute de l'organisation, accompagnait sa croissance, son développement et son bien-être. Si j'avais été le PDG de tout le réseau de la santé dans la région montréalaise, je n'aurais pas été en mesure d'effectuer ce travail et, pis encore, mes directeurs n'auraient pas eu le même degré d'engagement que s'ils avaient dirigé leur propre organisation. Mon rôle consistait à stimuler et à coordonner leur travail, à me concentrer sur le développement régional et sur la contribution de chaque organisation à ce développement.

Cette structure a maintenant été transformée en un modèle à deux paliers dans le cadre duquel les activités de l'autorité territoriale sont combinées à une offre directe de services et où tous les établissements d'une région donnée sont intégrés au sein d'une nouvelle organisation unique. À Montréal, il existe désormais cinq nouveaux CISSS qui regroupent les quarante-trois établissements existants et qui vont coordonner et gérer l'offre de tous les services sur le territoire et jouer le rôle de coordonnateurs régionaux.

Avant ces changements récents, il existait au Québec 93 CSSS issus du regroupement de 182 établissements indépendants. En date du 1er avril 2015, ces CSSS ont fusionné entre eux et avec d'autres établissements pour former 33 CISSS. Ces derniers pourraient jouer un véritable rôle de coordination et de développement régional, fournissant au gouvernement les informations dont il a besoin pour évaluer et mesurer la performance du système tout en garantissant une offre dynamique de services, sous la direction d'un PDG qui, il faut l'espérer, sera davantage focalisé sur les dimensions cliniques que sur les aspects bureaucratiques de sa tâche. Malheureusement, puisque cette réforme est davantage fondée sur des objectifs de réduction des coûts et ne propose pas une vision claire de la façon dont les soins de santé devraient être prodigués, il existe un risque très élevé qu'elle se traduise par la mise en place d'un modèle de gestion très bureaucratique, caractérisé par un degré élevé de contrôle de la part du ministère.

Le réseau de la santé québécois compte dix-huit régions socio-sanitaires. En 2010, les PDG régionaux et le MSSS avaient envisagé de réduire le nombre de ces régions à huit pour réaliser des économies d'échelle et améliorer la coordination. Lorsqu'on a transmis cette recommandation aux députés de chaque région, elle a suscité de vives réticences dans la mesure où ceux-ci ne voulaient perdre ni leur autonomie ni leurs fonctions régionales. Devant cette opposition, le ministère a opté pour le *statu quo*, et il y a toujours dix-huit régions de tailles bien différentes au Québec. Au lendemain des élections d'avril 2014, le nouveau gouvernement, aux prises avec un important déficit budgétaire, a décidé d'entreprendre une nouvelle réforme pour fusionner les établissements de chaque région au sein de CISSS tout en conservant le même nombre de régions sociosanitaires. Cela lui permet de conserver les entités régionales, comme le voulaient les députés, tout en donnant au ministère un contrôle beaucoup plus direct sur le système de santé.

Le modèle organisationnel a une forte incidence sur la nature du travail de gestion et sur les habiletés requises pour le mener à bien. Gérer un hôpital, quelle que soit sa taille, signifie gérer la production de services, l'enseignement et la recherche. J'ai déjà décrit les compétences nécessaires pour gérer ce genre de bureaucratie professionnelle. Gérer une région ou un territoire ajoute un degré de complexité à la tâche, mais c'est plus ou moins la même chose. Cela dépend de la taille du territoire. S'il est trop grand, le rôle du PDG est moins clinique et plus bureaucratique. S'il est trop petit, il est difficile d'assurer la continuité des soins. Dans une très grande région, il est préférable de compter sur des directeurs généraux qui gèrent leur propre établissement, tandis que la région assure la coordination des soins et appuie le développement de nouvelles initiatives. Dans ces deux modèles, le gouvernement peut choisir d'intervenir plus ou moins directement dans la gestion du système : un rôle moins important de sa part est toujours préférable. La réforme crée de très grandes institutions intégrées, les CISSS, qui vont gérer les soins à l'échelle territoriale ; cela fait naître le risque très réel que la haute direction devienne davantage bureaucratique et moins clinique. À mon avis, c'est là le plus grave danger de la réforme. La population devra absolument suive ces changements de près pour s'assurer qu'ils n'entraîneront pas une détérioration de la qualité des soins.

La gestion à l'Agence : faire partie du secteur public

À l'Agence de la santé et des services sociaux de Montréal, j'ai élaboré une stratégie centrée sur la définition d'une vision commune claire, la composition d'une équipe formée de leaders solides, l'encouragement de l'innovation, de la créativité et du transfert de connaissances ainsi que l'utilisation de données pour fonder chaque initiative.

Définir une vision claire

Une organisation, quelle qu'elle soit, doit d'abord se doter d'une vision précise. Dans le secteur public, le plan stratégique du ministère définit les grandes lignes des orientations que devrait prendre le système de santé. Toutefois, chaque région ou territoire peut préciser sa vision, tant qu'elle respecte les grandes orientations du gouvernement. Au moment de définir la vision pour Montréal, il était important pour moi que tous les directeurs généraux soient impliqués et s'engagent à la concrétiser. Montréal avait de la chance : les nouveaux CSSS venaient tout juste d'être créés. Cela signifiait que de nouveaux conseils venaient d'entrer en fonctions et que, de concert avec l'Agence, ils devaient choisir de nouveaux directeurs généraux. Une fois les nouveaux CSSS en place et les nouveaux directeurs généraux choisis, il fallait faire émerger une vision commune des soins de santé qui guiderait le développement de chaque organisation et qui serait intégrée à son plan stratégique.

Nous avons organisé une série de missions avec tous les directeurs généraux pour étudier et analyser des systèmes de soins existants et reconnus. En collaboration avec la fondation Kaiser, nous avons organisé une semaine d'étude pour que tous les membres du groupe puissent mieux comprendre la gestion d'un modèle fondé sur les soins de première ligne. Nous avons visité la London Strategic Health Authority pour étudier la réforme en cours à Londres. Nous nous sommes aussi rendus à Barcelone, où le modèle de soins de première ligne axé sur une approche populationnelle existait depuis plus de vingt ans. Ces missions ont aussi eu pour avantage de permettre aux directeurs généraux de nouer des liens étroits dès le début de leur mandat, alors qu'aucun d'eux n'avait encore d'expérience dans la gestion d'un réseau intégré. Leurs échanges et leurs discussions autour d'une vision commune pour le réseau de santé à Montréal ont aussi fait en sorte qu'ils ne se sentent pas isolés au début de leur nouveau mandat.

Le modèle à trois paliers faisait courir le risque que l'Agence soit considérée uniquement comme une extension du gouvernement, un bureau régional, ce qui aurait signifié que son leadership aurait été très faible et que son rôle principal aurait consisté à évaluer et à analyser des projets subséquemment transmis au ministère pour fins d'approbation. La capacité d'une agence à véritablement jouer un rôle de leader dans le cadre d'un modèle à trois paliers dépend entièrement du degré de crédibilité et de respect du PDG sur son territoire. Avec le nouveau modèle à deux paliers, le PDG du CISSS est nommé par le ministre plutôt que par le conseil d'administration de l'établissement. Le PDG doit non seulement gérer directement l'offre de services mais aussi gérer et assurer le leadership en ce qui concerne les besoins territoriaux. Pour assumer l'ensemble de ses responsabilités, il doit combiner les talents d'administrateur d'un grand hôpital ou d'un système de soins avec ceux d'un gestionnaire régional qui doit rendre des comptes au ministère. Il sera important que les PDG veillent à trouver un équilibre entre les besoins régionaux et cliniques sans instaurer un modèle de gestion entièrement bureaucratique.

Susciter la confiance et tisser des liens

Dès le départ, il s'est avéré évident que l'Agence était tiraillée entre des organisations désireuses de développer leurs propres entités et le gouvernement, qui voulait contrôler les coûts, instaurer des règles et répondre aux médias et aux demandes de la population. Afin de pouvoir mener à bien ce mandat régional, il était essentiel d'établir des relations étroites avec les directeurs généraux de chacune des institutions de la région. La réforme a été l'occasion de créer le Comité de gestion de la région de Montréal (CGRM). Au début, ce comité était formé des douze directeurs des centres de santé nouvellement nommés, qui se rencontraient pendant une demi-journée toutes les deux semaines pour discuter de la gestion de la région, du développement des CSSS et de la concrétisation de la vision. Plus tard, les autres directeurs généraux se sont joints au groupe, qui s'était doté de plusieurs sous-comités pour analyser des enjeux spécifiques liés aux soins. Parmi les autres préoccupations clés, la stratégie régionale devait pouvoir compter sur l'implication des principaux décideurs. Créer un climat de confiance, construire une équipe solide de leaders régionaux, tenir compte des organismes communautaires locaux, des associations professionnelles, des syndicats et des médias et gérer la région devraient être considérés comme autant de facteurs de succès.

Favoriser la créativité et l'innovation

Il était très important de faire en sorte que l'Agence devienne très rapidement un leader en matière d'innovation. De cette façon, on pouvait non seulement capter l'attention des directeurs généraux et de leurs conseils et faire en sorte qu'ils s'attendent à ce que l'Agence présente et appuie de nouvelles initiatives, mais aussi démontrer qu'elle était un partenaire important des établissements de la région.

L'Agence a été le fer de lance d'initiatives comme les cliniques réseau, les programmes de soins pour les malades chroniques, les systèmes d'information à l'échelle régionale, les programmes d'études à l'extérieur du Québec et les modèles d'évaluation de la performance. Au point de vue régional, elle devait représenter une valeur ajoutée pour les établissements plutôt qu'un simple mécanisme de contrôle et d'exécution des directives du ministère. L'autorité de l'Agence reposait sur les mêmes qualités que celles que doit posséder un PDG, selon Mintzberg : la capacité de gérer les conflits, d'obtenir des ressources et de favoriser les échanges entre la région, le gouvernement, les médias et la population. C'est ainsi qu'elle pouvait acquérir la crédibilité nécessaire à une gestion efficace de la région.

Faciliter le transfert des connaissances

Une instance régionale ou territoriale se trouve dans une position idéale pour jouer le rôle de courtier en information et de centre de partage des connaissances, non seulement auprès de ses établissements, mais aussi auprès du ministère et des autres régions du Québec. Ce partage des connaissances entre les établissements permet de faire circuler de l'information sur les projets-pilotes, leurs performances comparées, les recommandations et l'appui à de nouveaux programmes tout en favorisant le partage et l'utilisation des meilleures pratiques. Le rôle de courtier en information fait très certainement partie du mandat des instances régionales ou territoriales, et ses succès dans ce domaine influencent grandement sa capacité de gérer la région. C'est l'argument le plus solide pour faire en sorte qu'au sein d'un modèle à trois paliers, la région dispose de la masse critique qui lui permette de se doter d'une très solide équipe de planification, de capacités en évaluation de la performance et d'un service biomédical et de construction en mesure d'aider et d'appuyer chacun des CSSS et des hôpitaux dans la planification et la mise en œuvre de leur développement. L'expertise clinique en gestion et en réalisation de programmes est elle aussi indispensable. Le rôle de la région dans le domaine du transfert des connaissances et, de ce fait, sa crédibilité seront grandement réduits si elle n'est pas en mesure de développer cette expertise. Le nouveau modèle à deux paliers va garantir l'existence de cette masse critique dans chaque région et va permettre aux nouveaux PDG et à leurs équipes de direction de jouer ces deux rôles essentiels au succès de leurs organisations.

Appuyer la collecte de données et leur utilisation

Une des premières stratégies que j'ai mises en œuvre à l'Agence a consisté à fonder l'élaboration et l'adoption des meilleures pratiques sur l'utilisation de données probantes. À cette fin, nous avons appuyé les établissements montréalais dans le développement d'un système d'information régional pleinement intégré pour que nous puissions toujours disposer de données fiables et récentes.

L'utilisation des données dans le contrôle des infections a ainsi joué un rôle majeur dans la réduction des taux d'infection en permettant de concentrer les ressources là où elles étaient le plus nécessaires et de convaincre les professionnels qu'il fallait effectuer des changements. Les professionnels de la santé réagissent bien aux données probantes et, lorsqu'on leur présente des comparaisons qui illustrent les meilleures pratiques, ils acceptent généralement de modifier les leurs en conséquence. La gestion des urgences, la gestion des lits dans les hôpitaux, des admissions et des congés dans les centres de soins de longue durée et de réadaptation, l'établissement des calendriers de tests représentent autant de domaines qui requièrent des données en temps réel, et la grande priorité doit être de faire en sorte que les systèmes d'information administrative soient en place et puissent les colliger. Les systèmes d'information clinique basés sur le dossier médical électronique partagé par les différents systèmes est essentiel au succès de l'organisation.

Gérer un système public est différent

Mon expérience dans la gestion de la région de Montréal m'a fait découvrir toute la différence entre la gestion d'un système et celle de la prestation de services au sein d'un établissement. Les PDG des CISSS du Québec vont devoir faire les deux. La gestion dans le secteur public ajoute d'autres défis à ce double rôle, et les habiletés de leader que j'ai définies sont essentielles pour pouvoir accomplir un bon travail de gestion dans cet environnement complexe. Aucun des enjeux que j'ai décrits ne pose de problème insurmontable, et je suis convaincu qu'en gardant cela à l'esprit et en tenant compte des particularités du travail de gestion dans le secteur public, il est possible de développer un système de santé efficace, efficient et bien géré, au Québec et au Canada.

CHAPITRE 10

L'importance du leadership

L a gestion des soins et des services de santé est considérée comme un des champs les plus complexes du domaine de l'administration. Le travail au sein d'une bureaucratie professionnelle confère des caractéristiques particulières à cette complexité. Gérer des soins de santé dans le secteur public, comme c'est le cas au Canada avec le système universel de soins de santé, ajoute encore aux défis de cet environnement complexe. Pour mener sa barque dans ces eaux turbulentes, un leader doit savoir gérer simultanément l'offre de services à la population, un système de soins et l'impact de la politique.

Ce leader a besoin d'un ensemble d'habiletés qui doivent être apprises et exercées. Les responsabilités essentielles d'un grand leader comprennent les éléments suivants : savoir élaborer une vision collective, tisser des liens, bâtir la confiance et favoriser les apprentissages. Un grand leader doit avoir de l'ambition, des compétences et de l'intégrité. Il doit être en mesure d'établir sa crédibilité au sein de son organisation grâce à ses aptitudes pour gérer les conflits, obtenir des ressources et représenter l'organisation dans ses échanges avec le gouvernement, les médias, les autres établissements et la population. Ce leader doit faire en sorte que son organisation accorde la priorité à une offre de soins de qualité qui soit à la fois efficace et efficiente. Il doit être à même d'orienter le système vers une offre de soins intégrée qui prenne en compte l'ensemble de la personne et non seulement la maladie.

Le leadership ne touche pas que la gestion

Le leadership englobe la gestion, mais c'est beaucoup plus que cela. Une organisation peut être bien gérée mais stagner ; elle peut aussi être rentable tout en perdant des parts de marché. Il est important de bien comprendre la différence entre le leadership et la gestion, car les soins de santé tendent à être plus souvent gérés que dirigés. Pour que notre réseau atteigne ses objectifs, nous devons encourager, et non décourager, le leadership. Nous devons soutenir et honorer l'innovation et la créativité plutôt que d'opter pour des approches passe-partout. C'est là un véritable défi dans un système public où l'objectif consiste d'abord à minimiser les risques, en particulier les risques politiques.

Les leaders dans le secteur de la santé proposent une vision d'avenir pour une population en santé et des moyens d'atteindre cet objectif – ils ont une image claire et précise des buts à atteindre. Les gestionnaires, pour leur part, veulent un plan de travail qu'ils vont pouvoir mettre en œuvre. Les leaders s'adressent à toute l'organisation, mais les gestionnaires, eux, seulement au prochain palier hiérarchique. Les leaders cherchent à développer, à améliorer et à innover là où les gestionnaires ne veulent que préserver le *statu quo*. Les leaders nourrissent leur entourage et lui donnent de l'énergie, tandis que les gestionnaires disent aux employés ce qu'ils doivent faire. Les leaders centrent leur attention sur les gens et sur les façons de les inspirer, de les motiver et de les encourager, alors que les gestionnaires s'intéressent essentiellement aux structures et aux processus.

Lorsque je suis entré en fonctions à l'Hôpital d'Ottawa, je me suis retrouvé à la tête de treize mille employés préoccupés par les fusions qui leur étaient imposées et par les réorganisations imminentes qui allaient entraîner la fermeture de trois hôpitaux et la répartition de leurs activités entre les sites restants. Je savais que je devais être très présent et les appuyer de façon visible, mais il fallait aussi que je trouve quelque chose de solide et de tangible qui soit susceptible de les rallier et d'avoir un impact sur leurs activités quotidiennes, une initiative qui galvaniserait les membres du personnel et contri-

buerait à développer chez eux un sentiment de fierté et d'appartenance par rapport à leur organisation et au travail qu'on leur demandait d'accomplir.

J'avais remarqué que, au cours des deux années qui avaient précédé la publication des recommandations en faveur de la fusion, le
niveau de propreté avait décliné dans chacun des hôpitaux concernés. Ils n'étaient certainement pas aussi propres qu'ils auraient pu
l'être. Le personnel pouvait passer à côté d'un morceau de papier par
terre sans se pencher pour le ramasser et le jeter dans la poubelle la
plus proche. Durant cet exercice de restructuration et de fusion, les
employés avaient perdu leur sentiment d'appartenance à l'hôpital ;
ils avaient l'impression qu'on leur enlevait leur établissement et qu'ils
n'avaient plus aucun contrôle sur la situation. J'ai alors rencontré les
cadres supérieurs et leur ai expliqué que je voulais lancer une campagne de propreté sur tous les sites et redonner au personnel un
sentiment de fierté et d'appartenance aux hôpitaux et à la nouvelle
organisation que nous étions en train de construire. Comparativement au défi considérable qu'ils devaient relever avec la fusion des
différents sites et des programmes cliniques, mes vice-présidents
jugeaient qu'il s'agissait là d'un enjeu très secondaire.

Je leur ai demandé d'écouter ce que j'avais à dire et j'ai travaillé
fort pour les rallier à mon idée. Je leur ai expliqué que nos employés
étaient plus importants que nos structures et que nous devions garder le contact avec eux si nous voulions obtenir leur appui et leur
participation dans cette nouvelle aventure. J'ai indiqué que j'étais
prêt à dépenser de l'argent pour du nouveau matériel de nettoyage,
n'importe quelle nouvelle technologie susceptible de nous aider, qu'il
s'agisse de repeindre ou de faire des réparations mineures qui seraient
jugées nécessaires et qui redonneraient du lustre à notre hôpital. Je
voulais que le programme de propreté soit centré sur la qualité des
soins, essentiellement en liant propreté et contrôle des maladies
infectieuses, d'autant que les maladies nosocomiales commençaient
à représenter une menace très sérieuse et que la résistance des bactéries aux antibiotiques ne cessait de croître. Wendy Nicklin, la directrice des soins infirmiers, était très enthousiaste parce que la qualité

des soins était sa préoccupation première. (Plus tard, elle est devenue PDG de l'organisme Accréditation Canada, un poste qu'elle occupe toujours en 2015, où elle conçoit des standards et des outils de mesure de la qualité pour tous les hôpitaux canadiens.)

Ce programme a été présenté comme l'une de mes stratégies pour l'Hôpital d'Ottawa, et j'ai prouvé au personnel que j'y accordais une priorité élevée en devenant le porte-parole de l'initiative. Cette simple manifestation de leadership a non seulement contribué à rendre l'hôpital plus propre, améliorant par le fait même la qualité des soins et réduisant le taux d'infections, mais a aussi redonné leur fierté aux employés durant cette période délicate et m'a permis d'établir avec eux une relation qui témoignait d'une partie de ma passion et de mon engagement en faveur de la qualité des soins.

La bureaucratie professionnelle

J'ai expliqué ci-dessus que le travail dans un hôpital est différent de celui au sein d'une bureaucratie mécaniste, traditionnellement contrôlée de haut en bas, ou dans d'autres structures qui recourent à des versions beaucoup plus novatrices de ce modèle, parce que les relations entre les acteurs du milieu de la santé sont fondamentalement différentes. Ces différences sont encore plus marquées dans un système public de santé universel.

Être le leader responsable d'une organisation où plusieurs autres intervenants sont aussi des leaders dans leurs domaines respectifs représente tout un défi. Le responsable des soins infirmiers dirige une équipe de professionnels, à l'instar de ses collègues des départements de psychologie, d'ergothérapie, de travail social et de génie biomédical ainsi que des directeurs de tous les services médicaux. La gestion de ces leaders exige une connaissance approfondie de l'environnement de travail. J'ai déjà défini ce dont un leader a besoin pour être crédible au sein de l'hôpital : la capacité de résoudre les conflits entre les différents professionnels, d'obtenir des ressources pour l'organisation et d'être présent et crédible dans les échanges entre l'organisation et un grand nombre de parties prenantes. Mais quels sont les traits de leadership dont un PDG a besoin pour gagner cette crédibilité si vitale ?

Ambition, compétence et intégrité

Un bon leader n'obtient pas simplement des gens qu'ils fassent ce qui doit être accompli : il fait en sorte que les gens veuillent faire ce qui doit être fait. Je crois qu'un leadership solide se base sur trois traits caractéristiques : l'ambition, la compétence et l'intégrité. Lorsqu'on les utilise de façon appropriée, ces trois éléments confèrent la crédibilité qui en est l'ingrédient essentiel.

L'ambition

Le mot *ambition* suscite presque toujours une réaction négative. Je crois qu'il y a plusieurs facettes à l'ambition et qu'un leader émerge lorsque son ambition est combinée, de façon équilibrée, à de la compétence et à de l'intégrité. L'ambition est la force motrice qui fait circuler l'adrénaline et qui amène constamment le cerveau à faire jaillir de nouvelles idées et à proposer de nouvelles approches. C'est le désir de réussir et d'être fier des résultats. Les grands leaders possèdent un mélange d'ambition et d'idéalisme et transmettent aux autres leur conviction selon laquelle tout est possible. C'est l'ambition qui permet d'essuyer des refus, une entrevue d'embauche après l'autre, et de continuer malgré tout à tenter sa chance, parce qu'on croit en soi et en sa capacité de faire ce qui doit être fait. Lorsque je regarde mon parcours depuis quarante ans, je dois bien sûr constater qu'il n'a pas été sans heurts.

Je n'ai pas été engagé au terme de ma première entrevue d'embauche, ce qui se comprenait facilement : je commençais tout juste ma carrière et n'avais aucune expérience pratique en gestion. J'ai réussi à la deuxième entrevue et entamé ma carrière en tant que directeur d'un CLSC. Mon entrevue suivante m'a mené au poste de directeur général de l'hôpital de Verdun. C'était un véritable défi, mais j'ai eu la chance d'être choisi. J'ai ensuite posé ma candidature à la direction de l'hôpital Royal Victoria de Montréal, l'un des hôpitaux universitaires anglophones les plus importants au Québec, mais elle a été rejetée, puis j'ai essayé d'obtenir la direction de l'hôpital du Sacré-Cœur de Montréal, un hôpital universitaire géré par les Sœurs de la Providence, mais, là encore, sans succès. Ma persévérance m'a servi : j'ai finalement été embauché comme directeur général de l'hôpital Notre-Dame, l'établissement universitaire le plus prestigieux au Québec. Quand l'hôpital Notre-Dame a été fusionné au sein du CHUM, on ne m'a pas choisi pour diriger le nouvel hôpital, même si c'était un poste que je convoitais : c'était un défi que je me sentais prêt à relever. Bref, je crois sincèrement qu'il ne faut jamais baisser les bras. Si on croit en soi et si on a la conviction qu'on peut faire ce qui est exigé, on doit continuer à chercher l'occasion de faire ce qu'on veut faire.

Être ambitieux signifie aussi qu'il faut bien se connaître et savoir reconnaître ses forces et ses faiblesses. Mon conseil ? Prenez conscience de ce qui vous manque et allez chercher les connaissances et les compétences dont vous avez besoin. L'ambition est aussi affaire de passion et de capacité à transmettre sa passion aux autres. Une personne ambitieuse est prête à prendre des risques, à penser hors des schémas conventionnels, à innover et à tester des idées novatrices. Elle est fière de son organisation et a une vision, souvent idéaliste, des orientations que celle-ci devrait prendre et pourrait accomplir. Une personne ambitieuse inspire et motive les autres, et elle est capable de les aider à atteindre leur plein potentiel.

La compétence

Un bon leader doit être compétent. Être compétent signifie acquérir des connaissances, de l'expertise et de l'expérience. Une personne compétente doit être curieuse de nature, poser continuellement des questions, demeurer ouverte aux idées nouvelles et aux possibilités d'apprentissage et disposée à partager ses connaissances avec les autres. Cette capacité à enseigner est une caractéristique fondamentale parce qu'il ne peut pas y avoir de dirigeant sans dirigés, et ceux-ci n'emboîtent le pas que lorsqu'ils peuvent respecter leur dirigeant. Un bon leader sait travailler avec les gens, est capable de comprendre leurs besoins et sait transmettre sa passion et son engagement.

Un bon leader comprend l'importance d'être pertinent et la façon dont cette pertinence crée la confiance et la crédibilité. Lorsqu'il aborde la question des capacités dans son livre intitulé *The Speed of Trust*[1], l'auteur Stephen M. R. Covey fait valoir que la compétence naît d'une combinaison de talents, d'attitude, d'habiletés, de connaissances et de style.

Les talents sont les aptitudes particulières qu'une personne acquiert ou développe au fil du temps. Certains sont dotés d'une mémoire photographique, d'autres ont une voix riche et mélodieuse, agréable à écouter, d'autres encore ont des dons artistiques. Mais tout le monde a des talents, et un leader est capable de prendre la mesure de ses propres forces et faiblesses et de toujours chercher à s'améliorer et à acquérir de nouveaux talents.

L'attitude est la façon dont nous voyons le monde autour de nous, la manière dont nous abordons la vie et faisons face au quotidien et à chaque défi qui se présente à nous. Certains voient leur verre à moitié vide lorsque, pour d'autres, il est à moitié plein. L'attitude transparaît dans notre langage corporel : elle est donc facilement déchiffrable. Les leaders examinent leur propre attitude, l'évaluent et travaillent fort à la modifier pour mieux appuyer et motiver les gens avec qui ils travaillent et les personnes qu'ils croisent au fil des jours.

Les habiletés sont les compétences que nous apprenons et développons. Nous pouvons être doués ou talentueux à des degrés divers, mais à coups d'efforts et avec beaucoup de travail, nous pouvons améliorer ces talents et acquérir de nouvelles habiletés. Certains leaders ne sont pas de grands orateurs. Ils sont mal à l'aise devant des

---

1. Stephen M. R. Covey et Rebecca Merrill, *The Speed of Trust. The One Thing That Changes Everything*, s. l., Free Press, 2008.

groupes ou avec les médias, mais sont conscients que des habiletés de communicateur sont une composante cruciale d'un leadership efficace. Ils s'efforcent de les acquérir et ils deviennent suffisamment compétents pour répondre aux besoins de leur organisation.

Les connaissances regroupent le degré de conscience d'une personne, son niveau de maîtrise d'un enjeu ou d'un problème et sa capacité à trouver des solutions. La formation, l'apprentissage, l'acquisition de nouvelles habiletés ainsi qu'une compréhension plus approfondie des dossiers, des relations et de soi-même sont autant de façons d'acquérir de nouvelles connaissances, et les leaders sont toujours en quête d'occasions d'accroître les leurs, pour eux et pour leur organisation.

Le style est la façon dont nous abordons les gens, les enjeux, les problèmes et les situations de tous les jours. Nous avons tous un style différent, mais un leader peut adapter le sien pour mieux répondre aux besoins de l'organisation à un moment précis. Un leader est sensible à l'effet de son style sur ses collaborateurs et sait que tout le monde est différent et n'y réagit pas de la même manière.

La compétence est donc un mélange de tous ces attributs et s'avère indispensable au leader qui veut établir sa crédibilité et gagner la confiance de son organisation. Dans une bureaucratie professionnelle dotée d'un personnel très bien formé et hautement spécialisé, l'instauration de ce climat de confiance et de crédibilité est d'autant plus essentiel si on veut que tout le monde travaille de concert pour atteindre des objectifs communs.

J'ai parlé plus tôt dans ce livre de l'importance de définir une vision partagée. Il s'agit d'une étape essentielle pour établir sa crédibilité et faire la preuve de sa compétence.

L'intégrité

Le troisième trait caractéristique du leadership est l'intégrité, qui influe et s'appuie tout à la fois sur les deux autres qualités que sont l'ambition et la compétence. Elle peut changer le résultat des actions d'un leader et entraîner des conséquences négatives ou positives.

L'intégrité découle d'un code moral, d'un ensemble de normes que nous utilisons pour guider nos actions. C'est un cadre de référence à partir duquel on juge de ce qui est bien ou mal, tant pour nous que pour les autres. La transparence et l'absence d'intentions cachées sont des preuves d'intégrité. Un leader intègre met cartes sur table et est prêt à entendre les critiques. Partager de l'information constitue aussi un témoignage d'intégrité dans la mesure où savoir, c'est pouvoir, et où le partage du pouvoir est une composante essentielle d'un leadership fort.

L'intégrité signifie qu'il faut posséder un ensemble de valeurs respectueuses d'autrui, qui comprennent l'honnêteté, l'équité et un bon jugement, ainsi que le fait d'agir en conséquence. Un leader intègre se fait le champion de l'inclusion et du partage du leadership. Les grands leaders font preuve d'humilité ; leurs valeurs et leur intégrité contribuent au succès de leur organisation même après leur départ.

Un leader intègre et compétent mais dépourvu d'ambition peut être un bon gestionnaire mais un mauvais leader. Un leader ambitieux et intègre mais pas très compétent ne sera ni crédible ni très respecté. S'il est ambitieux et compétent mais pas très intègre, un leader peut devenir dangereux pour son organisation, voire pour l'environnement dans son sens le plus large. Les bons et grands leaders possèdent ces trois caractéristiques.

Nouer des relations

Je ne soulignerai jamais assez l'importance pour un leader performant dans le domaine de la santé de nouer des relations positives. Les soins de santé sont d'abord l'affaire de personnes qui se consacrent à aider, à soigner des maladies, à soulager la douleur et à venir en aide à des personnes aux prises avec différentes maladies. On s'attend donc implicitement à ce que les gestionnaires, dans cet environnement, fassent preuve d'une sollicitude qui fasse écho à celle que les professionnels de la santé témoignent à leurs patients. Ce sentiment naît des relations tissées au fil du temps.

Les bonnes relations sont fondées sur la confiance, dont je vais parler plus longuement dans la prochaine section. Le PDG, les cadres supérieurs et les gestionnaires dans tout le réseau devraient savoir que l'intérêt qu'on manifeste à autrui constitue le point de départ de ces relations. On doit tenir compte de la profession ou du travail de cette personne, de ses préoccupations, de ses besoins, de ses espoirs, de ses craintes et de la façon dont on peut appuyer sa mission professionnelle. Il n'est pas essentiel que la relation soit personnelle, même s'il est très important d'éprouver aussi un intérêt à la fois authentique et respectueux pour la vie privée de nos collaborateurs.

Un PDG doit parfois être proche des gestionnaires et des membres du personnel avec qui il travaille tout en demeurant réservé. J'ai souvent eu de la facilité à nouer des relations plus personnelles avec les médecins, qui se voyaient eux-mêmes comme des collègues œuvrant au sein d'une même organisation plutôt que comme des parties prenantes de relations hiérarchisées. Souvent, être le PDG ou le leader d'une organisation exige qu'on garde ses distances. L'expression que nous connaissons tous, selon laquelle « on est bien seul au sommet », s'enracine dans la réalité du management.

Connaître les personnes

Lorsqu'on arrive au sein d'une nouvelle organisation, peu importe le niveau hiérarchique, la capacité à tisser des liens est une des composantes les plus importantes du succès. On doit apprendre à connaître ceux avec qui on travaille. Inexistants jusqu'à tout récemment, les médias sociaux offrent aujourd'hui un accès facile à une foule d'informations. On peut maintenant se familiariser avec le profil de ses directeurs ou de ses collègues avant même de faire leur connaissance, et ces informations fournissent un point de départ pour apprendre à les connaître. Interrogez vos collègues sur leur parcours, leur famille, leurs expériences professionnelles et leurs faits d'armes, leurs ambitions, leurs valeurs, leurs préoccupations, leurs forces et leurs faiblesses. Lorsque vous rencontrez des gens, pratiquez l'écoute active. L'écoute active signifie écouter attentivement et bien saisir tout le sens de ce qu'on vous dit. Il est important de répondre de façon appropriée et même, si nécessaire, en reprenant les termes exacts de son interlocuteur. Un leader doit manifester clairement l'importance qu'il accorde à l'échange, indiquer ce qu'il prévoit faire pour donner suite à ce qu'il a entendu, puis s'assurer que la conversation soit suivie d'une rétroaction.

Bâtir des réseaux

Le réseau scolaire, le réseau d'une équipe sportive et les réseaux sociaux, voilà autant d'exemples de regroupements de personnes qui partagent des centres d'intérêt, qui échangent et qui peuvent s'appuyer mutuellement et apprendre les unes des autres. Les réseaux sont importants pour un PDG ou pour n'importe quel directeur au sein d'une organisation. Ils offrent la possibilité d'être au fait de ce qui se passe dans un champ d'intérêt donné. L'information est un outil d'influence, et il n'y a pas meilleur moyen d'obtenir de l'information qu'un réseau. J'aime parler de réseaux d'intérêts en toile d'araignée, qui nous permettent d'attraper les plus récentes informations le plus rapidement possible.

Trouver des partenaires

Un leader cherche des partenaires prêts à prendre des risques. Ces relations sont des sources très riches de croissance et d'appui, souvent fondées sur des intérêts parallèles et complémentaires. Il y a toujours des associations de PDG et d'hôpitaux ou des regroupements professionnels qui offrent un terrain fertile à la construction de partenariats. En partageant les risques, un leader peut faire la preuve de ses habiletés et gagner en crédibilité au sein de l'organisation. Un bon exemple pourrait être l'établissement d'un partenariat entre un hôpital et l'autorité régionale en matière de santé pour réaliser un projet-pilote, dans l'espoir qu'il soit ensuite élargi à d'autres établissements. En tant que PDG de l'Agence régionale de Montréal, j'étais continuellement à la recherche de partenariats avec des établissements de soins montréalais et avec nos principaux fournisseurs de produits et de services de santé. Nous avons mis en œuvre un projet-pilote de gestion des soins pour les malades chroniques avec des CSSS de Montréal et, dès qu'il a eu fait ses preuves, ce programme a été implanté dans tous les autres CSSS. Un partenariat avec une grande entreprise en vue d'implanter un système d'information à l'échelle de Montréal a procuré d'importants avantages à l'Agence, aux établissements montréalais et à l'entreprise elle-même, en plus de se traduire par une substantielle réduction des coûts. Chacun de ces partenariats a permis de bâtir des relations et de susciter un climat de confiance.

Maîtriser l'art de la communication

Je ne soulignerai jamais assez l'importance des communications. Des communications interpersonnelles efficaces requièrent de la confiance en soi et de l'abnégation. On ne naît pas grand communicateur. Il suffit de penser au roi George VI de Grande-Bretagne pendant la Seconde Guerre mondiale. Il bégayait et, pour cette raison, manquait de confiance en lui. Il a fallu au roi un long entraînement et une grande détermination pour devenir une voix importante pour le peuple anglais durant ce conflit. Il faut avoir un message clair et précis, être ouvert et transparent, communiquer souvent, être conséquent et toujours aller à l'essentiel.

Les communications organisationnelles exigent d'écouter autant que de parler. Un bon leader sait demeurer à l'écoute de son organisation pendant qu'il travaille à rallier ses troupes autour d'une vision collective. Il est tout aussi fondamental de mettre en place un mécanisme de rétroaction qui permet au leader d'être au fait de situations qui n'aident pas l'organisation et qui suscitent de la résistance au changement et aux possibilités d'amélioration. La communication est un outil essentiel pour acquérir la crédibilité dont un leader a besoin à la tête de son organisation. Selon les trois principes énoncés par Henry Mintzberg, le leader d'une bureaucratie professionnelle devient crédible lorsqu'il sait gérer les conflits, obtenir de nouvelles ressources pour son organisation et travailler efficacement aux échanges entre l'hôpital et son environnement. Rien de cela n'est possible sans une communication efficace.

À l'hôpital Notre-Dame, j'ai pu embaucher Jacques Wilkins comme directeur des communications et des affaires publiques. C'était un homme si affable qu'il a vite noué d'excellentes relations avec les médecins et le personnel. Il savait se faire le porteur de leurs préoccupations, il les aidait à rédiger leurs projets et était toujours prêt à les écouter. Il est devenu un baromètre de ce qui se passait à l'hôpital et m'a aidé à prendre de nombreuses décisions. Parce que tout le monde savait que nous étions proches, il est devenu un prolongement de moi-même au sein de l'organisation, et les gens savaient qu'ils pouvaient compter sur lui pour me faire part de leurs problèmes de façon claire et honnête. Il est ensuite devenu le directeur des communications du premier ministre du Québec.

Les outils de communication sont les moyens que nous utilisons pour faire passer notre message et pour recueillir les commentaires et les idées des autres. Le journal de l'hôpital Notre-Dame représentait un moyen très utile de communiquer avec le personnel, et était très apprécié par les employés. J'organisais des petits déjeuners hebdomadaires avec les membres du personnel qui manifestaient leur désir de discuter avec moi en envoyant un courriel à mon bureau. Je faisais la tournée de l'hôpital le jour, le soir et même la nuit pour garder contact avec les employés et consacrais du temps à des conversations impromptues à propos de l'hôpital ou d'autres sujets d'intérêt pour eux. Je me rendais disponible chaque fois qu'un chef de service voulait me rencontrer. J'ai organisé des cours de cuisine avec des médecins que cela intéressait ainsi que des séjours de perfectionnement au pays et à l'étranger. J'ai organisé des retraites à ma maison de campagne, où les directeurs devaient cuisiner et faire le ménage ensemble pendant que nous élaborions des stratégies pour l'hôpital.

La communication signifie aussi être reconnu publiquement en tant que représentant d'une organisation auprès des médias, lors d'activités liées aux soins de santé, de conférences, d'activités de la fondation et de rencontres mondaines. À titre de leader, vous devez aussi comprendre que vous représentez toujours l'hôpital, peu importe l'endroit où vous allez, et que vos actions et vos commentaires vont avoir un impact sur le personnel et le refléter. Si un des membres de votre personnel est à la maison un samedi soir et que, pendant le souper, il vous voit en entrevue à la télé, dit aux membres de sa famille : « Hé, c'est mon PDG, écoutez-le ! » et se déclare fier de travailler pour cet établissement, alors vous savez que vous avez réussi en tant que leader.

Inspirer la confiance

Les relations sont fondées sur la confiance. L'absence ou la présence de confiance, à des degrés divers, modifie une relation. Dans une organisation où la confiance manque ou n'est que peu présente, un leader peut être confronté à un environnement très dysfonctionnel où se multiplient les sabotages ainsi que les tentatives de microgestion et où domine une hiérarchie redondante armée d'une philosophie punitive. Une organisation au sein de laquelle le degré de confiance est faible peut susciter de l'insatisfaction chez les employés et les intervenants, des intentions cachées, une atmosphère politisée, polarisée et bureaucratique ainsi que de longs processus d'approbation des projets. Dans un environnement où la confiance n'est pas un problème, le milieu de travail est sain, la communication est bonne, l'arrimage entre les objectifs et la structure est productif et il y a peu de place pour la politique. Au fur et à mesure que la confiance croît, on met davantage l'accent sur les éléments suivants : le travail et ses résultats, l'efficience des collaborations et des partenariats, une créativité foisonnante, l'appui aux innovations, l'acceptation des erreurs et un haut niveau de transparence et d'autonomie individuelles.

L'impact de la confiance dans les relations avec le personnel d'une organisation est fondamental et peut transformer un climat

dysfonctionnel, hostile et énergivore en une atmosphère de coopération, positive, motivante, joyeuse et transparente qui donne
force et énergie à un leader et lui inspire le sentiment que tout est
possible et qu'il n'est jamais seul.

Dans *The Speed of Trust*, Covey discute de l'importance de la
confiance dans les relations et de son rôle essentiel dans le leadership.
La confiance signifie pouvoir agir avec certitude, et l'absence de
confiance induit le soupçon. La confiance ne peut pas exister sans
intégrité ni compétence, qui en sont les fondements. L'intégrité
reflète la morale, l'éthique et les valeurs d'une personne, alors que
les compétences désignent sa capacité à obtenir des résultats et à
atteindre ses objectifs. Les bons et grands leaders savent créer des
liens de confiance avec leurs collaborateurs et entre ceux-ci, et c'est
ce qui leur permet de réussir.

Accroître les connaissances

Cette composante du leadership est complémentaire à toutes les
autres dans la mesure où les connaissances sont indissociables de
l'ambition, de la compétence et de l'intégrité. Il revient au leader
d'une organisation d'y instaurer une culture de la connaissance. L'acquisition et le partage des connaissances en font partie. Une culture
de la connaissance va de pair avec une culture de la qualité et de
l'amélioration continue. Les ressources humaines d'une organisation, quelle qu'elle soit, en constituent le principal atout et doivent
constamment être stimulées et encouragées à apprendre et à tenter
de nouvelles expériences.

Les médecins et la plupart des autres professionnels doivent
effectuer un certain nombre d'heures de formation chaque année
pour conserver leur droit de pratique. Dans un hôpital, toutefois, ce
genre d'exigence n'existe pas et le directeur général doit faire en sorte
d'implanter une culture de l'apprentissage. Il y a toujours des étudiants dans un établissement universitaire ou dans un établissement
affilié, et leur présence contribue à promouvoir cette culture. C'est

aussi vrai pour l'équipe de gestion dans la mesure où les étudiants en gestion du secteur de la santé font des stages en milieu hospitalier. Mais l'environnement universitaire n'est pas essentiel au développement d'une culture de l'apprentissage. Un directeur général qui appuie le développement de cette culture encourage et soutient les membres du personnel qui assistent à des conférences et leur demande ensuite de présenter ce qu'ils ont appris dans le cadre de forums. Il est important d'appuyer financièrement l'innovation et l'expérimentation. Rendez hommage aux réussites au sein et à l'extérieur de l'organisation, et offrez du temps et des bourses aux personnes qui veulent poursuivre leurs études.

Au fil de ces apprentissages et de ces expérimentations, des erreurs sont parfois commises, mais un bon leader sait comment en tirer parti et encourager les personnes à continuer d'essayer. Dans une organisation apprenante, personne n'a peur de faire une erreur. Il est très rare que la même erreur s'y répète parce que la première a été une occasion d'apprentissage.

La position du directeur général en faveur d'une organisation apprenante doit aussi avoir l'appui de l'équipe de direction. Il a la responsabilité de faire en sorte que les cadres supérieurs accordent autant d'importance que lui à l'apprentissage. Si ce n'est pas le cas, le directeur général doit les convaincre de changer d'attitude.

Construire le leadership : un processus continu

Tout au long de ce livre, j'ai passé en revue les enjeux qui caractérisent la gestion dans le secteur public des soins de santé, qu'il s'agisse de celui des soins de première ligne dans un CLSC ou de grands hôpitaux universitaires, voire de situations particulières comme une fusion ou un travail de gestion à l'échelle régionale. Chacune de ces étapes a été pour moi une occasion d'apprentissages et, à coups d'essais et d'erreurs, j'ai été en mesure de mettre en pratique la grande majorité des principes que je viens de présenter dans ce chapitre. En fin de compte, les exemples que j'ai fournis témoignent de la façon dont ces principes de construction d'un leadership peuvent être mis en œuvre. Même si je ne le savais pas à l'époque, tout au long de ma carrière, grâce à mes apprentissages et à de bons mentors, je suis parvenu à ne pas commettre trop d'erreurs graves et à atteindre la plupart des objectifs que chaque organisation s'était fixés en définissant la vision collective de son avenir.

Transformer le système est toutefois une tâche différente et beaucoup plus exigeante, et je n'ai pu que commencer à imprimer ma marque. Il faudra l'étroite collaboration de plusieurs leaders, forts d'une vision partagée, pour influencer les forces politiques qui contrôlent les processus décisionnels dans le système actuel. La capacité des politiciens à imposer les changements nécessaires est trop souvent conditionnée et déterminée par plusieurs forces contraires et opposées. Un système public demeure la formule la plus équitable, et c'est clairement ce que la population désire et espère. Nous avons collectivement la responsabilité d'abattre les barrières qui nous empêchent d'appliquer les solutions susceptibles de répondre à nos besoins en matière de santé. Ces solutions sont bien connues, bien comprises, et pourtant, des intérêts particuliers et des considérations politiques continuent à nous empêcher de les mettre en œuvre.

CHAPITRE 11

Une nouvelle réforme du système de santé québécois

À l'automne 2014, le gouvernement libéral récemment élu a déposé un nouveau projet de loi (le projet de loi 10 – Loi modifiant l'organisation et la gouvernance du réseau de la santé et des services sociaux, notamment par l'abolition des agences régionales) qui a donné le coup d'envoi d'une réforme de la structure de la santé. Avec quelques amendements, il a été adopté à l'Assemblée nationale le 6 février 2015, ouvrant la porte aux changements les plus draconiens qui aient été apportés au système de soins de santé du Québec au cours des quarante dernières années. Je pense que cette réforme peut changer, de manière positive, la façon dont les soins de santé sont administrés. À mon avis, toutefois, cette réforme présente beaucoup plus de risques que d'avantages potentiels si on ne parvient pas à éviter les écueils qu'elle comporte, mais seul l'avenir nous dira quelle voie le Québec empruntera.

Le texte de cette loi commence par énoncer la même série d'objectifs qui avaient été proposés en 2003 par le docteur Philippe Couillard, alors ministre de la Santé et actuel premier ministre de la province : améliorer l'accès aux services, améliorer la qualité et la sécurité des services offerts et améliorer l'efficacité et l'efficience du système de santé. Ces objectifs sont au cœur de toutes les réformes mises en chantier au cours des quarante dernières années, et pourtant, le fait que le système de santé ne réponde pas adéquatement aux besoins des Québécois demeure un problème majeur, comme je l'ai souligné dans ce livre.

Lorsque le Parti libéral, sous la direction de M. Couillard, a gagné les élections au Québec au printemps 2014, le nouveau gouvernement a dû faire face à un déficit qui l'a obligé à mettre en œuvre une série de mesures de réduction des coûts, y compris la révision de tous les programmes gouvernementaux. Un comité a été créé à cette fin, et la première évaluation effectuée par ses membres a révélé que les dépenses du gouvernement en santé et en éducation étaient similaires à celles des autres provinces, mais que les programmes sociaux offerts aux Québécois étaient beaucoup plus généreux que ceux offerts dans le reste du Canada. Le gouvernement a toutefois demandé à tous les ministères de réduire leurs dépenses, et le ministère de la Santé et des Services sociaux n'a pas échappé à la règle.

Comme je l'ai écrit au chapitre 9, il existe une croyance largement partagée dans les milieux gouvernementaux, y compris au cabinet du ministre de la Santé, qui veut que la seule façon de contrôler les coûts du système de soins de santé consiste à le gérer directement à partir du ministère. Cette conviction a été renforcée lorsque le directeur général du CUSM, Arthur Porter, a été accusé de fraude et qu'on a découvert que l'hôpital encourait un déficit de plus de soixante millions de dollars. Après que Arthur Porter eut été démis de ses fonctions, un superviseur y a été dépêché. La volonté d'étendre le contrôle direct du ministère sur le système est devenue évidente quand le ministre a ensuite démis le directeur général du CHUM de ses fonctions, cette fois-ci non pas à cause d'un déficit, mais plutôt en raison d'un conflit non résolu avec les médecins. Un superviseur du ministère a été nommé à la tête de l'hôpital et, avant qu'un nouveau directeur général ne soit choisi, a revu la structure organisationnelle et nommé de nouvelles personnes aux postes de direction. Lorsque le nouveau directeur général est arrivé, on lui a interdit de changer la structure de l'organisation et les directeurs nouvellement nommés pour une période d'au moins trois ans. Ce niveau de contrôle était sans précédent dans le domaine de la santé au Québec et constituait un signe avant-coureur.

Lorsque le nouveau gouvernement est entré en fonctions, en 2014, le superviseur du CHUM a été nommé sous-ministre, et le projet de loi 10 a été déposé six mois plus tard. Il s'agit d'une nouvelle loi qui centralise et concentre essentiellement tous les pouvoirs de décision entre les mains du ministre et du ministère.

La nouvelle réforme

La réforme du système de santé votée à la fin de 2003 et mise en œuvre à partir de 2004 découlait des recommandations des commissions Rochon et Clair et avait pour objectif d'intégrer les services et d'assurer une meilleure continuité des soins. Chaque région devait mener une consultation et cibler les établissements de soins susceptibles d'être fusionnés au sein d'une nouvelle organisation qui serait responsable de la santé de la population sur un territoire donné. Dans le chapitre 8, j'ai analysé de façon détaillée les objectifs et la mise en œuvre de cette réforme ainsi que les étapes qui ont mené à la création des nouveaux CSSS dans la région de Montréal. Les CSSS ont été créés au sein d'un système à trois paliers dans le cadre duquel le ministre définissait des orientations et des politiques, les agences régionales assuraient la coordination sur leur territoire et les CSSS eux-mêmes géraient des services adaptés aux besoins des populations dont ils avaient la charge. Les CSSS avaient aussi pour mandat de créer des réseaux locaux de services (RLS) appelés à combiner l'énergie, les initiatives et les programmes de plusieurs intervenants dans une région donnée afin que ces derniers travaillent ensemble à améliorer la santé de leur population.

Cette réforme prévoyait la création d'un modèle de soins populationnel qui devait intégrer les hôpitaux, les CLSC et les centres d'hébergement et de soins de longue durée au sein des nouveaux réseaux de santé et de services sociaux. Au total, quatre-vingt-treize réseaux avaient été créés, qui couvraient les dix-huit régions sociosanitaires du Québec. Ce modèle était en place depuis dix ans et commençait à se traduire par de véritables bénéfices pour le système de soins de santé. Il avait fallu cinq ans pour consolider les fusions avant que l'essentiel des efforts et de l'énergie puisse être concentré sur la continuité des soins, les enjeux cliniques et la gestion des maladies chroniques. Des liens étaient en train de se cimenter entre les différents acteurs du réseau, et on voyait enfin s'instaurer un climat de confiance et de collaboration.

Dès le début, l'implantation de ce modèle avait suscité de la frustration chez le ministre de la Santé, dans son cabinet et chez les fonctionnaires du ministère, qui trouvaient que ce modèle, avec ses nombreux conseils d'administration, était difficile à contrôler, même s'il était acquis que c'était là le prix à payer pour un système plus démocratique et plus participatif.

La priorité du gouvernement nouvellement élu en 2014 consistait à réduire les dépenses publiques, ce qui a ouvert la voie à une nouvelle réforme des structures et du fonctionnement du réseau de la santé du Québec. Mais cette fois-ci, il n'y a pas eu de consultation et les régions n'ont pas été impliquées dans le processus de planification. La nouvelle réforme a été pilotée par un petit groupe dont le principal objectif était de contrôler les coûts.

Elle a fait passer le nombre d'établissements de 182 à 33 nouvelles instances appelées centres intégrés de santé et de services sociaux (CISSS). Sous l'autorité directe du ministère de la Santé et des Services sociaux, ces centres vont non seulement jouer le rôle d'agences régionales, mais aussi gérer la prestation de tous les services de soins dans leur région. Pour la première fois dans l'histoire du Québec, une seule organisation a pour mandat d'assurer les différentes missions de soins actifs, de services de réadaptation de longue durée pour les personnes aux prises avec un handicap physique ou intellectuel, de protection de la jeunesse et en santé mentale. Le gouvernement soutient que cela va favoriser une meilleure intégration des services, une meilleure continuité des soins, une meilleure gestion de l'information, une réduction de la bureaucratie et un contrôle plus facile, en plus de permettre des économies de 220 millions de dollars.

Passer à un système à deux paliers au sein duquel les instances régionales (les CISSS) contrôlent directement la prestation des services n'est pas une mauvaise idée en soi : cela facilite la mise en place de programmes régionaux et une meilleure gestion de la continuité des soins. Le vrai danger réside dans une gestion centralisée du système et dans la bureaucratisation potentielle de la gestion, dans un contexte où le ministère tente de contrôler et de gérer les coûts. Les organisations acquièrent de telles dimensions que leurs leaders sont de moins en moins en contact avec les professionnels qui prodiguent les soins et les services. Les gens qui y travaillent perdent leur sentiment d'appartenance et leur fierté du travail accompli par leur établissement. À moins que ces écueils ne soient évités, la réforme pourrait être fort dommageable.

Les soins de santé sont fondés sur une relation entre deux personnes, et, lorsque nous sommes malades ou souffrants, nous voulons qu'ils nous soient donnés par des personnes qui aiment leur travail parce qu'elles se sentent appuyées et encouragées par leur organisation. Pour un PDG, créer cet environnement dans l'établissement dont il est responsable est une tâche suffisamment difficile en soi ; y arriver avec 10 à 15 organisations, chacune dotée d'une mission différente, et avec un personnel comptant de 8 000 à 15 000 individus représente un défi immense. La façon dont on s'y est pris dans d'autres systèmes à deux paliers ailleurs au Canada a consisté à développer une bureaucratie essentiellement focalisée sur le contrôle. Des niveaux de contrôle sont instaurés, et l'équipe de gestion perd sa flexibilité et sa capacité d'innover. Les délais d'approbation des projets s'allongent et le leadership est de plus en plus coupé des professionnels qui offrent les services de première ligne. Les cadres intermédiaires deviennent frustrés parce qu'ils n'ont aucun mot à dire dans les processus décisionnels : on s'attend à ce qu'ils exécutent tout simplement les directives.

La nouvelle réforme centralise tous les processus décisionnels entre les mains du ministre. Celui-ci a maintenant le pouvoir de nommer tous les membres du conseil d'administration et le PDG de chaque organisation. C'est le ministre qui détermine l'organigramme de la nouvelle organisation, qui choisit tous les programmes qui seront offerts et qui nomme même le responsable en second qui doit remplacer le PDG lorsque celui-ci doit s'absenter. Le conseil, dont le rôle le plus important a toujours été le choix du PDG, ne sera plus l'employeur de ce dernier. Le ministre nomme aussi le président du conseil.

Cela soulève la question du rôle, des responsabilités et du degré d'autorité de ces conseils, qui en sont réduits à contrôler les performances de l'organisation et du PDG ainsi qu'à faire rapport au ministre. La nouvelle loi prévoit aussi la rémunération des membres du conseil, alors que ces fonctions ont toujours été assumées bénévolement par des membres de la communauté prêts à consacrer du temps et à offrir leur expertise à des institutions qui comptaient à leurs yeux.

Cette nouvelle dynamique au sein du système de santé du Québec modifie profondément le rôle du PDG, au point où je me demande si son titre est toujours pertinent. Dans la mesure où le PDG est maintenant nommé par le gouvernement, son statut s'apparente à celui d'un sous-ministre, avec toutes les obligations que cela comporte. À ce titre, le PDG ne peut plus critiquer ou remettre en question des décisions ou des mesures gouvernementales. Puisqu'un PDG nommé par le gouvernement parle toujours au nom de ce dernier, il ne peut plus proposer publiquement des idées ou des projets novateurs sans obtenir au préalable son autorisation. À mon avis, la manière dont chaque PDG gérera ce nouveau statut au sein des régions déterminera la nouvelle dynamique du système de soins de santé au Québec puisqu'ils seront les seuls à même de s'opposer à une centralisation absolue.

La nouvelle loi modifie également la nature de la gestion dans le système de soins, ce qui rend d'autant plus pertinents les enjeux que j'ai soulevés dans le chapitre 9. Chaque PDG devient un prolongement du ministre sur son territoire et devient ainsi politiquement responsable de tous les enjeux qui s'y présentent. Chaque matin, le PDG va éplucher tous les médias ; une équipe va devoir colliger les informations nécessaires à la préparation des réponses aux questions des médias et les envoyer au ministre pour qu'il puisse faire de même à l'Assemblée nationale. Cette activité se fera en parallèle à celle qui est menée au sein du cabinet ministériel.

Les priorités du PDG vont passer de l'offre de services et de la qualité de ces derniers à des considérations liées à ce rôle plus politique, et ce changement va nécessairement entraîner la mise en place d'un mécanisme de contrôle plus rigide. Je pense que ce processus de bureaucratisation va graduellement dominer tout le système de soins de santé ; une attaque des médias contre un PDG va devenir une attaque directe contre le ministre et pourra être utilisée par l'opposition à l'Assemblée nationale pour critiquer le gouvernement.

Le fonctionnement d'une bureaucratie professionnelle

Dans les chapitres précédents, j'ai souvent fait référence au travail d'Henry Mintzberg, qui distingue nettement les bureaucraties mécanistes des bureaucraties professionnelles. Il démontre clairement que les établissements de santé sont des bureaucraties professionnelles et que les équipes de gestion doivent en tenir compte.

Dans une bureaucratie mécaniste, les ressources sont utilisées pour fournir des biens et des services en fonction de la relation entre les ressources disponibles et les biens et les services à produire par rapport aux buts et aux objectifs définis à l'interne. Il existe une meilleure méthode pour produire ces biens et services et pour atteindre ces objectifs. La personne responsable connaît cette pratique et, dans une structure clairement verticale, du haut vers le bas, met à exécution le modèle de gestion qui en garantit le succès.

Dans une bureaucratie professionnelle, les objectifs sont extérieurs à l'organisation : par exemple, faire en sorte que les patients recouvrent la santé. La production des biens et des services est assurée par des professionnels dont le droit de pratique est conféré par l'autorité d'une instance professionnelle autonome, située à l'extérieur de l'organisation. Il n'y a pas de façon optimale de produire ces biens et de dispenser ces services, et on s'attend à ce que les professionnels utilisent leurs habiletés et leur expertise pour tenter d'obtenir à chaque occasion les meilleurs résultats possibles, en utilisant les données scientifiques disponibles.

Le ministre et le ministère de la Santé conçoivent les établissements et le système au sein duquel elles évoluent comme une bureau-cratie mécaniste, et c'est cette vision qui préside à la réforme. Mais on ne peut pas diriger une bureaucratie professionnelle de façon centralisée, et c'est là l'erreur.

Comme je l'ai écrit dans le chapitre 9, le défi est maintenant encore plus grand dans un contexte où le secteur public devient directement responsable de la gestion des services et où le PDG nommé par le gouvernement n'est plus seulement responsable de la coordination régionale des soins de santé, mais aussi de leur presta-tion dans le cadre de missions multiples. Le type de gestion nécessaire pour réussir dans ce nouvel environnement va devoir reposer sur de solides habiletés de leadership.

Plus, pas moins de bureaucratie

Un des principaux arguments utilisés par le gouvernement pour jus-tifier la présente réforme consiste à dire qu'elle va réduire les coûts et la bureaucratie. Les prémisses sont claires : le fait de passer d'un modèle à trois paliers à un modèle à deux paliers réduirait le nombre de paliers décisionnels et aplatirait la structure. L'élimination de 1 500 postes de gestionnaires permettrait d'économiser de l'argent en réduisant ce que le gouvernement voudrait que la population considère comme du personnel non essentiel. Ces assertions se sont avérées non fondées dans d'autres provinces et pays qui ont instauré le même type de réformes. Dans le mémoire qu'ils ont déposé en novembre 2014 devant la commission parlementaire chargée d'étu-dier le projet de loi 10, les professeurs du département d'administra-tion de la santé de l'Université de Montréal ont clairement démontré que ce modèle, qui centralise les processus décisionnels, fait croître la bureaucratie[1].

---

1. La plupart des idées présentées dans ce chapitre sont tirées de ce mémoire, où elles sont exposées en détail.

La fusion et l'accroissement de la taille des nouvelles instances changent la façon dont elles devront être gérées. Les gestionnaires sont maintenant responsables d'un grand système et, comme je l'ai déjà expliqué, la gestion d'un grand système est bien différente de celle d'un établissement. Dans la nouvelle structure, le PDG, nommé par le ministre, est d'abord et avant tout responsable devant ce ministre plutôt que devant le conseil, l'organisation ou la population, comme c'était le cas auparavant. Ce changement d'allégeance permet une gestion beaucoup plus centralisée du système de santé et un contrôle beaucoup plus serré des décisions prises aux différents échelons.

J'ai été témoin de ce changement graduel de direction au cours des dix années durant lesquelles j'ai été PDG de l'Agence de la santé et des services sociaux de Montréal. J'ai évoqué ci-dessus la mise en place d'un système d'information à l'échelle de Montréal aux fins de la création de dossiers médicaux informatisés. J'avais procédé en créant un consensus entre les établissements montréalais, les convainquant qu'il s'agissait de la meilleure façon de moderniser les dossiers électroniques de leurs patients à moindre frais. Tous avaient accepté de payer en se servant de leurs fonds régionaux. J'avais informé le ministère des orientations prises par Montréal et j'étais allé de l'avant. Quatre ans plus tard, le ministère m'avait demandé : « Qui vous a donné l'autorisation de faire ça ? » J'avais répondu que ce pouvoir m'était accordé par la loi, dans la mesure où celle-ci me conférait, conjointement avec mon conseil d'administration, la responsabilité de gérer les ressources régionales et de coordonner les soins dans l'île de Montréal. Les changements apportés par la nouvelle loi font en sorte que le niveau d'autonomie dont je jouissais n'existe plus dans ce nouveau modèle à deux paliers, qu'on présente pourtant comme étant moins bureaucratique.

Il existe divers exemples de cette bureaucratisation accrue dans d'autres provinces canadiennes qui ont emprunté la voie que prend aujourd'hui le Québec. L'Alberta est passée de l'existence d'institutions multiples à un modèle régional – de dix-sept à neuf régions –, puis à une seule autorité, les Alberta Health Services (AHS), qui est responsable de l'ensemble des soins de santé dans la province. Cette évolution a fait l'objet d'une étude approfondie et, dans son rapport déposé en 2013[2], Janet Davidson, administratrice officielle des Services de santé de l'Alberta, décrit clairement les conséquences de cette centralisation et de la bureaucratisation qui en a découlé.

Le PDG et son personnel sont placés sous le contrôle direct du ministre et du sous-ministre. Un changement du parti politique au pouvoir va donc entraîner l'arrivée d'un nouveau président du conseil et d'un nouveau PDG, tous deux nommés par le ministre. L'équipe de gestion n'est plus impliquée dans la prestation des soins et se trouve physiquement et psychologiquement coupée du contact quotidien avec les patients et leurs préoccupations. Les questions cliniques sont laissées aux équipes de gestion locales, qui disposent d'une faible marge de manœuvre pour concevoir, modifier ou instaurer des programmes, tandis que la haute direction se concentre sur les préoccupations politiques et institutionnelles de l'organisation et du ministère de la Santé.

L'équipe de gestion se concentre sur les crises, les médias, la préparation de documents internes, la réponse aux requêtes ministérielles et le contrôle des dépenses, s'éloignant ainsi des vrais problèmes liés à la prestation des soins. Les zones traditionnelles de pouvoir au sein des organisations de soins se déplacent, allant des groupes cliniques internes de médecins, de chefs de service, d'infirmières et d'autres professionnels vers les zones externes de pouvoir, c'est-à-dire les médias et le ministère de la Santé. La distance qui se crée entre l'équipe de gestion et les préoccupations cliniques a de graves conséquences sur le personnel clinique, réduit sa motivation et mène à une détérioration du moral et à un sentiment d'abandon. Pendant ce temps, l'équipe de gestion cherche de nouvelles façon de colliger des données administratives et d'instaurer des contrôles.

---

2.   Ce document existe en anglais seulement. Voir Janet Davidson, *Review of the Alberta Health Services Organization and Structure, and Next Steps,* septembre 2013, [www.albertahealthservices.ca/org/ahs-org-report-on-structure. pdf]. *(N.d.T.)*

Au Québec, la concentration du pouvoir décisionnel entre les mains d'une autorité centrale change la dynamique des relations, non seulement entre cette dernière et les professionnels des établissements, mais aussi entre les différentes communautés et leur leadership local. L'attention des responsables locaux est maintenant tournée vers l'autorité centrale et s'éloigne encore plus des enjeux locaux. Toutes les unités syndicales du Québec vont être regroupées au sein de quatre grandes structures accréditées dans chaque CISSS ; les syndicats vont déménager leurs bureaux dans ceux de l'autorité centrale, loin des enjeux locaux et des préoccupations de leurs membres. Le Conseil des médecins, dentistes et pharmaciens, qui en vertu de la loi doit superviser la qualité de la pratique médicale au sein de chaque établissement, devient une instance beaucoup plus importante, qui regroupe le personnel médical de toute la région. À part les luttes internes entre les médecins pour contrôler cette instance politique, le Conseil lui-même devient davantage bureaucratisé et plus éloigné des préoccupations de nature clinique de ses membres.

Davidson poursuit en expliquant qu'en Alberta, les outils, les habiletés, les connaissances et les apprentissages nécessaires à une gestion novatrice et au développement de services cliniques ont été réorientés vers une exigence de démonstration des résultats (souvent liés au volume d'activités) et que les mécanismes de contrôle utilisés par l'administration centrale sont plus ou moins utiles pour les établissements pris individuellement et pour la prestation des soins.

J'ai abondamment parlé, dans ce livre, de l'importance pour un PDG d'être en contact avec les leaders des différentes zones de pouvoir et d'influence au sein de son organisation et d'être disponible pour écouter et répondre à leurs besoins. Les chefs de département et de service à l'hôpital Notre-Dame n'avaient qu'à frapper à la porte de mon bureau et, si j'y étais, à s'asseoir pendant quelques minutes pour partager leurs préoccupations. Avec les nouveaux CISSS, le PDG va se trouver à une telle distance des opérations quotidiennes que ce type de communication en temps opportun et d'approche collaborative à la résolution de problèmes deviendra presque impossible.

Les fusions ne font pas économiser d'argent

L'un des impératifs qui sous-tendent la fusion au sein des nouvelles entités régionales est d'économiser de l'argent au moyen d'une réduction du nombre de gestionnaires et grâce à des économies d'échelle. Le mémoire présenté par les professeurs du département d'administration de la santé de l'Université de Montréal démontre qu'aucun des modèles à trois ou à deux paliers de gestion n'a d'impact significatif sur les coûts administratifs du système. Les coûts administratifs incluent tous les coûts de fonctionnement de l'organisation et du système, à l'exception des soins directement prodigués aux patients et de la gestion de ces soins. Entre 1975 et 2014, les coûts administratifs généraux des soins de santé au Québec sont passés d'environ 4 % à 1,6 %, comparativement à une hausse annuelle de presque 5 % des coûts totaux du système, essentiellement liée aux salaires, à un usage accru de médicaments et à l'inflation. Les coûts administratifs ne représentent qu'une part minime des dépenses. Les véritables économies sont liées à une transformation profonde de la façon dont les soins sont offerts, et la nouvelle réforme ne s'attaque pas à cette question. Au premier coup d'œil, on pourrait croire que la fusion des établissements va permettre d'économiser de l'argent : dans les faits, la complexité des nouvelles organisations va exiger davantage de travail de gestion pour exercer les contrôles devenus nécessaires.

La régionalisation des soins au Québec au cours des quarante dernières années n'a pas eu de véritable impact – ni dans un sens ni dans l'autre – sur les dépenses administratives. En Alberta, les fusions qui ont mené à la création des Alberta Health Services ont fait augmenter les coûts administratifs à cause de la complexité de la gestion des grandes organisations. Au Québec, la création des CSSS a entraîné une augmentation du personnel et des gestionnaires en raison d'enjeux cliniques, tandis qu'en parallèle, le personnel au sein des autorités régionales a diminué au cours des cinq dernières années, compressions budgétaires obligent.

Les fusions ont prouvé leur utilité dans des domaines où des technologies complémentaires permettent aux parties impliquées de s'appuyer mutuellement. Mais les fusions imposées par la nouvelle loi intègrent des missions qui ne font pas partie du continuum traditionnel des soins de santé. La création des CSSS avait entraîné la fusion de certains services de première ligne, des services médicaux, des soins actifs de réadaptation et des soins de longue durée, des services qui accompagnent le patient tout au long de sa vie et qui lui sont offerts lorsqu'ils deviennent nécessaires. La logique qui soustendait cette fusion reposait sur une meilleure continuité des soins offerts à la population. Les nouvelles instances territoriales vont aussi fusionner la protection de la jeunesse, les soins de santé mentale et les services de réadaptation pour les personnes aux prises avec un handicap intellectuel et physique.

Les fusions donnent de meilleurs résultats lorsque les populations desservies sont homogènes, ce qui n'est pas le cas d'établissements dotés de missions aussi différentes. La complexité accrue des services offerts par les CISSS pourrait en réduire l'efficience, et la bureaucratie s'alourdir au fur et à mesure que la gestion des différents professionnels deviendra plus difficile.

Les économies budgétaires, présentées comme le fondement de cette réforme, ne se sont pas avérées dans d'autres juridictions. Après la réduction de certaines dépenses dans les bureaux, l'ajout de gestionnaires pour superviser des enjeux administratifs plus complexes se traduit au contraire par une augmentation des coûts. Dans la réalité, les coûts des fusions et du regroupement de services administratifs et financiers, des services d'information et de collecte de données ainsi que ceux des mécanismes de contrôle nécessaires entraînent une augmentation plutôt qu'une diminution des dépenses.

Les fusions dans le domaine de la santé peuvent être structurelles, comme c'est le cas avec la loi 10, qui regroupe plusieurs missions et plusieurs organisations sous l'autorité d'un seul PDG. Elles peuvent aussi être virtuelles, lorsque les soins sont intégrés grâce à des ententes contractuelles entre des organisations complémentaires. Comme je l'ai déjà mentionné, les fusions amènent les gestionnaires à prêter davantage attention aux enjeux administratifs qui en découlent, au détriment des enjeux cliniques, et il a été démontré qu'il faut un minimum de dix-huit mois avant que des programmes déjà approuvés puissent démarrer. Il a aussi été prouvé que l'intégration virtuelle donne de meilleurs résultats et se traduit par davantage d'économies, de meilleures performances, une plus grande satisfaction du personnel et une capacité d'adaptation accrue à un environnement fluctuant et à des besoins qui évoluent chez les patients. En résumé, c'est l'intégration des services, et non celle des structures, qui a été à l'origine des plus grands succès dans l'atteinte des objectifs cliniques.

La perte d'identité

À l'origine, les établissements de santé ont été créés pour répondre aux besoins de groupes précis. Avant 1950, l'Église catholique du Québec et les différentes communautés ethniques ou culturelles de la province avaient ouvert la majeure partie des hôpitaux, des centres de réadaptation, des hôpitaux psychiatriques et des maisons de retraite. Les communautés juive, italienne, irlandaise, polonaise et chinoise se sont toutes dotées d'institutions afin de répondre aux besoins de leur population grandissante. Après la création du système universel de santé, ces institutions ont conservé leur identité ethnoculturelle tout en s'ouvrant à l'ensemble des Québécois. Quelles que soient leurs propres origines, les employés se sont attachés à leurs organisations, et leur sentiment de fierté et d'appartenance a continué de croître au fur et à mesure du développement de celles-ci. Les fondations ont pris de l'expansion, et les communautés ont participé à la construction et au développement de leurs institutions, de même qu'à l'achat de nouveaux équipements. La composition des conseils d'administration témoignait de cet attachement des communautés et ceux-ci jouaient un rôle important dans la vie des organisations.

Le projet de loi 10 élimine tous les conseils existants et fusionne tous les établissements d'un territoire donné au sein d'une seule organisation dont les membres du nouveau conseil sont nommés par le ministre. Un des véritables défis des nouveaux CISSS consiste à perpétuer les liens qui rattachaient jusqu'à présent les communautés à leurs institutions. Les fondations existantes, qui appuyaient chacune un établissement particulier, vont poursuivre leur travail, mais l'instance décisionnelle qui sera appelée à statuer sur l'utilisation des fonds recueillis sera désormais centralisée au niveau du CISSS, dont les préoccupations seront potentiellement bien différentes de celles de chaque établissement et de leurs fondations.

Par exemple, le centre d'hébergement et de soins de longue durée polonais (l'Institut canadien-polonais du bien-être) est au service des communautés polonaises et slaves depuis des décennies, et la majorité de son personnel et la directrice générale parlent polonais. Les membres du conseil sont issus de la communauté, et cet établissement est une référence pour la communauté polonaise du Québec. Il va donc falloir préserver ces liens parce que le rôle joué par ces établissements au sein de leurs communautés respectives contribue de façon positive à la santé de ces groupes. Pour ce faire, on pourra, par exemple, mettre en place des conseils consultatifs forts, capables de formuler des recommandations aux conseils des CISSS sur des enjeux spécifiques, propres à leur communauté, et faire en sorte que ces recommandations soient accueillies avec la considération nécessaire par les conseils des CISSS.

Le danger d'une perte d'identité est réel. Ainsi, les pressions de la communauté anglophone, émanant surtout des municipalités de l'ouest de l'île de Montréal, ont été à l'origine d'amendements qui garantissent le statut bilingue de certaines nouvelles institutions et ont même entraîné l'extraction d'un CSSS majoritairement francophone d'un regroupement anglophone pour le placer sous la responsabilité d'un CISSS francophone du centre de Montréal.

Le danger pour les services sociaux actuellement offerts

Des inquiétudes particulières ont été soulevées au sujet des services sociaux que le projet de loi 10 a incorporés aux nouvelles structures des CISSS. En font partie l'intégration sociale des personnes atteintes de troubles de santé mentale, les services destinés aux personnes aux prises avec des difficultés physiques et intellectuelles, les programmes de santé publique, de prévention et de promotion de la santé, les services sociaux offerts dans le cadre des programmes de logement social ainsi que ceux visant la population itinérante et celle des quartiers défavorisés. Ces préoccupations découlent de la nature même des nouvelles organisations régionales et de leurs dirigeants.

Dans la nouvelle configuration des soins de santé, avec l'accent mis sur la réduction des coûts, les organisations vont faire l'objet de pressions accrues afin d'équilibrer leur budget. Puisque les hôpitaux sont à l'origine de presque tous les déficits et puisque les nouveaux PDG et leurs équipes doivent rendre des comptes directement au ministre, les personnes désireuses de garder leur emploi vont avoir de très bonnes raisons de faire tout leur possible pour équilibrer leur budget. Elles vont avoir davantage tendance à prélever de l'argent des différentes missions pour lesquelles l'offre de services peut être réduite plus facilement qu'à couper dans les services hospitaliers. À moins qu'il n'y ait un changement de cap fondamental en milieu hospitalier en faveur d'un modèle robuste de soins de première ligne et dans la communauté, la pression risque fort de favoriser l'équilibre budgétaire au détriment des services sociaux. Ces services devraient être protégés par la loi, ce qui n'est pas le cas dans cette nouvelle réforme.

La réforme contribue-t-elle à répondre aux besoins urgents du système de santé québécois ?

Malheureusement, la réforme actuelle n'aborde pas ces enjeux et ne suggère aucune orientation nouvelle susceptible de changer la façon dont les services et les soins sont offerts. Le système demeure hospitalo-centriste et axé sur les soins actifs. Par conséquent, jusqu'à ce que nous prenions un virage vers un système ancré dans la communauté et centré sur le patient, les résultats vont demeurer largement inchangés. Les modifications apportées par le projet de loi 10 n'amélioreront pas l'accès aux médecins de famille ni la disponibilité des services le soir ou la fin de semaine, ne diminueront pas l'encombrement des urgences et les temps d'attente pour avoir accès à un spécialiste, n'amélioreront pas les soins à domicile ni ceux offerts aux malades chroniques, ne réduiront pas les erreurs de médication et ne rendront pas le système plus viable d'un point de vue économique. Nous pouvons seulement espérer que ces problèmes ne s'aggraveront pas.

Le vrai défi d'un nouveau PDG et de son équipe de gestion consiste, selon moi, à aller de l'avant, autant que possible à l'intérieur du cadre actuel, et à mettre en œuvre les véritables changements qui sont nécessaires pour améliorer les services et les soins offerts à la population. C'est à eux qu'incombera la responsabilité de réaligner les activités sur leur territoire, en espérant subir le moins d'interférence possible de la part du ministère. On doit souhaiter de tout cœur que le ministère permettra l'expérimentation et encouragera la reproduction des innovations qui donneront les meilleurs résultats. Les véritables transformations qui sont nécessaires pour passer à un modèle de prestation de soins ancré dans la communauté et centré sur le patient ne seront pas faciles, et on peut déjà prédire que les critiques émanant de groupes d'intérêts bien précis, surtout dans le secteur des soins actifs, inciteront le gouvernement à résister.

Gérer les CISSS

Ce livre porte sur la gestion des soins de santé : la gestion d'une bureaucratie professionnelle ou d'une autorité régionale, le travail de gestion dans le secteur public. J'ai soulevé les enjeux liés au leadership et abordé la façon dont un PDG doit entamer un nouveau mandat. Les nouveaux PDG des CISSS vont tous se lancer dans l'aventure au même moment et dans les mêmes conditions. Afin de pouvoir démarrer du bon pied, ils devront absolument respecter les principes de bonne gestion dans le secteur de la santé. Voici donc quelques réflexions sur la façon dont ils pourraient procéder.

Apprendre à connaître l'organisation

Les nouveaux PDG doivent d'abord et avant tout former la nouvelle équipe de direction dont ils auront besoin pour gérer l'organisation. Pour ce faire, il leur sera essentiel d'apprendre à connaître cette organisation et les personnes en poste. Une petite équipe composée de PDG actuels pourrait être constituée en comité-conseil pour les aider à planifier les premières étapes de l'intégration. Elle pourrait alors rencontrer individuellement chacun des directeurs généraux des établissements fusionnés ainsi que les anciens conseils d'administration pour bien comprendre les préoccupations et les enjeux existants.

Au cours de ces rencontres initiales, il sera essentiel de voir s'il existe de sérieux problèmes financiers, de personnel ou de qualité, des problèmes organisationnels relatifs aux programmes ou aux soins offerts aux patients, auxquels il faudrait remédier immédiatement. Quelles sont les inquiétudes des anciens conseils devant l'avenir et quel était le plan stratégique de chaque organisation ? Jusqu'à quel point celle-ci a-t-elle respecté l'entente de gestion conclue avec l'autorité régionale ?

Une fois que cela aura été fait, je suggère d'obtenir de chacun des ex-directeurs généraux un portrait des anciennes équipes de direction avec lesquelles il a autrefois travaillé. Il sera également important de rencontrer le Conseil des médecins, dentistes et pharmaciens ainsi que les différents groupes professionnels et les dirigeants syndicaux afin de prendre le pouls de leurs préoccupations par rapport aux fusions. Il en va de même pour les représentants des groupes d'usagers de chaque organisation afin de connaître leurs inquiétudes et leurs craintes. À mon avis, cette série de rencontres devrait avoir lieu très rapidement, et une rétroaction écrite devrait être envoyée à chacun de ces groupes pour établir clairement que leurs enjeux ont bien été compris. À cette étape, les nouveaux PDG devraient s'abstenir de faire des promesses parce que leur crédibilité future pourrait être compromise advenant qu'ils ne puissent pas tenir parole.

La communication et le partage d'informations sont essentiels et devraient être l'une des priorités des nouveaux PDG. De l'information émanant directement de leur bureau devrait être diffusée presque quotidiennement pour informer le personnel non seulement des étapes franchies en vue de concrétiser la transition, mais aussi des différentes activités de la haute direction et du conseil. Un mécanisme de rétroaction devrait aussi permettre de colliger régulièrement les commentaires et les appréhensions, auxquels il faudrait répondre le plus rapidement possible. Une organisation transparente et bien informée contribue de façon cruciale à la création du climat de confiance nécessaire au succès des fusions.

La première tâche à l'ordre du jour devra être la rencontre avec les membres nouvellement nommés du conseil et avec son président afin que tous apprennent à se connaître et puissent partager leurs préoccupations. Le PDG, nommé par le ministre plutôt que par le conseil, doit prouver à ce dernier qu'il est compétent et capable de diriger la nouvelle organisation et doit aussi insister sur l'importance du rôle du conseil dans la réalisation de la mission du nouveau CISSS.

Le PDG va devoir établir sa crédibilité à la tête de l'organisation. En ce sens, les premiers mois seront cruciaux. L'arrivée d'un PDG au sein d'une nouvelle organisation est le moment idéal pour commencer à bâtir son leadership. Les composantes nécessaires à la construction de ce leadership, longuement détaillées au chapitre 10, comprennent notamment l'élaboration d'une vision partagée et de bonnes relations ainsi que l'instauration de liens et d'un climat de confiance dans l'organisation.

Élaborer une vision commune et susciter la confiance

Je crois que cette étape devrait être entreprise dès le départ et pendant la période de transition vers les organisations fusionnées. Il faudra donc procéder à l'unification administrative tout en construisant une vision commune. L'unification administrative nécessitera probablement au moins un an et inclura des éléments comme de nouveaux systèmes de gestion de la paie, des ressources humaines et des finances, qui devront faire l'objet d'appels d'offres publics pour trouver de nouveaux fournisseurs. L'exercice d'élaboration de la vision devrait être entrepris simultanément et impliquer tous les intervenants de chaque institution. Un comité de pilotage devrait être constitué, assisté de différents sous-comités responsables de la mise en œuvre des diverses composantes du mandat global. Une attention particulière devrait être accordée aux activités universitaires de chacune des institutions fusionnées ainsi qu'à leur réputation individuelle, aux niveaux local, national et international, afin que la vision des établissements fusionnés puisse inclure ces caractéristiques. L'attention devrait être centrée sur le ralliement des différentes équipes professionnelles autour des soins aux patients et de la notion de responsabilité de l'organisation envers la santé et le bien-être de la population.

Ces premières étapes permettraient de jeter les bases de la création d'un climat de confiance à l'interne et d'un plus grand sentiment d'appartenance à la nouvelle organisation. Les facteurs clés de réussite à la tête d'une bureaucratie professionnelle tels que définis par Mintzberg (savoir gérer les conflits, obtenir des ressources et susciter des échanges favorables entre l'organisation et son environnement d'administration) vont demeurer les principaux ingrédients du succès de l'équipe de leaders. Si le conseil d'administration et l'équipe de direction peuvent centrer leur attention sur les enjeux cliniques tout en répondant aux attentes ministérielles et demeurer présents pour le personnel clinique et pour la mission de l'organisation, leurs chances d'atteindre l'objectif global d'intégration des soins et de développement d'un système de santé viable seront bonnes. Une attention particulière devra être accordée aux services sociaux offerts par les CISSS, dans la mesure où les conseils pourraient facilement être distraits par les enjeux liés à la prestation des soins actifs.

Le PDG et la politique

Le réseau de la santé et des services sociaux comptent maintenant trente-trois PDG. Tous ont été choisis par le ministre de la Santé et nommés par un décret du Conseil des ministres. Tous ont un statut correspondant à celui de sous-ministre et doivent donc se plier aux règles en matière de confidentialité et d'adhésion aux politiques ministérielles. Dans un tel modèle, l'indépendance du PDG est fortement limitée, ce qui constitue une contradiction et un dilemme majeurs pour lui. Comme l'affirme Mintzberg, un PDG a besoin de crédibilité dans une bureaucratie professionnelle afin de pouvoir être un bon gestionnaire; et ce sont les échanges entre son établissement et la population de son territoire qui lui permettent de gagner cette crédibilité. Le PDG se doit d'être présent au sein de la communauté, de participer à des activités communautaires, d'aider à collecter des fonds et d'afficher publiquement son soutien à sa région face aux problèmes qu'elle rencontre et aux inquiétudes que la population peut avoir. Il m'apparaît quasi impossible de concilier une telle attitude avec un statut de sous-ministre et la crainte d'être démis de ses fonctions par le ministre si celui-ci ou le gouvernement n'est pas satisfait du travail effectué.

Un PDG devient une personnalité politique par le simple fait de gérer une organisation de soins de santé qui sert directement la population. Il ne peut se permettre de suivre constamment la ligne ministérielle si ce n'est pas la direction que souhaite prendre sa région ou s'il veut établir sa crédibilité au sein de la communauté. Le projet de loi 10 a rendu les soins de santé au Québec bien moins démocratiques, mais si les PDG sont capables de construire une assise politique dans leur région en nouant des relations avec les députés, les maires, les groupes communautaires, les chambres de commerce, les commerçants et les industriels des environs, il sera alors possible de faire pression sur le gouvernement et de permettre l'instauration d'un dialogue politique au sujet des soins de santé. Voilà le vrai défi qui attend les PDG dans le système de santé au Québec.

La façon dont les nouvelles organisations seront gérées déterminera si la réforme sera ou non couronnée de succès. La possibilité d'une véritable amélioration de notre système de soins de santé existe à condition que les objectifs de soins aux patients soient clairs et que les cadres supérieurs réussissent à travailler en étroite collaboration avec le personnel professionnel et à se concentrer sur les enjeux cliniques. Les nouvelles exigences administratives sont considérables et les dangers d'une bureaucratisation de la gestion seront constants, mais si les préoccupations du conseil et du PDG demeurent centrées sur les soins aux patients, je crois qu'il est possible d'améliorer notre système de santé et d'en assurer la viabilité.

CHAPITRE 12

Répondre aux questions,
trouver des solutions

J'ai commencé ce livre avec une série de questions et, tout en décrivant mon parcours au sein de notre système de soins de santé, j'ai essayé de les aborder sous différents angles. J'y reviens maintenant pour examiner les solutions possibles aux problèmes soulevés et analyser les raisons pour lesquelles celles-ci n'ont pas été mises en œuvre.

1. Pourquoi est-ce si difficile de trouver un médecin de famille ?
2. Notre système de santé est-il financièrement viable ?
3. Pourquoi y a-t-il si peu de services accessibles le soir, la nuit et les fins de semaine ?
4. Pourquoi faut-il attendre aussi longtemps avant d'être vu à l'urgence ?
5. Pourquoi faut-il attendre aussi longtemps avant de voir un spécialiste auquel notre médecin généraliste nous a référé ?
6. Pourquoi les temps d'attente en chirurgie sont-ils si longs dans le réseau public ?
7. Pourquoi est-il si difficile d'obtenir des soins et des services à domicile pour un aîné ou pour une personne atteinte d'une maladie chronique ?
8. Pourquoi y a-t-il tant d'erreurs médicales, particulièrement en ce qui concerne les ordonnances et l'utilisation des médicaments ?
9. Pourquoi est-il si difficile d'amener des patients vulnérables et atteints de maladies chroniques à respecter leurs plans de soins et à y participer activement ?

10. Pourquoi la prévention des maladies et la promotion de la santé suscitent-elles si peu d'intérêt ? ·

Mais la grande question demeure celle-ci : puisque nous connaissons les solutions à ces problèmes, pourquoi est-il si difficile de les mettre en œuvre ?

Pourquoi est-ce si difficile de trouver un médecin de famille ?

Le nombre de médecins généralistes qui ont le droit de pratiquer au Québec est suffisant pour répondre à tous les besoins en matière de soins de première ligne de la population et pour garantir un accès aux soins dans un laps de temps médicalement acceptable, soit le jour même pour les besoins les plus urgents et à l'intérieur d'un délai de 48 heures pour ceux qui sont moins pressants. La Fédération des médecins omnipraticiens du Québec (FMOQ) ne demande pas d'accroissement du nombre de médecins de famille : l'augmentation du nombre de places à l'université a permis de résoudre les difficultés posées par le vieillissement des praticiens et par le programme gouvernemental d'indemnités pour départs volontaires des médecins, créé dans les années 1990. Ce programme, rappelons-le, avait été instauré pour réduire les coûts du système de santé en diminuant la disponibilité des services.

Le véritable problème tient plutôt aux différents lieux de travail des médecins et au nombre de patients qu'ils sont en mesure de voir à leur bureau, dans la communauté ou à leur clinique. Si on examine la situation à Montréal, où la population est de 2,5 millions d'habitants, on note que les généralistes passent 50 % de leur temps disponible dans les hôpitaux ou dans d'autres établissements de soins de santé et ne consacrent donc que la moitié de leur temps à voir des patients en première ligne dans leur clinique. Un second problème réside dans le fait que ces généralistes, qu'ils travaillent seuls ou au sein d'un groupe, ne disposent que de très peu de soutien pour voir leurs patients, même ceux qui sont inscrits. Ces derniers sont ceux qui sont formellement pris en charge par un médecin généraliste et qui font dès lors partie de ses responsabilités. Au Québec, les médecins reçoivent un montant supplémentaire pour chaque patient inscrit, et un patient ne peut être inscrit qu'auprès d'un seul médecin à la fois. Dans le meilleur des cas, à cause du manque de soutien, les médecins « équivalents temps plein » prennent en charge 1 000 patients (36 heures par semaine), alors que dans le modèle Kaiser utilisé en Californie et au sein des équipes de première ligne à Barcelone, les médecins ont une liste de service oscillant entre 2 000 et 2 600 patients inscrits. Il est évident que nous pourrions améliorer l'accès aux médecins de famille de façon significative si ces derniers recevaient davantage de soutien. Le ministre Barrette a déposé le projet de loi 20 pour tenter de résoudre ce problème.

Lorsque les équipes de première ligne sont constituées, on y intègre des professionnels multidisciplinaires pour mieux gérer les soins aux malades chroniques. Toutefois, les médecins nous signalent que cette offre additionnelle de services – qui améliore grandement la qualité des soins et assure une meilleure utilisation du système par le patient – n'augmente pas leur capacité à inscrire ou à voir des patients. Les deux solutions clés pour améliorer l'accès à un médecin de famille et pour assurer la prise en charge de toute la population d'un territoire consistent à ramener les médecins dans leur bureau ou leur clinique et à leur donner le soutien qui leur permettrait de voir plus de patients pendant une même journée de travail.

Les médecins de famille travaillent en milieu hospitalier parce qu'ils y reçoivent l'appui du personnel et parce qu'ils ont accès aux technologies dont ils ont besoin pour poser des diagnostics, à d'éventuelles consultations auprès de spécialistes et à des mécanismes de suivi pour leurs patients une fois que ceux-ci ont quitté l'hôpital. L'environnement hospitalier est attirant pour un médecin de famille parce que celui-ci apprécie la possibilité de travailler en équipe et de disposer des technologies nécessaires pour mieux soigner ses patients. En outre, la structure des honoraires en milieu hospitalier est plus intéressante.

Lorsqu'un patient est admis à l'hôpital, un médecin traitant devient responsable des soins qui lui sont prodigués jusqu'à son congé. Normalement, cette responsabilité échoit à un spécialiste qui travaille dans un service donné. Lorsque des généralistes travaillent en milieu hospitalier, ils deviennent les médecins traitants de plusieurs patients tandis que les spécialistes deviennent des consultants. Chacun est payé à l'acte pour les soins qu'il prodigue, ce qui se traduit souvent par une double facturation, l'une pour le médecin de famille en tant que médecin traitant, l'autre pour la consultation du spécialiste. Là où il n'y a pas de spécialistes ou seulement des spécialistes itinérants, ce sont les médecins généralistes qui admettent les patients et qui en sont responsables pendant la durée de leur hospitalisation.

Pour assurer la présence de médecins dans certains domaines spécifiques, le Québec a instauré les activités médicales particulières (AMP). Ces AMP exigent des médecins généralistes comptant moins de vingt ans d'expérience qu'ils travaillent douze heures par semaine dans différents milieux désignés s'ils veulent être rémunérés pour leurs services. Le travail en salle d'urgence apparaît tout en haut de cette liste, qui inclut également des soins dans d'autres milieux, dont les CHLSD. Cette obligation signifie que ces médecins généralistes vont travailler d'autant moins souvent dans leur clinique, en première ligne.

Pour que les médecins généralistes consacrent une plus grande part de leur temps à des patients dans leur clinique, nous devons :

- réduire les honoraires en milieu hospitalier par rapport à ceux versés pour le travail dans la communauté afin d'inciter les médecins à y retourner ;
- revoir la politique des AMP ;
- faciliter l'accès des médecins communautaires aux technologies d'imagerie et aux autres services diagnostiques ;
- faire en sorte que des équipes multidisciplinaires puissent appuyer la continuité des soins offerts aux patients atteints de maladies chroniques ;
- fournir aux médecins des assistants qui vont leur permettre de voir plus de patients ;

- améliorer l'environnement de travail des médecins ;
- mettre en œuvre des protocoles de meilleures pratiques pour garantir la pertinence des tests diagnostiques demandés, des plans de traitement offerts et des médicaments prescrits ;
- concevoir des protocoles en milieu hospitalier qui permettraient l'accès à des tests diagnostiques sans devoir passer par un spécialiste ;
- faire en sorte que les dossiers médicaux d'un patient, au bureau du médecin et à l'hôpital, soient reliés et accessibles, peu importe où se trouve le médecin, et que les deux soient régulièrement mis à jour.

Si ces mesures sont mises en œuvre, je suis convaincu qu'elles se traduiront par une augmentation notable de la capacité de chaque médecin à inscrire et à suivre des patients et que le nombre de médecins offrant des soins dans leurs cliniques augmentera lui aussi.

Il existe toutefois des raisons pour lesquelles ces changements n'ont pas encore été mis en œuvre, et il est important de les comprendre pour surmonter ces obstacles.

1. Changer la grille tarifaire des médecins exige des négociations complexes entre le gouvernement et les syndicats ou les fédérations de médecins. La FMOQ négocie pour les généralistes ou les médecins de famille, et la Fédération des médecins spécialistes du Québec (FMSQ) représente cette seconde catégorie. Ces syndicats, créés en même temps que la Régie de l'assurance maladie du Québec en 1969, sont devenus si puissants qu'un gouvernement provincial, quel qu'il soit, peut difficilement modifier cette grille sans risquer de déclencher un conflit ouvert avec les médecins, ce qui serait politiquement dommageable. Les médecins continuent de se conduire comme des entrepreneurs indépendants en invoquant leur autonomie professionnelle, et il est très difficile pour un gouvernement d'influencer les pratiques médicales, même si ces choix fondamentaux en matière de politique s'avéreraient béné-

fiques pour les médecins, les patients et l'ensemble du système de santé.

Pour ramener les médecins généralistes en première ligne, il faut rendre cette pratique plus attrayante, financièrement et professionnellement. Comme je l'ai expliqué tout au long de ce livre, notre système de santé est hospitalo-centriste depuis sa création, et les professionnels en milieu hospitalier résistent fortement à tout ce qui pourrait changer cet état de choses. Les médecins spécialistes d'un hôpital sont très contents de compter sur les généralistes, sur les internes et sur les résidents pour réduire leur charge de travail et les exigences d'une disponibilité sur appel. Les généralistes ne considèrent pas qu'une réorientation des politiques qui s'éloignerait du modèle hospitalo-centriste leur serait favorable dans la mesure où il n'y a eu aucun investissement dans les infrastructures en première ligne qui les rendrait plus efficients dans cet environnement. Au cours des dernières années, le gouvernement a plutôt effectué des investissements massifs dans le renouvellement des hôpitaux partout à travers la province, avec la création de deux mégahôpitaux à Montréal et des rénovations majeures et coûteuses dans plusieurs autres hôpitaux.

Pour transformer graduellement le système curatif hospitalo-centriste, nous avons besoin d'une vision claire et d'un énoncé de politique qui balise cette transformation. Un des obstacles les plus importants à ce changement est la croyance voulant que les cliniques médicales appartiennent au secteur privé tandis que l'hôpital fait partie du secteur public. La confusion que cette croyance a suscitée, dans le débat public-privé a conduit les gouvernements à ne pas appuyer le développement des cliniques médicales par crainte des critiques de l'opposition à l'Assemblée nationale.

Les médecins dans la communauté sont considérés comme des entrepreneurs et, bien que leurs honoraires soient payés par les fonds publics sur la base du paiement à l'acte, leur activité est vue comme faisant partie du secteur privé. N'importe quelle référence au secteur privé est perçue comme une menace pour le système universel de soins à cause du risque d'ajout possible d'une quote-part ou de frais qui seraient imposés aux patients. Cela évoque l'image de deux systèmes parallèles, l'un public, l'autre privé. Chaque appui offert à l'infrastructure du bureau d'un médecin généraliste est considéré comme un appui au secteur privé. Ce malentendu, courant dans le débat public-privé en santé, devrait être dissipé afin que l'appui aux médecins de famille, dans leur clinique, soit clairement perçu comme acceptable et ne soit pas vu comme un premier pas vers la privatisation des soins de santé et la mise en place d'un modèle de soins à l'américaine.

2. Les AMP ont été instaurées au Québec au lendemain d'une crise dans la salle d'urgence d'un hôpital rural qui avait dû fermer ses portes, faute de médecin. Le gouvernement de l'époque avait été critiqué pour son incapacité à gérer l'offre de soins et tenu responsable des risques que la fermeture de l'urgence avait fait courir à la population. En guise de réponse, les généralistes ont été tenus de s'acquitter de certaines obligations de pratique dans des secteurs désignés, et la pratique en première ligne n'en faisait pas partie. Ces exigences signifiaient que les médecins de famille devaient passer douze heures par semaine ailleurs que dans leur bureau ou clinique. Si nous voulons garantir un accès approprié aux soins de première ligne à la population, nous devons revoir cette restriction. Cela aurait pour conséquence de limiter l'utilisation inappropriée des salles d'urgence puisque davantage de patients pourraient être vus plus facilement dans la communauté. Pourtant, on constate que le gouvernement hésite toujours à apporter ce changement nécessaire au système hospitalo-centriste.

3. Un médecin généraliste a besoin de certains outils diagnostiques pour cerner correctement les problèmes d'un patient dans des délais opportuns. Dans un système centré sur l'hôpital, les tests nécessaires sont offerts gratuitement dans les hôpitaux, mais

rares sont ceux qui sont accessibles gratuitement dans une clinique médicale. Les services de laboratoire et la plupart des services de radiologie spécialisés ne sont sans frais qu'à l'hôpital. Pour les patients externes qui ont reçu une ordonnance de leur médecin de famille, le temps d'attente pour avoir accès à ces services est très long à cause du rationnement des services pratiqué au sein d'un système universel qui dispose de fonds limités. Les malades hospitalisés ont la priorité, et il n'existe pas de services réservés aux patients externes qui soient en mesure de répondre à leurs besoins dans des délais raisonnables.

Un bon exemple de cette situation nous est fourni par l'échographie, un outil diagnostique utilisé pour investiguer plusieurs problèmes de santé. Ce test est offert gratuitement dans les hôpitaux, mais pas dans les nombreuses cliniques de radiologie du Québec, où seuls les coûts des examens radiologiques traditionnels sont couverts par le système universel. Résultat : il faut parfois attendre plusieurs mois avant d'obtenir un rendez-vous, et ce, à la plus grande frustration du patient et de son médecin. Les patients qui ont les moyens de payer le test de leur poche peuvent accélérer les choses. Il est tout bonnement inacceptable qu'un outil médical aussi essentiel ne soit pas offert gratuitement dans toutes les cliniques de radiologie. Jusqu'à ce qu'on règle ce type de problème, les médecins généralistes vont demeurer moins enclins à travailler dans la communauté.

L'obstacle au changement réside ici dans la crainte d'une augmentation massive du recours à ce service, donc de la hausse des coûts pour les fonds publics. Ce risque peut être facilement évité en établissant des protocoles pour baliser le recours à cette technologie. Il devrait y avoir suffisamment d'incitatifs à instaurer ce changement compte tenu de ses nombreux avantages, tant pour les patients – dont l'anxiété serait considérablement réduite puisqu'ils recevraient plus rapidement un diagnostic et un protocole de traitement – que pour les médecins. Pourtant, même si cette question fait l'objet de discussions depuis dix ans, rien n'a encore changé.

4. Nous avons besoin d'équipes multidisciplinaires qui travaillent avec les médecins généralistes pour gérer efficacement les soins à long terme des patients atteints de maladies chroniques. Ces derniers incluent les patients atteints d'un cancer ou du VIH, voire de maladies cardiaques, pulmonaires, musculo-squelettiques, etc. Les équipes multidisciplinaires sont essentielles à une bonne gestion de ce type de cas ; une fois que le diagnostic est posé et que le traitement a commencé, les médecins sont libérés de la plupart des obligations de suivi. Les gouvernements commencent à le comprendre et sont lentement en train de mettre en place ces équipes dans les bureaux des médecins généralistes.

   Pour plusieurs cliniques de Montréal, une des principales interrogations est toutefois de savoir si ces équipes devraient être composées d'employés du secteur public ou si des fonds devraient être libérés pour permettre aux médecins de constituer leurs propres équipes. Cet enjeu découle une fois de plus du débat public-privé et de la méfiance du gouvernement par rapport à la façon dont les médecins géreraient et utiliseraient ces fonds s'ils étaient mis à leur disposition. Cette question mal résolue a eu pour résultat de ralentir la mise en place des équipes et s'est dans plusieurs cas traduite par une mauvaise utilisation de leurs compétences. On note toutefois qu'il est de plus en plus accepté que des employés du secteur public travaillent avec des médecins au sein de ces équipes et, grâce à une formation qui leur est offerte afin d'améliorer leur fonctionnement et leur utilisation dans le contexte de la prestation des soins, leur valeur et leur efficience vont aller en augmentant. Les fonds destinés aux nouvelles équipes devraient être dégagés en redéfinissant les services actuellement offerts, en éliminant ceux dont la valeur est moindre et en transférant ces suivis de l'hôpital vers la communauté. Mais il faut agir rapidement et résolument pour mener à bien ces changements.

5. Les médecins doivent être en mesure de voir plus de patients au cours d'une journée. Une des façons les plus efficientes d'y arriver pour le cabinet ou pour la clinique consiste à recourir aux

services d'assistants médicaux. L'assistant médical est une personne, par exemple une assistante-infirmière, qui peut travailler avec un ou deux médecins et les aider à gérer leurs patients en préparant les rencontres, en notant leurs antécédents médicaux, en mettant leurs dossiers à jour et en gardant contact avec eux entre les rendez-vous. Les médecins peuvent ainsi augmenter le nombre de patients inscrits de façon significative, et la diffusion de cette pratique à grande échelle contribuerait grandement à résoudre les problèmes d'accessibilité.

Ici encore, divers problèmes financiers, syndicaux et culturels font obstacle à ce changement majeur.

6. Comme je l'ai déjà mentionné en examinant les enjeux liés à la première ligne, l'environnement dans lequel les médecins travaillent dans leur clinique doit changer, et l'appui du gouvernement est nécessaire à la création de nouveaux environnements. Des milliards de dollars ont été dépensés pour moderniser les structures hospitalières alors que rien n'a été fait afin de créer des infrastructures adéquates pour les médecins en première ligne. Ici encore, cela est dû à la conviction que les médecins sont des entrepreneurs privés et que les gouvernements ne devraient pas appuyer le secteur privé dans le domaine de la santé.

7. Les protocoles médicaux aident les médecins à adpoter les meilleures pratiques reconnues, lesquelles assurent la qualité des soins et garantissent la pertinence des tests et des traitements. Si les médecins dans la communauté respectent les protocoles établis, ils devraient pouvoir accéder aux tests offerts à l'hôpital sans les délais liés à l'exigence actuelle d'une ordonnance préalable de la part d'un spécialiste. Des protocoles instaurés à l'échelle du Québec pourraient garantir l'uniformité des soins et autoriser les tests lorsque certaines exigences préétablies auraient été remplies. Cela se traduirait par une pratique médicale plus simple, plus fluide et plus opportune, éliminerait les dédoublements, augmenterait l'efficience et dissiperait certaines

des frustrations subies par les médecins qui travaillent dans leur clinique, en première ligne. Les médecins résistent fortement à l'instauration de tels protocoles, même s'il ne s'agit que de lignes directrices, parce qu'ils les perçoivent comme une attaque contre leur autonomie, et ce, malgré le fait que des protocoles médicalement approuvés sont monnaie courante dans plusieurs autres contextes de pratique.

8. Les dossiers médicaux électroniques constituent désormais un outil essentiel pour faciliter la prestation des soins. Non seulement ils permettent de suivre les patients quel que soit l'endroit où ceux-ci reçoivent des soins, mais ils sont aussi instantanément mis à jour et reliés à des systèmes de collecte de données qui peuvent fournir des informations utiles à l'échelle de tout le système. Cela permet aux médecins, à leurs assistants et aux membres des équipes multidisciplinaires de travailler avec un plus grand nombre de patients.

En nécessité de créer un système de dossiers médicaux électroniques interconnectés a été reconnue en 2000 lorsque des fonds fédéraux ont été mis à la disposition des provinces à cette fin. Quinze ans plus tard, ce travail n'est pas terminé. Chaque province a procédé de façon différente. La crainte d'une mauvaise gestion des fonds a fait progresser les projets à un rythme de tortue. C'est pourtant un domaine dans lequel le retour sur investissement est extrêmement élevé en matière de qualité des soins offerts : diminution du nombre d'erreurs (particulièrement dans l'utilisation des médicaments), évitement du dédoublement des tests, diagnostic et choix du protocole de soins plus rapides et réduction de l'utilisation des urgences et du nombre d'admissions à l'hôpital. Les économies et les avantages qui découlent d'un déploiement complet de ce système sont énormes et, pourtant, l'investissement dans ce domaine demeure bien inférieur à celui qui a été consenti pour la construction de nouveaux hôpitaux.

Notre système de santé est-il financièrement viable ?

La viabilité de notre système universel de soins de santé est remise en doute à chaque crise financière. Le rythme de croissance des dépenses est supérieur à celui de notre produit intérieur brut. La population vieillit ; les baby-boomers, le groupe le plus nombreux au sein de la population totale, ont maintenant entre cinquante-quatre et soixante-huit ans et vont accroître la pression sur le système au fur et à mesure qu'ils vont avancer en âge. Les nouvelles technologies et les nouveaux médicaments vont continuer à faire augmenter les coûts, particulièrement dans les domaines de la médecine personnalisée ou de précision. La question de savoir si notre système est viable ou non est tout à fait légitime.

Il existe un consensus selon lequel notre système est effectivement viable, mais que nous devons y apporter des changements en profondeur.

1. Nous devons instaurer un nouveau modèle financier si nous voulons nous assurer de la viabilité du financement du système. Fondé sur l'axiome « le financement suit le patient », ce nouveau modèle a été adopté par plusieurs systèmes de soins avancés, dont les résultats sont bien supérieurs et les coûts bien inférieurs aux nôtres, ici au Québec et dans d'autres régions du Canada. Il a pour objectifs d'augmenter l'accessibilité, de contrôler les coûts, d'améliorer la qualité et d'assurer l'équité des soins.

   Le principe sous-jacent à ce modèle est que chaque segment de soins prodigués à un patient est financé séparément sur une échelle prédéterminée et que les établissements ne disposent plus d'un budget global.

   Le récent rapport intitulé *Pour que l'argent suive le patient*[1],

---

1. *Pour que l'argent suive le patient – L'implantation du financement axé sur les patients dans le secteur de la santé,* rapport du Groupe d'experts pour un financement axé sur les patients, gouvernement du Québec, février 2014, [www.santefinancementactivite.gouv.qc.ca/wp-content/uploads/2014/02/Rapport-Financ-axe-patients-19fev14.pdf].

produit par un groupe d'experts pour le compte du gouvernement du Québec, conclut de façon éloquente à la viabilité du système, à la condition que nous adoptions ce principe. Notre système est si complexe que le passage à ce nouveau modèle va représenter un véritable défi. Pour l'instaurer, nous devrions déterminer les coûts moyens d'une catégorie de soins et fixer des paramètres de qualité des soins et de résultats attendus. La complexité du système et le nombre de groupes d'intérêts particuliers qui y évoluent font en sorte que le gouvernement devrait faire preuve d'un leadership ferme et accepter d'effectuer les investissements initiaux essentiels à sa mise en place.

2. Nous devons implanter les outils performants de collecte de données pour colliger et analyser les informations tirées des dossiers médicaux électroniques, de même que les systèmes d'information qui peuvent nous aider à gérer la qualité, la pertinence et les coûts du système.

3. Le leadership médical doit examiner non seulement le rôle clinique joué par les médecins, mais aussi la façon dont ils peuvent contribuer à la viabilité du système en recourant aux protocoles fondés sur les meilleures pratiques existantes, et ce, en utilisant le personnel soignant et les données disponibles de la façon la plus efficace possible. La communauté médicale ne peut plus être uniquement responsable de l'offre de services : elle doit aussi s'engager par rapport aux résultats et aux coûts des soins de santé.

4. Nous devons instaurer de nouvelles façons d'offrir les soins dans des environnements moins coûteux. Il existe un vaste consensus selon lequel une partie substantielle des soins actuellement offerts en milieu hospitalier devrait être ramenée dans la communauté.

5. Une proportion non négligeable des coûts des soins de santé est engagée lors des derniers mois de la vie d'une personne. Ils

incluent souvent des interventions destinées à maintenir les patients en vie à tout prix, par opposition à une approche palliative visant à les aider à faire face aux grandes questions de fin de vie. Nous devons lancer un débat public pour que la population soit au fait des coûts et des conséquences des soins de fin de vie disproportionnés.

6. Nous devons généraliser l'utilisation des protocoles de meilleures pratiques approuvés par les médecins, qui contribuent à déterminer la pertinence des tests demandés et des médicaments prescrits, à l'échelle du système. Il s'agira probablement du facteur le plus à même de réduire les coûts et de rendre notre système de santé beaucoup plus sûr.

Pourquoi y a-t-il si peu de services accessibles le soir, la nuit et les fins de semaine ?

La réponse à cette question est simple mais la solution au problème s'avère complexe. Le seul service médical accessible le soir, la nuit et les fins de semaine au Québec est une salle d'urgence ouverte vingt-quatre heures sur vingt-quatre, sept jours sur sept, où un patient peut avoir accès à un médecin et à la technologie diagnostique nécessaire. Ce sont des soins très coûteux parce que les protocoles de salle d'urgence requièrent une évaluation complète de l'état du patient et des investigations beaucoup plus détaillées – qu'elles soient ou non nécessaires – que celles qui seraient normalement faites dans un cabinet de médecin.

Les médecins ont historiquement pratiqué seuls dans leur bureau et n'ont jamais travaillé le soir, la nuit ou les fins de semaine. Tous leurs patients qui avaient besoin de soins durant ces périodes étaient redirigés vers la salle d'urgence. Depuis que se développent des pratiques de groupe offrant des services sans rendez-vous, plusieurs cliniques sont ouvertes douze heures par jour la semaine et huit heures par jour le week-end. Cela ne répond toujours pas aux besoins durant les quatre autres heures du jour. Si les cliniques étaient ouvertes de 7 h à 23 h sept jours sur sept, la population serait beaucoup mieux servie, et ce, à des coûts bien moindres. Des cliniques ouvertes en tout temps ne sont pas nécessaires mais des heures élargies auraient des effets positifs considérables. Ce changement exigerait que plus de médecins travaillent dans la communauté pour y assurer une présence médicale ; l'embauche d'assistants médicaux est aussi une composante essentielle de ce modèle pour permettre aux médecins de voir davantage de patients. Des équipes multidisciplinaires qui suivent les patients – en particulier les patients atteints de maladies chroniques – réduiraient aussi le besoin de plusieurs visites coûteuses à l'urgence. Il a été prouvé que l'accès à des conseillers en santé *(« health coaches »)* pour les patients atteints de maladies chroniques ou très vulnérables réduit le nombre de visites à l'urgence en offrant au patient le soutien nécessaire et en lui apprenant comment prendre soin de sa propre santé. Les conseillers en santé devraient faire partie des équipes de soins de première ligne et être responsables de l'appui aux patients et de leur suivi.

Pourquoi faut-il attendre aussi longtemps à l'urgence ? Et une fois qu'on a été vu, pourquoi faut-il y rester aussi longtemps ?

Les vraies urgences n'attendent pas, et les traumas, les accidents graves et les arrivées en ambulance sont immédiatement pris en charge, car toutes les énergies sont centrées sur ces patients. Toutefois, cela signifie que tous les autres patients dont l'état est moins prioritaire doivent attendre. La plupart des nuits, il n'y a qu'un seul médecin à l'urgence, et, dans plusieurs cas – sauf dans les grands hôpitaux universitaires –, il n'y a qu'un médecin présent pendant presque toutes les soirées et les fins de semaine. Un cas grave, quel qu'il soit, va accaparer toute son attention, ce qui rallonge d'autant le temps d'attente de tous les autres patients. Si les soins étaient plus accessibles dans la communauté, la majorité des cas qui ne constituent pas une urgence immédiate pourraient être vus et évalués à l'extérieur de l'hôpital. Malheureusement, ces ressources-là n'existent pas encore dans notre système.

Une fois qu'un patient a été vu à l'urgence et si des tests ont été jugés nécessaires, il doit attendre les résultats. Cette attente devrait se dérouler dans un environnement différent. Les salles d'urgence devraient pouvoir donner leur congé aux patients à l'intérieur d'un délai de quatre heures et les diriger vers des locaux plus appropriés où ils recevraient leur diagnostic et leur traitement. Une fois le diagnostic posé, un patient qui doit être admis à l'hôpital peut devoir attendre qu'un lit se libère, et cette attente peut être assez longue dans le cas de certaines spécialités qui ne disposent que d'un nombre de lits limité. Nous devons effectuer un suivi continu de la durée du séjour d'un patient dans un lit d'hôpital et nous doter d'un système de planification des congés bien organisé pour pouvoir libérer les lits le plus rapidement possible afin que les cas pressants qui se présentent à l'urgence puissent être admis dans les délais appropriés. Un modèle de soins à domicile plus robuste et fondé sur une approche d'« hôpital à domicile » permettrait aussi de libérer des lits plus rapidement.

Pourquoi devons-nous attendre aussi longtemps avant de voir un spécialiste ?

Au Québec, les temps d'attente pour voir un spécialiste sont parmi les plus longs au pays, malgré le fait que le nombre de spécialistes par habitant y soit parmi les plus élevés. Le plus gros problème ici, c'est qu'une vaste proportion du travail effectué par les spécialistes est en fait constituée de soins de première et de seconde ligne et de suivis de soins de première ligne prodigués à leurs patients. Cette pratique est lucrative et moins stressante que le fait de voir presque continuellement de nouveaux cas graves. Une grande partie de ces activités devrait être assumée par les médecins de famille et par leurs équipes dans la communauté, libérant ainsi les spécialistes qui pourraient voir plus de patients plus rapidement. Dans nos hôpitaux universitaires spécialisés de soins de troisième ligne, de 15 à 18 % seulement des soins prodigués sont de niveau tertiaire tandis que le reste est composé de soins de première et de deuxième ligne. Les cliniques externes des hôpitaux accaparent une partie considérable du temps de nos spécialistes : des généralistes ou des spécialistes effectuant ce même travail dans la communauté seraient beaucoup plus efficients. Si davantage de spécialistes disposaient d'un bureau dans la clinique d'un médecin généraliste où ils pourraient voir des patients quelques heures chaque semaine, les temps d'attente pour obtenir ces consultations seraient grandement réduits.

Pourquoi les temps d'attente en chirurgie dans le système public sont-ils si longs ?

Les délais d'attente en chirurgie ne sont pas liés à la disponibilité des chirurgiens. Ceux-ci sont prêts à opérer jour et nuit. Les facteurs limitatifs se trouvent du côté des budgets d'opération des établissements, et les temps d'attente constituent une façon de contrôler les coûts. Pour réduire à moins de six mois les délais d'attente pour un remplacement de la hanche ou du genou, il a presque fallu tripler le nombre de chirurgies sur une base annuelle et effectuer des investissements significatifs. Les temps d'attente sont aussi fonction de la priorisation liée à la gravité du cas : lorsque surviennent des cas plus graves, ceux qui le sont moins attendent plus longtemps. Les interventions chirurgicales non urgentes sont souvent annulées et reprogrammées à cause de cas urgents ou de la non-disponibilité de lits attribuable à un nombre accru d'hospitalisations. La décision d'un patient d'opter pour un chirurgien en particulier se traduit souvent par un allongement des délais d'attente puisque certains chirurgiens sont plus sollicités que d'autres. Ces derniers n'ont pas droit à davantage de temps en salle d'opération parce que le temps disponible doit être partagé de façon équitable entre tous les chirurgiens.

Des processus mieux gérés ont rendu le fonctionnement des salles d'opération beaucoup plus efficient, ont bonifié l'organisation du transport des patients et ont grandement amélioré la programmation des interventions. Ces mesures ont permis de réduire les temps d'attente, mais le véritable enjeu demeure les budgets alloués aux chirurgies. Même dans un modèle de financement où l'argent suit le patient et où les hôpitaux sont payés pour chaque cas qu'ils prennent en charge, il y a une enveloppe budgétaire fixe qui est établie au début de chaque année et qui doit être respectée. La seule façon de respecter le budget consiste à contrôler le nombre de chirurgies en faisant attendre les gens plus longtemps pour les chirurgies moins urgentes.

Pourquoi est-il si difficile d'obtenir des soins à domicile pour un aîné ou pour une personne atteinte d'une maladie chronique ?

Au cours des vingt-cinq dernières années, les soins à domicile sont devenus partie intégrante du système de santé. Leurs coûts sont assumés par l'État en fonction de la disponibilité des ressources financières. Même s'il s'agit d'un service assuré, offert gratuitement, la population peut se procurer des soins supplémentaires auprès d'un fournisseur privé. On peut regrouper les soins à domicile dans trois grandes catégories :
- les soins actifs prodigués à la suite d'un épisode aigu ;
- les soins à long terme pour des patients qui ont besoin de soins continus à cause d'une ou de plusieurs maladies chroniques ;
- les soins offerts aux aînés pour qu'ils puissent demeurer autonomes chez eux le plus longtemps possible.

Jusqu'à récemment, ces soins étaient offerts et coordonnés par les CSSS. Ils sont désormais de la responsabilité des nouveaux CISSS. Les soins à domicile incluent un volet d'évaluation, un volet de soins infirmiers et un volet d'appui ou d'entretien. L'ampleur des soins offerts est limitée par les fonds disponibles. Une fois que les services sont les plus efficients possible et que les trajets sont planifiés pour réduire le plus possible la durée des déplacements, la seule façon d'augmenter l'offre de services consiste à allouer davantage de fonds à l'achat de nouvelles technologies et davantage d'heures de soins.

Dans le domaine des soins à domicile, les nouvelles technologies incluent des systèmes de surveillance qui permettent de colliger les données biométriques des patients et de surveiller leurs activités et leurs mouvements. Cette dernière application n'a pas encore été implantée au Québec, où on ne fait que commencer à utiliser le suivi biométrique. Ce monitorage, qui permet au patient de veiller à sa propre santé, recueille des informations sur son poids, sa tension artérielle, sa glycémie, son rythme cardiaque et le fonctionnement de certains appareils, puis transmet ces informations à un poste de soins infirmiers à des fins de suivi. En cas d'anomalie, l'infirmier communique avec le patient et lui indique les mesures nécessaires. Le recours à ces technologies en appui aux soins à domicile a été couronné de succès partout où elles ont été implantées et a augmenté le nombre de patients qui peuvent être suivis par une équipe de soins à domicile.

L'enjeu, dans le domaine des services à domicile, se situe dans le domaine des soins à plus long terme, particulièrement pour les personnes âgées. Il s'agit avant tout d'un problème d'accessibilité, y compris le temps nécessaire à l'obtention d'une évaluation des besoins une fois que la personne âgée a fait une demande de soins, ainsi que de quantité de services disponibles. Il est dans l'intérêt du système de santé de préserver l'autonomie des personnes âgées dans leurs propres milieux de vie le plus longtemps possible, mais les fonds sont limités. La majorité des soins à domicile sont actuellement offerts par des employés du secteur public, mais il faut se demander s'il ne serait pas préférable de remettre les fonds directement aux usagers, qui pourraient alors se procurer des services auprès d'organisations accréditées. Nous devrions aussi voir s'il n'y aurait pas moyen de mieux soutenir les proches aidants pour qu'ils soient plus à même de fournir davantage de soins. Un débat public autour de ces questions s'impose, car il sera difficile de continuer à allouer des fonds supplémentaires pour les soins à domicile.

Pourquoi y a-t-il tant d'erreurs de médication ?

La médication soulève certains des problèmes de sécurité les plus sérieux dans le système. Les erreurs de médication, les interactions dangereuses entre différents médicaments et les effets secondaires peuvent tous avoir des conséquences graves pour les patients et se traduire par des coûts supplémentaires élevés pour le système de santé.

Les causes de ces problèmes sont nombreuses et comprennent :
- la rareté ou l'absence d'information sur les médicaments que les patients prennent déjà ;
- l'absence d'information sur les réactions allergiques des patients ;
- le non-respect des posologies par les patients, qui oublient de prendre leurs médicaments ou choisissent de sauter une dose, puis qui en prennent trop ;
- le fait que l'information relative au non-renouvellement d'une ordonnance par un patient n'apparaisse pas dans son dossier médical ;
- les erreurs en milieu hospitalier, liées à un mauvais étiquetage, à un mauvais dosage, à une distraction du personnel lors de l'administration du médicament, à l'administration du mauvais médicament ou d'une dose incorrecte à un patient donné ainsi qu'à l'absence de mise à jour en temps opportun des dossiers médical et pharmacologique d'un patient.

Nous devons mieux documenter les allergies des patients et nous assurer que les pharmaciens ont accès en temps opportun à ces informations colligées dans les dossiers médicaux. Les informations sur les médicaments doivent être facilement accessibles et fournies dans des termes que les non-initiés et les personnes âgées peuvent comprendre. Un gestionnaire de soins devrait être disponible pour expliquer leur rôle, leur importance et leurs effets secondaires.

Les personnes âgées, qui prennent souvent plusieurs médicaments, peuvent devenir confuses. Il est donc essentiel que ces patients soient bien encadrés si on veut réduire les problèmes liés à la prise de médicaments. Cela peut être fait efficacement grâce au monitorage à domicile et aux suivis par un gestionnaire de soins. Au fur et à mesure que les dossiers médicaux électroniques des patients seront implantés et reliés à leur dossier pharmaceutique, le nombre d'erreurs va diminuer, et les suivis, s'améliorer. L'implantation de la médecine personnalisée ou de précision, qui recourt à l'évaluation génomique, va également réduire les erreurs et les effets secondaires des médicaments en faisant en sorte que chaque patient reçoive les médicaments appropriés, tel que déterminé par sa constitution biologique.

Pour prévenir la majorité des erreurs en milieu hospitalier, nous devons implanter des protocoles et des processus très stricts d'administration des médicaments dans tous les hôpitaux.

Pourquoi est-il si difficile d'amener des patients vulnérables et atteints de maladies chroniques à respecter leurs plans de soins et à y participer activement ?

La santé est complexe, et chaque individu s'occupe de la sienne à sa manière. Certains refusent de voir un médecin lorsqu'ils ont mal ; d'autres s'en font tellement qu'ils courent à l'urgence au plus léger symptôme ou dès qu'ils sont le moindrement malades. Il y a des patients qui suivent les indications de leur médecin à la lettre et d'autres qui les oublient dès qu'ils sortent de son bureau. Parfois, les ordonnances sont remplies mais pas renouvelées. Certains patients croient que dès que leurs symptômes ont disparu, ils n'ont plus besoin de traitement ou de suivi. On estime que le taux de non-observance dans l'utilisation correcte de médicaments prescrits peut aller jusqu'à 30 %.

L'absence de ce qu'on appelle l'autogestion de la santé est une des composantes les plus coûteuses du système. C'est une des causes de la mauvaise santé de nombreuses personnes et elle est souvent à l'origine de nombreuses visites médicales qui pourraient être évitées. Des problèmes mineurs s'aggravent, et la qualité de vie de plusieurs patients diminue.

L'autogestion de la santé présuppose les éléments suivants :

- chaque personne devrait être au courant de son état de santé ;
- les bilans de santé devraient être réguliers et plus ou moins fréquents selon le degré de prédisposition à certaines maladies ou selon la présence d'une maladie donnée ;
- il faut aller chercher des soins lorsqu'ils sont nécessaires ;
- il faut suivre le traitement prescrit par le médecin ;
- les individus devraient surveiller leur état au moyen de techniques d'observation et d'outils de suivi et recourir au système de santé lorsque nécessaire.

Malheureusement, ces consignes ne sont pas toujours respectées, et les conséquences de ce non-respect, pour les personnes et pour le système dans son ensemble, sont énormes. Résultat : les maladies chroniques sont mal gérées, tant par le système que par les personnes elles-mêmes, avec pour résultat la détérioration de leur état de santé et une mauvaise utilisation des ressources du système de santé.

Le patient comme partenaire

Le « patient comme partenaire » est un nouveau champ de recherche qui fait actuellement l'objet de nombreuses études. Il comporte deux grandes orientations.

La première comprend la conception, l'évaluation, la révision et le déploiement de programmes de soins ainsi que l'étude de la façon dont ils sont acceptés ou refusés par les patients. Ces derniers participent à l'amélioration de la qualité, de la performance et de la pertinence des services offerts et contribuent ainsi à la diminution des coûts. Tout cela fait en sorte que les programmes de soins sont aussi proches que possible des malades tout en étant faciles à suivre et à comprendre.

À cette fin, des programmes de formation sont offerts aux patients désireux de devenir de bons partenaires. Les professionnels suivent aussi des cours pour apprendre comment travailler avec les patients, comment les intégrer aux équipes multidisciplinaires et comment encourager et favoriser l'autogestion de la santé. D'autres cours sont donnés aux patients ou aux utilisateurs du système qui souhaitent participer à la planification des programmes ou des services, voire à participer à la gouvernance des établissements de santé.

L'autre grande orientation dans ce domaine est l'autogestion des soins. Elle fait référence à la façon dont un patient participe aux soins qui lui sont prodigués. Qu'il s'agisse de gérer une perte d'autonomie liée au vieillissement, une maladie chronique ou une maladie aiguë, la capacité d'autogestion est fondamentale : elle est désignée dans les publications spécialisées comme une composante essentielle de la santé et du bien-être d'une personne, et elle constitue une manière d'utiliser le système de santé de façon plus efficiente.

L'organisme Patients Canada, qui s'occupe du rôle des patients dans le système de santé, a élaboré des outils éducatifs pour appuyer l'autogestion des soins. Le recours aux nouvelles technologies, à de nouveaux outils et à de nouvelles applications facilite grandement cette approche. Il existe des façons d'évaluer soi-même son état de santé, d'envoyer à son médecin des images de problèmes de santé qui vont de problèmes dermatologiques à des troubles cardiaques. Un exemple intéressant est la possibilité de gérer des problèmes à l'oreille interne en prenant une photo grâce à un outil spécial et en la transmettant à son médecin.

Les patients seront davantage prêts à autogérer leurs soins s'ils répondent aux critères suivants :
- ils sont encouragés à le faire par les professionnels de la santé ;
- ils reçoivent des plans de traitement faciles à suivre ;
- on leur procure des outils de monitorage biométrique faciles à utiliser ;
- ils sont en contact avec un dispensateur de soins de santé qui joue le rôle de gestionnaire de soins ;
- ils ont l'appui de leur famille ;
- ils ont un accès facile aux suivis médicaux ;
- ils sont en contact avec un groupe d'appui.

Ces mesures facilitent l'autogestion des soins, qui à son tour améliore la qualité de vie des personnes atteintes de maladies chroniques et réduit leur utilisation du système de santé.

Les nouvelles applications de collecte de données biométriques sont désormais facilement accessibles et de plus en plus sophistiquées. Leur utilisation, particulièrement dans les échanges entre le patient et les professionnels, va continuer à augmenter. Il sera important de gérer les inforoutes de façon à permettre une collecte facile des données biométriques, leur transmission rapide, leur prompte évaluation par un professionnel et une rétroaction au patient à des fins de suivi et, si nécessaire, de modification du traitement.

Les patients peuvent utiliser certains dispositifs qui les aident à suivre l'évolution de leur état de santé et, au besoin, à interagir avec le système de santé. Ce monitorage contribue à l'autogestion de maladies chroniques non seulement au moyen de données biométriques, mais aussi grâce à des protocoles d'évaluation qui fournissent aux patients une liste de mesures progressives pour gérer leur maladie et leur offrent une rétroaction directe. Ce système exige l'implication active tant des personnes en santé soucieuses de leur état que des personnes malades elles-mêmes.

Le dossier médical du patient est intimement lié à la collecte et à l'évaluation des données biométriques ; il est capital que ces données soient incluses rapidement dans son dossier et que non seulement le patient mais aussi l'ensemble des personnes appelées à lui prodiguer des soins puissent y avoir accès en tout temps.

À ce titre, les médicaments offerts aux patients en pharmacie nous fournissent un excellent exemple. En effet, les patients peuvent y avoir leur propre dossier et ainsi mieux gérer et renouveler leurs ordonnances. Le client a également accès à de l'information en ligne sur la nature des médicaments qu'il utilise ; il peut aussi participer à un programme mis sur pied par les fabricants de ces médicaments pour les aider à gérer une maladie chronique grâce à une meilleure compréhension du régime thérapeutique, de son utilité et des autres traitements qu'il devrait suivre dans le cadre du plan de soins.

Les sociétés pharmaceutiques perdent beaucoup d'argent à cause du non-respect par les patients des modalités d'utilisation de leurs médicaments. Elles ont donc tout intérêt à ce que les patients suivent l'ordonnance du médecin et, pour cette raison, elles appuient les programmes d'autogestion des soins.

Pourquoi la prévention des maladies et la promotion de la santé intéressent-elles si peu les patients et la population ?

Je n'ai pas examiné en détail le rôle et l'importance de la santé publique dans le système de santé. Ce n'est pas parce que je souhaite diminuer de quelque façon que ce soit son rôle par rapport à la protection de la population ou dans l'évaluation globale de l'état de santé et du bien-être des citoyens.

La prévention des maladies et la promotion de la santé sont les premières composantes de la santé d'une population et celles qui présentent la plus forte valeur ajoutée. Pourtant, les systèmes de santé n'ont investi qu'une très petite proportion de leurs budgets dans ce domaine. Les avantages des ceintures de sécurité ou de la fabrication de voitures plus sécuritaires, la réduction de la consommation de tabac, l'amélioration des conditions sanitaires liées à des inspections plus fréquentes et un meilleur contrôle des infections nosocomiales (en milieu hospitalier) sont autant d'exemples du rôle de la santé publique. L'impact de l'environnement, du logement, de la permanence et de la sécurité des emplois, de ce que nous mangeons et de notre degré d'activité physique sont autant d'enjeux de santé publique qui influent sur notre qualité de vie et nos besoins en matière de soins de santé.

Nous savons tous que la situation socioéconomique et le niveau d'éducation ont une incidence sur la santé, tout particulièrement sur l'intérêt que nous lui portons et sur notre capacité à la gérer nous-mêmes. La santé publique se penche sur l'incidence de la pauvreté, de l'itinérance, de la maturité scolaire des enfants qui entrent en première année ainsi que sur l'utilisation et l'abus de drogues, de même que sur les conditions sociales qui mènent à la prostitution et à la propagation des infections et des maladies transmises sexuellement. Nous reconnaissons tous l'importance de la santé publique, et pourtant, notre système public n'y accorde pas le même degré d'attention qu'aux soins actifs.

Encore une fois, ces choix découlent des origines mêmes de notre système universel public, dans le cadre duquel seuls les soins actifs en milieu hospitalier étaient financés à parts égales par le gouvernement fédéral et par les provinces. Notre système est devenu un système de soins actifs centré sur les hôpitaux, auxquels ont été alloués la majeure partie des fonds, des infrastructures, des équipements, du personnel et des médecins. La compétition pour l'obtention du financement au sein du système est féroce et, à cause de la force du système de soins actifs, les politiciens ont été très lents à passer outre à ses demandes et à investir en santé publique. On finance donc, par exemple, un nouveau médicament contre le cancer avant d'appuyer un nouveau programme de prévention du suicide.

Malgré leur manque de visibilité, il est prouvé que ce sont la prévention et la promotion qui nous en donnent le plus pour notre argent. Par exemple, l'obésité et la mauvaise alimentation sont à l'origine de coûts aussi élevés qu'évitables, et le gouvernement devrait intervenir de façon beaucoup plus systématique dans ce domaine pour endiguer une vague prévisible de demandes de soins.

Nous commençons lentement à nous doter de meilleurs outils et de meilleures méthodes de prévention des maladies et de promotion de la santé. On implante des programmes de dépistage qui facilitent la détection précoce de différentes maladies. Ces programmes peuvent s'avérer coûteux, et il faut évaluer leur rapport qualité-prix avant d'en généraliser l'utilisation. La cartographie du génome humain a conduit au développement du champ de la médecine spécialisée ou de précision, qui va ouvrir la voie à de nouveaux outils capables de prédire le risque de certaines maladies et à de nouvelles mesures de prévention.

Je crois que tous les programmes de soins de santé devraient comporter un volet de prévention et de promotion qui inclurait la formation des professionnels et l'éducation des patients.

Que devrions-nous *faire* ?

J'ai essayé de décrire les différents problèmes de notre système de santé et de proposer des solutions. Mais pourquoi est-ce si difficile d'implanter ici des solutions dont la mise en œuvre a été si souvent couronnée de succès dans d'autres pays ?

1. La première raison réside dans la nature même de notre système de soins actifs, centré sur l'hôpital. Au fil des ans, ce système hospitalo-centriste est devenu de plus en plus fort, et il continue toujours de croître. Cette tendance ne s'inversera que lorsque la société et les gouvernements auront une nouvelle vision des soins de santé.

2. Les médecins en tant qu'entrepreneurs payés à même les fonds publics sont devenus si puissants que leur influence sur les politiques publiques est davantage motivée par leurs propres intérêts que par le désir d'avoir le système de santé le plus efficace possible.

3. Le fait que le temps des médecins spécialistes soit payé plus cher que celui des médecins de famille a eu pour conséquence la création d'un système à deux niveaux qui appuie les soins hospitaliers au détriment des soins de première ligne et qui encourage la prestation de services ponctuels plutôt qu'un continuum de soins. Il en résulte que les spécialistes offrent beaucoup trop de soins de première et de deuxième ligne et ne sont donc pas disponibles pour voir de nouveaux patients et diagnostiquer leurs problèmes.

4. Le paiement à l'acte a entraîné la création d'un système fondé sur le volume de soins qui n'offre ni les soins globaux dont la population a besoin ni les suivis appropriés des patients vulnérables ou atteints de maladies chroniques.

5. L'absence de soutien gouvernemental pour les équipes multidisciplinaires dans les cliniques médicales, en première ligne, a freiné des réformes et des progrès nécessaires.

6. L'absence d'appui du gouvernement en faveur du développement des services dans la communauté a eu pour conséquence

une mauvaise utilisation des salles d'urgence, un accès réduit aux outils diagnostiques et l'allongement des délais d'attente.

7. La gestion des soins de santé par la bureaucratie et à travers un filtre politique n'a ni permis le développement d'une culture forte de gestion et d'une culture de l'innovation et de l'efficacité, ni donné aux grandes organisations la flexibilité dont elles auraient besoin pour répondre à des situations inédites.

Ce sont là quelques-uns des obstacles au changement, et ce n'est qu'en en prenant acte et en comprenant leurs tenants et aboutissants que nous pourrons en réduire les impacts et aller de l'avant avec la mise en œuvre des solutions nécessaires à l'amélioration de notre système de santé.

Conclusion

Les Canadiens possèdent un système de soins de santé qui devrait faire l'envie de tous les pays du monde. C'est un système universel qui offre des services aux patients indépendamment de toute considération financière. Les limites à l'accès aux soins sont liées à la disponibilité des fonds provinciaux. Les soins de santé sont un droit, pas un privilège, et les Canadiens comprennent qu'il s'agit d'une responsabilité collective.

Notre système de soins actifs est sans égal, mais les soins de première ligne, les tests diagnostiques et les consultations auprès de spécialistes ne sont pas aussi accessibles qu'ils devraient l'être.

Toutes les provinces canadiennes sont dotées du même modèle de soins de base, avec des différences plus ou moins marquées dans la gestion de l'offre de services et dans la façon dont ceux-ci sont organisés. Partout à travers le pays, nous avons un système à payeur unique financé par les impôts et par les revenus des gouvernements. Comme ces revenus dépendent de la croissance économique, le financement n'est pas illimité, et il faut donc rationner les soins pour en contrôler les coûts. Notre système répond aux besoins de soins actifs de façon rapide et efficiente. Le rationnement se fait essentiellement dans le secteur des soins primaires, dans le domaine des diagnostics et des soins de suivi.

Comme nous sommes limités par les ressources disponibles, nous devons modifier la façon dont les soins sont offerts à la population si nous voulons avoir un système viable, capable de tirer parti des nouvelles technologies et des nouveaux médicaments. Au fil du temps, nos besoins ont changé, passant d'un besoin de soins actifs pour guérir les infections et intervenir chirurgicalement à des besoins croissants en matière de gestion des maladies chroniques et à long terme. Les maladies cardiovasculaires, le diabète, les maladies respiratoires obstructives, l'Alzheimer, le sida et le cancer, pour n'en mentionner que quelques-unes, sont les nouvelles maladies dont notre système de soins doit désormais s'occuper. Si nous ne gérons pas bien nos besoins, nous ne pourrons pas assurer la viabilité du système.

Je ne plaide pas pour que nous délaissions les services de soins actifs – ils seront toujours nécessaires –, mais je suis convaincu que nous devons trouver un moyen de passer d'un système de soins actifs centré sur l'hôpital à un système de soins communautaires. Pour répondre aux besoins actuels, nous devons nous doter d'un système holistique au sein duquel l'interconnexion des soins est ancrée dans la communauté, avec en son centre les médecins de famille et leurs équipes. Les médecins de famille doivent devenir les chefs d'orchestre des soins dont leurs patients ont besoin.

Si nous n'effectuons pas cette transition, le maintien du système actuel va se traduire par un rationnement accru des services et par des délais d'attente encore plus longs. Il va aussi entraîner une augmentation des demandes de privatisation de la part de ceux qui ont les moyens de se les payer. Cette tendance est déjà bien présente, et le vrai danger réside ici dans une diminution ultérieure de la qualité du secteur public parce que le personnel le plus qualifié aura migré vers le secteur privé et parce que la voix de la population se trouvera d'autant plus affaiblie que les mieux nantis auront les moyens de trouver réponse à leurs besoins à l'extérieur du système public.

Je suis convaincu que la clé d'un système viable de santé réside dans le développement d'une première ligne de soins doté de la capacité de prendre en charge tous les citoyens et d'assumer la responsabilité de leur santé de leur naissance jusqu'à leur décès. Pour ce faire, je crois que notre système hospitalo-centriste doit se transformer en un système centré sur la population qui puisse inscrire chaque citoyen auprès d'une équipe multidisciplinaire de soignants créant et gardant à jour un dossier médical complet durant toute la vie d'une personne. Ce modèle a prouvé qu'il pouvait offrir de meilleurs soins, plus sûrs et plus efficaces, à un coût moindre que celui que nous encourons dans notre modèle de soins actifs actuel, centré sur l'hôpital. À plus long terme, c'est le modèle qui sera à la fois viable et efficient.

Nous entrons dans une nouvelle ère de découvertes médicales, et nous pouvons ou bien perpétuer le modèle actuel, ou bien utiliser ces innovations pour accélérer le changement. Le décodage du génome humain et les nouvelles technologies qui ont réduit le coût du séquençage génomique ont ouvert la voie à de nombreuses découvertes, tant dans le domaine des causes des maladies que dans celui des traitements qui fonctionnent ou qui ne fonctionnent pas. Nous commençons à comprendre quels médicaments vont donner de bons résultats et quels sont ceux qui ne bénéficieront pas à un patient donné, en fonction de sa constitution génétique et de sa chimie particulière. Nous pouvons aussi prédire avec plus de certitude la possibilité que nous soyons atteints d'une maladie particulière.

Forts de ces informations plus précises, nous pouvons axer davantage nos efforts et nos ressources sur la prévention des maladies et sur la promotion de la santé. Nous n'avons jamais été aussi proches de déverrouiller les mystères du corps humain. Pour bénéficier de ces découvertes, nous devons pouvoir compter sur un système de soins de santé viable, et nous n'y parviendrons que si nous mettons en œuvre les changements dont j'ai parlé dans ce livre. Le défi est immense parce que nous faisons face à un système vieux de quarante-cinq ans qui nous a donné accès à de formidables soins actifs mais qui coûte désormais trop cher : en effet, la prévention, la promotion de la santé et la gestion des maladies chroniques et des soins gériatriques n'ont pas été suffisamment développées.

Nous devons à la population de trouver le courage requis pour apporter les changements nécessaires afin de développer un excellent système de santé, capable à l'avenir de répondre à l'ensemble des besoins.

Remerciements

Je désire exprimer ma gratitude envers les personnes qui m'ont soutenu tout au long de ma carrière et qui ont ainsi contribué à l'écriture de ce livre, soit parce qu'ils ont été mes professeurs et mentors, soit parce qu'ils m'ont prodigué appui et critiques. Je tiens à remercier tout particulièrement Anne-Marie Tardif, qui est mon amie et ma collègue depuis plus de trente ans, qui m'a accompagné dans les débuts de l'écriture, m'aidant à établir le ton de ce livre. Le docteur Georges Bélanger, chef du département de chirurgie de l'Hôpital général de Verdun, qui m'a appris à travailler avec des médecins. Georges Bossé, André Bisson, Nick Mudler et Victor Goldbloom, présidents des conseils d'administration des établissements que j'ai dirigés, qui ont défendu mes idées et accepté mon style de gestion. Merci également à mes éditeurs, Véhicule Press, et tout particulièrement à Nancy Marrelli, qui s'est penchée avec moi sur chacune des pages, ainsi qu'aux Éditions du Boréal, qui dès les débuts du projet se sont engagées à en réaliser la traduction française, de même qu'à ma traductrice, Danièle Blain.

Index des noms propres

F

Fabre (circonscription), 38
Fédération des médecins :
  omnipraticiens du Québec (FMOQ),
  330, 333 ; spécialistes du Québec
  (FMSQ), 208, 276, 331
Ferguson, Gordon, 83
Fondation Kaiser, 223, 281

G

Gabriel, Pierre, 186
Garon, Jean, 40
George VI, 298
Gestion (revue), 110
Glen (site), 129
Goldbloom, Victor, 41
Gravel, Denis, 97
Groupe de médecine familiale (GMF),
  181, 221, 229-231, 233-234, 238-239,
  244, 265-266

H

Hall, Emmett, 251
Harris, Mike, 143-144, 171
Holocauste, 42
Hôpital : Civic, 149-150, 152-155, 162,
  167-169 ; de Montréal pour enfants,
  124, 128 ; d'Ottawa, 30, 42, 66, 90,
  126, 127, 138-141, 143-175, 260,
  288-290 ; du Sacré-Cœur, 123-124,
  243, 292 ; General, 149-150, 152-155,
  162-163, 167-169 ; général de
  Montréal, 29, 32, 119, 124, 128 ;
  général de Verdun, 30, 44-94, 95, 118,
  198, 200, 241-242, 260, 263, 292 ;
  général juif, 243 ; Grace, 149,
  152-154, 164 ; Laval de Québec, 120,
  122 ; Maisonneuve-Rosemont, 48, 86,
  123-124, 243 ; Montfort, 149-150 ;
  Notre-Dame, 30, 66, 71, 95-132, 144,

151, 188, 260, 292, 299, 315 ;
Riverside, 149, 151-155, 164, 167,
169, 174 ; Royal Victoria, 19, 124,
292 ; Saint-Luc, 123-125, 127, 151,
188 ; Sainte-Justine, 189, 209, 243 ;
Shriners, 124
Hôtel-Dieu, 123-125, 127-128, 151, 188
Hydro-Québec, 178
Hydro-Santé, 177-178, 197

I

Île-du-Prince-Édouard, 197
Imperial College of Science and
  Technology, 18
Institut : canadien d'information
  sur la santé (ICIS), 253-254 ;
  de cancérologie (Ottawa), 169 ;
  de cardiologie (Montréal), 108,
  209 ; de cardiologie (Ottawa),
  149-150, 164, 169 ; de l'œil, 153 ;
  neurologique de Montréal, 124, 128,
  199 ; thoracique de Montréal, 124

J

James Beard Foundation, 137

K

Kaiser (modèle de gestion), 223,
  228-229, 232, 243, 329
Kent State University, 18
Keon, Willie, 150, 164

L

Laboratoire de recherche animale
  Meakins-Christie, 19
Landry, Bernard, 37-39, 140-141, 178,
  180-181, 191, 193
Landry, Lorraine, 37, 141
Langley, Ann, 109

Table des matières

CRÉDITS ET REMERCIEMENTS

La traduction de cet ouvrage a été rendue possible grâce à une aide financière
du Conseil des arts du Canada.

Nous reconnaissons l'aide financière du gouvernement du Canada par l'entremise
du Programme national de traduction pour l'édition du livre, une initiative
de la *Feuille de route pour les langues officielles du Canada 2013-2018 : éducation,
immigration, communautés,* pour nos activités de traduction.

Les Éditions du Boréal sont inscrites au Programme d'aide aux entreprises du livre
et de l'édition spécialisée de la SODEC et bénéficient du Programme de crédit d'impôt
pour l'édition de livres du gouvernement du Québec.

Nous remercions le Conseil des arts du Canada pour son soutien financier
et reconnaissons l'aide financière du gouvernement du Canada par l'entremise
du Fonds du livre du Canada (FLC) pour nos activités d'édition.

Photographie de la couverture : Luc Lauzière

EXTRAIT DU CATALOGUE

Ce livre a été imprimé sur du papier 100 % postconsommation,
traité sans chlore, certifié ÉcoLogo
et fabriqué dans une usine fonctionnant au biogaz.

MISE EN PAGES ET TYPOGRAPHIE :
LES ÉDITIONS DU BORÉAL

ACHEVÉ D'IMPRIMER EN MAI 2015
SUR LES PRESSES DE MARQUIS IMPRIMEUR
À MONTMAGNY (QUÉBEC).